文化名家暨"四个一批"人才工程自主选题资助项目

Miracle of Life

生命的奇迹

游苏宁医学书评

游苏宁 著

科学出版社

北 京

图书在版编目（CIP）数据

生命的奇迹：游苏宁医学书评 / 游苏宁著. —北京：科学出版社，
2019.6
　ISBN 978-7-03-061307-3

　Ⅰ. ①生…　Ⅱ. ①游…　Ⅲ. ①医药学-书评-选集　Ⅳ. ①R

中国版本图书馆CIP数据核字（2019）第100337号

责任编辑：张　莉 / 责任校对：韩　杨
责任印制：师艳茹 / 封面设计：有道文化
编辑部电话：010-64035853
E-mail：houjunlin@mail.sciencep.com

科学出版社 出版
北京东黄城根北街 16 号
邮政编码：100717
http://www.sciencep.com
天津市新科印刷有限公司 印刷
科学出版社发行　各地新华书店经销
*
2019年6月第　一　版　开本：720×1000　1/16
2019年8月第三次印刷　印张：18 1/4
字数：260 000
定价：68.00 元

（如有印装质量问题，我社负责调换）

读书是自己一生的嗜好

时光如梭，岁月不居，蓦然回首，当年的恰同学少年已年近花甲。随着年龄的徒增，儿时的许多梦想早已随风逝去，那热血青年立下的鸿鹄之志也早已荡然无存，但无论忙碌还是闲暇，手不释卷的读书爱好依旧。每逢节日，坐在自家的阳台上，忘却那近在咫尺都市里车水马龙的喧嚣，在温暖的阳光下读着自己喜欢的书，不失为人生中最惬意之事。

回溯历史并见证未来

回溯人类的进化史，书籍是人类文明的历史见证，正是书籍使人之所以成人，使我们与动物分道扬镳，人通过书籍互通有无，跨越文化和语言的鸿沟。无论是讲故事还是收集、分析、交流信息和思想，书籍都是最原始、最真实的形式。书籍是在时代的波涛中航行的思想之船，它小心翼翼且永不停息地将珍贵的人类精神财富代代相传。读书使人充实，讨论使人机敏，写作使人精确。培根曾说，天赋如同自然花木，要用学习来修剪。除了知识和学问之外，世上没有任何其他力量能在人的精神和心灵中，在人的思想想象见解和信仰中建立起统治和权威。

求知的目的是为了寻找真理，启迪智慧。阅读的动机应该是一切为了挑战，挑战已知和未知的东西。不要把阅读当成一个孤立的事物来看，要将其放在生活及人生的大背景下去阅读。书籍的用处众多，但其最核心、最精华的文化功能是教育，它是人类知识的储藏室。阅读有很多的功能，如消遣娱乐、满足单纯求知乐趣等，但最重要的功能就是给我们的生活、人生带来改变。更重要的是，我们从书里读到的那些精华，是否能学以致用将它转化为属于自己的价值，这种追求改变的诉求会反过来促进我们的阅读，牵引着我们的阅读走向纵深。

高效沟通的阅读秘籍

书籍也是高效沟通非常经济的途径，与会话相比，阅读在信息交流上更加高效快捷，而且是个体与书本一对一的专注交流，一定的阅读和文学素养是学会沟通与提炼信息的先决条件。书的庄重感让它成为传达深刻思想、严肃故事的绝佳载体。阅读事关思想，而思想是流淌于我们血液中的乐曲，是帮助我们保持清醒而非浑浑噩噩度日的激荡电流。有关阅读的秘籍，先贤名家们达成的共识是：读书要尽量广博，要读经典作品，也要关注现实生活，更要结合自身的社会阅历与人身体验，精挑细选，不能过于功利。培根曾言：读史使人明智，读诗使人灵秀，数学使人周密，科学使人深刻，伦理学使人庄重，逻辑修辞之学使人善辩。依笔者愚见，读书不是为了雄辩和驳斥，也不是为了轻信和盲从，而是为了思考和权衡。读书是为了获得享受，培养斯文的气质和发展的才干。读书能补天然之缺陷，经验又能补读书之不足。自以为是的人蔑视知识，淳朴善良的人崇拜知识，而聪明机智的人则使用知识。对知识的使用，其实是一种来自知识而又高于知识的智慧。

普希金曾言：读书是最好的学习。追随伟大人物的思想，是最富有趣味的一门科学。读经典之作犹如倾听高人赐教。人是一种读书的动物，读书是只有人才会去做的一件事情，读书与做人几乎是同一件事情。伴随着人类文明的发展与知识的积累，读书越来越成为现代人的一种生活或生存方式。从实用的层面看，开卷有益、学以致用都表明读书确实包含着实用功利性的诉求。理性地看待社会的人与事，有效地解决各种问题，都需要我们读书。通过读书，人们可以获得生存技能以创造财富，改善生活，可以通达更高的社会地位而改变命运。但实用功利性，只是读书的一个方面，过分强调这种读书的实用性，往往会遮蔽其根本要义。读书的根本要义是"人性养成"。笔者认为，阅读是一种孤独，真正的阅读注定孤独，那是一颗心灵对另外一颗心灵单独地撞击。总而言之，阅读开阔我们的眼界，改变我们的性情，增长我们的智慧。所以，真正的读书人应该牢记《中庸》所言：博学之，审问之，慎思之，明辨之，笃行之。

惠及家国的学习良策

鉴古知今，我们深知阅读事关国家的前途和民族的未来。当前，全民阅读在华夏大地正如火如荼地开展，已经蔚然成风。我国每年出版图书 40 多万种，但能指导广大读者如何读书的有用、实用、好用的图书并不多见。其实读书的首要问题是应该读什么，对这一仁者见仁、智者见智的问题，窃以为不能失之偏颇，通过阅读来开阔眼界，培养情操，增长智慧，最好能够多读传之久远的经典之作，它们是大浪淘沙后时间留下来的金块。

在互联网飞速发展的当下，阅读的快餐化和知识的碎片化已经成为人们阅读和获取知识的主流，传统纸质阅读日渐式微，阅读纸版图书的人也日渐稀少。尽管书籍已经不再是人们消遣娱乐的主要媒介，但书在我们的生活中仍然占有一席之地。我们深知，死亡是知识唯一的敌人，但书籍有其神圣之处，它是人类生存的命脉，斑斑字迹早已深深印入我们的脑海，因此，笔者坚信，书籍是人类社会渺小但不可或缺的一部分。越是在喧嚣浮躁的社会氛围中，潜心阅读经典著作就越显得弥足珍贵。正是共同的思想让我们凝聚，是书籍所引领的潮流与趋势让我们结为一体。"数字先锋"贾森·默克斯基曾言：未来世界上只会有一本书存在，所有的纸质书和电子书都只是其一部分，所有的书都盘根错节，相互缠绕，并将其定义为超链接，还把这本囊括所有书籍的巨型书称为"图书社交网络"。

2019年4月23日是第24个世界读书日。联合国教科文组织选择4月23日作为世界读书日的灵感来自于一个美丽的传说。4月23日是西班牙文豪塞万提斯的忌日，也是加泰罗尼亚地区大众节日"圣乔治节"。实际上，这一天也是莎士比亚诞生和离世的纪念日，又是美国作家纳博科夫、法国作家德鲁昂、冰岛诺贝尔文学奖得主拉克斯内斯等多位文学家的生日，所以这一天成为全球性读书日实属"名正言顺"。联合国教科文组织在1972年向全世界发出"走向阅读社会"的倡议，要求社会成员人人读书，使图书成为生活的必需品，读书成为每个人日常生活中不可或缺的一部分。1995年，联合国教科文组织宣布4月23日为世界读书日，致力于向全世界推广阅读、出版和对知识产权的保护。世界读书日的主旨宣言为："希望散居在全球各地的人们，无论你是年老还是年轻，无论你是贫穷还是富有，无论你是患病还是健康，都能享受阅读带来的乐趣，都能尊重和感谢为人类文明做出巨大贡献的文学、文化、科学思想大师们，都能保护知识产权。"

闲云野鹤的人生追求

古人云：独乐乐不如众乐乐，为了分享自己的读书心得，笔者近年来分别在《中华医学信息导报》等刊物开设了书评专栏，并有微信公众号"老游评书"。据第三方权威机构2018年度的评估报告显示："老游评书"的全球影响力超越64%的公众号，微信传播指数为235.75，发文勤勉度超越了50%的公众号。

恰逢2019年世界读书日期间，笔者从"老游评书"近年来发表的原创书评中精挑细选出近百篇文章，分别从科学和医学两个方向，以"生命的智慧：游苏宁科学书评""生命的奇迹：游苏宁医学书评"为题结集出版。这些文章均充满正能量，不乏劝人向书之意。如果读者读后能掌握一定的阅读方法与技巧，提高阅读效果与效率，养成阅读习惯，并能因此而爱书爱读书，将是笔者最大的欣慰。

在与大家分享阅读感悟的同时，期待朋友们的热情关注和不吝指教。

2019 年 4 月 23 日

扫一扫，关注"老游评书"，
与作者一起读好书

目录

医患同心 ……………………………………………… 111

医者感悟 …………………………………………… 169

人文经典 ……………………………………………………………… 225

医学之光

教书育人的时代楷模　泽被后世的成才之道

——《好医生之路：吴阶平医学教育思想研究》

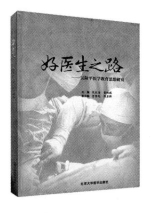

2017 年，恰逢中华医学会第 19 任会长吴阶平院士百年诞辰。成为像吴阶平院士那样深受患者信赖和敬仰的好医生，是众多医者孜孜以求的人生目标；展示吴老攀登医学巅峰的艰辛之旅，总结其成功经验供后人借鉴，无疑是众多医生的期盼。作为有幸听过吴老教诲的晚辈，笔者重温了周东海和董炳琨所主编的《好医生之路：吴阶平医学教育思想研究》一书，感受颇深。该书由吴阶平论医学育人成才、吴阶平的成才足迹、吴阶平医学教育思想研究及感悟好医生吴阶平 4 个部分组成，开卷之后不仅感受到吴老的人格魅力、他的求真与真人，更是令其学者风范和对医学教育的不释情怀跃然纸上。该书汇集了社会各界对吴阶平医学教育思想的研究成果，不仅有助于读者了解其教育思想的精髓，更有助于临床医生的成才。该书作者还邀约社会各界人士抒发了对吴老的感悟，多视角、全方位地展示了一代医界巨擘的才华、风貌及人格魅力，通过感人的事迹和难忘的记忆展现出人中骐骥的吴老在同事、学生、患者心目中难以磨灭的印象和风采，增加了可读性。

重温旧作的笔者坚信，潜心耕读者必将会获益匪浅。

熠熠生辉的教育思想

吴阶平是我国著名的临床医学科学家和医学教育家。在 70 多年的从医生涯中，他不仅以精湛的医术直接造福患者，而且作为临床教师，教书育人数十载，辛勤耕耘且诲人不倦。他不仅筚路蓝缕地开疆拓土，创建了今日的首都医科大学，而且担任过中国医学科学院院长和中国协和医科大学校长。从该书收集到吴老撰写的文章中，即可对其教育思想有较为概括的认识。吴老以力争成为一位好医生为终生奋斗目标，他追求的标准是高尚的医德、精湛的医术及艺术的服务，并以自己的实际行动完美地实现了年轻时代立下的鸿鹄之志，从而广受患者爱戴，深得社会赞誉。身为教育大家，吴老怀着"帮助青年一代更快成长"的强烈使命感，认真回顾和总结了自己的一生，中心围绕着如何成为一位德艺双馨的好医生，如何更快地走上实践、思考、学习相结合的自觉成才之路，把自己的经验、教训、感悟，通过报告、演讲、座谈以及文章、著述等方式，向业界同道特别是年轻医生袒露心声。尤其令笔者感动的是，其中不乏成功的经验，也丝毫没有回避失败的教训。同时，吴老还高屋建瓴地对医学教育的内容及方法、教书育人和成才的规律，以及医学人文精神、医患沟通、服务艺术等做了大量精辟的论述，从而构成了吴阶平医学教育思想的丰富内涵，为我们留下熠熠生辉的教育思想。

医学教育的金玉良言

作为具有丰富教学经验的临床教育学家，吴老对医学教育的现状进行了深度剖析，一针见血地指出当前教育的弊端，提醒我们要深刻认识知识和才能的差别及其在教学中的重要意义。在对医生的培养中，他反对灌输式教学，倡导启发式教育，认为关键在于将传授知识改为培养才能。吴老对医学教育进行了大胆的改革，并着力关注3个方面：第一，教育的对象。目前的教育没有重视受教育的对象，尽管不同的对象掌握的知识有差异，但最根本的是他们的实践经验和思维能力差异巨大，普遍存在的问题是将本科生当作进修生培养。第二，教学的目的。专业的教师在教医学生时，失误在于往往以培养自己专科医师的要求进行教学。吴老认为对医学生而言，首先是要帮助他们对如何做医生、进行临床思考有正确的理解，同时授课必须与实习相结合。第三，教学的方法。吴老指出，杰出的临床医生、有造诣的医学科学家不一定是好教师，好的教师应该从科学的内容、逻辑的表现、艺术的表达3个方面努力，尤其是在科学的内容上要精选，切忌"倾囊相赠"。对学生来说，学习的目的应当是掌握解决实际问题的能力，其方法则是努力将实践、思考与学习结合起来。学习是知识的来源，但学习也包括知识的运用，知识只有经过应用方能成为智能。笔者以为，这些来源于吴老毕生教育实践的金玉良言必将有助于医学教育的更好发展。

医者之道的真心诠释

吴老坦言：医生的成长受到许多因素的影响，概括来说分为主观和客观两方面。客观上受实践机会、学习环境、工作条件和上级指导的影响；主观上决定于个人的勤奋和对成长的理解及领悟。他一直强调，要想成为好医生，应该具有高尚的医德、精湛的医术及艺术的服务，三者缺一不可。高尚的医德，就是要求医生具有对患者和社会极端负责的精神。医疗技术越是先进，就越要求医生以高度的责任心，最有效地采取最适合服务对象的治疗措施，以帮助患者解除痛苦，恢复健康。精湛的医术，就是要求医者既扎扎实实地掌握医学理论和方法的基本功，又及时吸收医学的新进展，不断地总结经验，准确熟练地运用医学知识和技术。无论何时，医生的责任就是要找到并及时用好那些最必要、最有效的治疗方法，切中要害，从而符合精益求精的追求。艺术的服务，就是要求医生懂得患者的心理和需求，从实际出发采取有针对性的诊疗措施。他反复强调，医疗是一项艺术的服务，医生面对的不是疾病，而是患者，并且是有心理反应、处于特定社会条件下的患者。医学是一门实践科学，首先要提高实际工作能力，吴老认为这其中最为重要的是实践、思考、学习的结合问题。他指出：一切解决问题的能力只能来自实践，所以必须把实践放在首位，不重视临床实践就不可能成为技艺高超的医生。在实践的基础上，必须强调认真思考；思考的能力需要长期培养，需要学习和锻炼；思考是创造性的劳动，必须以实践和知识为基础。知识尽管重要，但它只有在实践和思考中运用，才能转化为才能。知识如果不能用于实际，就难以成为力量。

炉火纯青的艺术服务

吴老认为，患者是医生的老师，我们的医疗实践来源于患者，所获得的诊疗经验也必须回馈于患者。为患者服务就是学习的机会，因此要善于利用这种机会。他以自己毕生的医疗实践经验和体会，将临床医学的特点总结如下。第一，临床工作直接为患者服务，我们服务的对象不仅是生物学上的人，更重要的是社会中的人，医生的言谈举止随时都在影响患者，势必影响诊疗的效果，甚至造成不必要的负担，因此首先要提倡艺术的服务。他认为，患者的信任是取得良好诊治效果的前提，而取得信任是以高尚的医德和精湛的医术为基础的一门艺术，它只能在临床实践中通过认真观察和思考获得。作为医者，对人的理解、认识，以及与人交往的技巧需要终身学习，这也是医生成长的重要标志。第二，临床工作充满着大量的实践，而且其绝不是简单的重复。正是在大量的临床实践中，医生不断通过诊治不同患者的实践提高了对疾病共性的认识，并加深了以疾病的共性来指导个案实践的体会。第三，医生在每一次临床实践中要迅速做出许多判断，因此要养成全面系统地思考的习惯，而不是依靠"灵机一动"做出判断。系统思考可以避免疏漏，减少错误，也便于总结经验教训。第四，从患者的恢复或病情的变化发展中，医生可以知道自己的判断对错与否，从而有极好的机会来总结经验或教训。对有经验的医生而言，总结经验的能力更为重要，它是涉及人生前进的重要因素。只有心系患者、扎根临床、潜心服务，才能不辱使命地为患者提供炉火纯青的艺术服务。

泽被后世的成才之道

吴老坦言，使其终身受益的是巴斯德的名言：在观察的领域中，机遇只偏爱那种有准备的头脑。只要自己有提高预见性的要求，就会发现工作中有许多需要深入思考的问题。医生业务上的成长有自然成长和自觉成长的不同，从事业务实践总会有所提高，这是自然成长，这种成长到一定时期就会停滞不前。必须在实践中认真思考，不断补充新知识，形成自己独到的见解，再回到实践中去接受检验，获得提高，这才是步入自觉成长之道。养成在实践中认真思考的习惯将会终身受用，远胜于在多个方面增加临床经验。医学知识日新月异，在学习新知识和新进展的过程中，最重要的是通过探究其来龙去脉而获得启发。优秀医者的许多好作风和好习惯是难以言传的，年轻医生要善于从观察中学习体会，不但要善于总结自己的经验教训，而且要"借他人之矬长自己之智"。吴老终生铭记周恩来总理的教诲：当医生的最需要辩证法，也最能懂得辩证法。医生在诊治疾病中要有一定的见解或主见，以利于工作的进行，但必须防止把主见变为成见。好医生的重要特点是对自己判断的正确性有恰如其分的估计。医生必须有自知之明，懂得"不知之知"的重要，出现错误时要努力找出原因，从而认真汲取教训。医生是一个终生探究的职业，只有对临床工作始终保持"如临深渊、如履薄冰"的感觉，才能最终成为德艺双馨的大家。

掩卷遐思，吴老以自己毕生的人生实践为我们留下泽被后世的人生财富，值得我们永远铭记。

星光璀璨的百年诺奖　永垂史册的人中骐骥

——《诺奖之光》

　　笔者读了苏州市吴中人民医院王平院长所著的《诺奖之光》一书，对星光璀璨的百年诺贝尔奖获奖者中与医学相关者的事迹有了较为全面的了解。作者坦言，正是屠呦呦获奖的喜讯，让他有了写一部与医学人文有关的诺贝尔奖获得者事迹书籍的冲动。经过近两年的努力，新书问世。书中介绍了杜南、伦琴、罗斯、芬森、居里夫人、巴甫洛夫、科赫、巴拉尼、弗莱明、梅契尼科夫、班廷、麦克劳

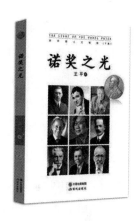

德、施韦泽、福斯曼、盖达塞克、马歇尔、沃伦、卡佩奇 18 位科学大家，他们所获的奖项包括诺贝尔和平奖、诺贝尔物理学奖、诺贝尔化学奖、诺贝尔生理学或医学奖。这些人中骐骥都是近代科学史上的巨擘，不仅是人类文明进程中的一座座丰碑，而且永垂医学发展史册。该书出版后好评如潮，也不负作者的初衷：愿这部作品不仅是我个人的内心歌吟，更能成为广大读者特别是医务工作者开卷获益的医学人文读本。掩卷遐思，令笔者深感震撼的，不仅是获奖者举世瞩目的成就和流传千古的辉煌，还有他们在追求真理过程中的心路历程与跌宕起伏的人生经历，以及直面困难与挫

折时所表现出来的勇气、精神和崇高品质。从他们身上，我们不仅能感受到伟大的人格魅力，汲取有益的精神养分，还能培育自己的人文品格。阅读该书的精神洗礼，将有助于读者始终充满激情、砥砺前行地追寻自己心中的目标。

筚路蓝缕的成功之路

1895 年创立的诺贝尔奖，被认为是所颁奖领域内非常重要的奖项之一，无疑是百余年来科学文明与发展的重要推动力。作为人文与科技领域的百年经典，其中不仅有无数令人自豪的科学成就，更有获奖者筚路蓝缕的创业故事和历尽艰辛的成长足迹，尤其是他们的精神世界、理想信念及人文情怀更值得我们探究。非常感谢王平的独具匠心，通过阅读大量获奖者的传记，结合翔实的史料，为我们整理出与医学相关者的资料，并着重介绍了这些不世之才的人生经历和进行科学探究的心路历程。依据自己深厚的学术造诣、不凡的文学修养，借助优美的文字，作者使得原本枯燥乏味的科学研究经历引人入胜，并通过生活中的逸闻趣事使获奖者作为"凡夫俗子"的形象栩栩如生地跃然纸上。

该书的介绍中，有"为了善良而放弃自己一切"的杜南，他率先发起并成立了在战场上救护伤兵的国际组织，作为红十字会的创始人获得首个诺贝尔和平奖，他的生日——5 月 8 日，被确定为"世界红十字日"。伦琴毕生以科学研究为使命，以促进人类福祉为理想，他所发现的有强大实用功效的 X 射线，绝不是靠运气偶然所得，对于他这样努力、勤奋、有科学好奇心且有准备的头脑，成功有极大的必然性。罗斯的研究显示，只有雌蚊而并非所有的蚊子都叮咬人，因为雌蚊子需要血液的养分才能产卵。他发现了疟蚊，揭示了疟疾的传播途径以及疟原虫的生活史，对拯救人类生命产生了不可估量的影响。芬森是一位命运多舛的鞘磷脂沉积病患者，在饱受疾病折磨的同时，以顽强的毅力和对人类的无限大爱，研究光线对患者的治疗作用，创立了紫外线光疗法，为医学科学开辟了一条治疗疾病的新路径。时至今日，他发明的紫外线灭菌法仍被广泛使用。作为杰出女性的代表，居里夫人是世界上第一位获得诺贝尔奖的女性，也是首位两次获得诺贝尔奖的杰出科学家。综上所述，笔者以为，科学家的成功，绝非出于偶然的灵光一现，而是源于他们思维敏捷，善于捕捉灵感，敢于大胆推测，勇于实践和闯关。

舍生取义的崇高实践

人类社会出现后，健康成为亘古不变的话题。面对一个个魔鬼般的绝症，如果没有科学的不懈探索，缺少科学家的舍生取义，没有一代又一代人的前赴后继，人类可能陷于恐慌之中，无法走出死亡的阴影。先哲曾言，如果你因为失去太阳而流泪，那你也将失去月亮和群星。曾几何时，生命薄如蝉翼，而回眸科学家们惊心动魄的崇高实践，又使我们感受到生命如此厚重。居里夫人因发现钋和镭以及对放射性研究的杰出贡献，两次获得诺贝尔奖。她坚信从事科学研究绝非为个人谋取私利和荣誉，而是为人类谋幸福。鉴于镭在医学上的巨大价值，为了使自己的发现更好地造福人类，她毅然放弃了专利申请。她的义举，不仅为世界留下了彪炳史册的功勋，更以自己日月经天、刚正无私的浩然正气和返璞归真、贫贱不移的一片丹心，为后世留下世代相传的精神财富。

科学研究以强烈的探索欲为动力、无畏的探索精神为保障。在这些很早就秀出班行的科学家中，为了探究科学而进行惊心动魄的自体实验者不乏其人。年仅 32 岁就获得诺贝尔生理学或医学奖的班廷，发现胰岛素后率先在自己身上注射以完成第一个人体试验。他不惜赌上珍贵的生命，以伟大的献身精神，明确了牛胰岛素对人的安全性，攻克了糖尿病的治疗难题。福斯曼 25 岁就开始研究心脏导管术，他以无所畏惧的精神，率先在自己身上实施了人类第一例心脏导管术，从而实现了历史上最著名、最感人、最惊心动魄的自体试验之一。这是一段冒险、孤独而又疯狂的旅程，他用自己做试验后，被认定为违反伦理而遭到许多非议，很快就被医院开除。但正是他的勇敢精神和探索经历，为研究循环系统的病理生理变化开辟了一条崭新的道路，拉开了现代心脏病学的序幕。盖达塞克怀揣对生命的责任，抱着无所畏惧的献身精神，带着未知与不测，毅然前往遥远非洲的原始部落去研究库鲁病，这是一种神秘而又可怕的中枢神经系统综合征。盖达塞克与当地人共同生活，对该病坚持不懈地研究了 12 年，最终发现了病原体，阐明了发病机制和传播方式，解开同类相食的宗教风俗之谜，挽救了一个族群，为人类健康做出了杰出贡献。幽门螺杆菌的发现者马歇尔一共进行了 34 次培养才获得该菌，为了验证幽门螺杆菌是导致溃疡病的元凶，多次喝下含有幽门螺杆菌的培养液，以令人信服的自体试验证实了自己的假设。回溯历史，从神农尝百草到巴斯德跪在疯狗面前收集疯狗的唾液，再到汤飞凡将沙眼衣原体植入自己眼中，正是先贤们的献身精神，促进了科技的进步与发展，使我们能够在危机时绝处逢生，为人类谋得更大的幸福。

充满大爱的人文情怀

康德曾言，世界上只有两样东西值得我们深深景仰，一个是我们头顶的灿烂星空，另一个是我们内心的崇高道德法则。作者认为，善就是爱护并促进生命，把具有发展能力的生命提升到最有价值的地位；恶就是伤害并破坏生命，阻碍生命的发展。医学不仅是博大精深的科学，也蕴含着深厚的人文精神。作者坚信，有梦想的地方就一定有爱，彰显人性和尊重生命是人间最美的风景。医学是用心灵温暖心灵的科学，传递出暖暖的人性温度，心地的善良与心灵的宁静是从业者不懈的追求。人类社会的核心，其实就是科技进步与人文思想的交融。历史因为科技进步而变得丰满，社会因为文明传承而变得多彩。科学家的探索精神和人文情怀，是人类社会的宝贵财富，是激励我们砥砺前行的无穷动力。作者妙笔生花的文字讲述的都是人类文明永不停歇的智慧探索，闪烁着人性的熠熠之光，诠释了忠诚与无私、执着与追求、荣誉与奉献的至深内涵。

有人说，人生是书，时光是笔，欢笑和泪水是墨，人生这本书，就是时光之笔蘸着欢笑与泪水之墨撰写而成的。在惊叹于书中人物的丰功伟绩和传奇人生时，笔者的内心深处满怀无穷的敬畏与敬仰。作为宽宏的科学大家，他们用自己的人生实践告诉读者：人生最重要的不是置身何处，而是确定将要前往何方；鸟欲高飞先振翅，人求上进必读书；对人性不选择考验，而是选择尊重；不拿自己的标准去衡量别人，不站在道德的制高点上去俯瞰别人。

回忆是岁月的一脉馨香，如果没有追忆，我们就不懂得珍惜，就无法成长，人类的未来将是一片荒芜。置身科学发展一日千里的洪流中，回溯那个望其首已遥不可及、抚其尾则相去未远的 20 世纪，回眸书中人物的精彩传奇，洞悉他们的内心世界，感悟先贤们伟大的思想、坚定的信念、务实的精神、执着的态度、人格的魅力，我们收获的是心灵的滋养和对人类的信心与力量，从而激发出前行的动力。在有无限可能的未来人生之途中，让我们努力践行霍金的名言：记住要仰望星空，不要低头看脚下。无论生活如何艰难，请保持一颗好奇心，你总会找到自己的路和属于你的成功。

获奖的切身体验　诺奖的"规律"探寻
——《通往诺贝尔奖之路》

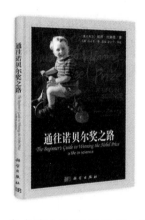

　　对于设立已逾百年的诺贝尔奖，国人不仅极为关注，而且一直期待能早日花落中华大地。随着莫言在文学领域取得历史性突破，科技工作者更是对我们科学领域的获奖翘首以盼。尽管对于诺贝尔奖有各种各样的介绍，也不乏获奖者的传记问世，但对其中"规律"的探寻，一直困扰着我们。

　　最近，1996 年诺贝尔生理学或医学奖得主、来自澳大利亚的彼得·杜赫提出版了自己的新书《通往诺贝尔奖之路》。承蒙该书中文版审校者高福院士馈赠，先睹为快。杜赫提在书中真实再现了他成为诺贝尔奖得主的不凡经历，讲述了自己所受到的不墨守成规的教育，原本置身局外的感触，以及对不同观念的探寻如何塑造了自己的生活与工作。针对研究人员的真实状况，作者用既幽默又敏锐的笔调道出了"圈内人"的看法。他指出，科学在改善世界的过程中扮演着重要角色，科学家需要在普及科学知识上加倍努力。同时，他逐条总结了获得诺贝尔奖的要素。在该书中文版前言中，杜赫提高度赞扬了中国政府对科学的投入，以及我国科学家对科学孜孜不倦的追求。该书内容通俗易懂，语言风趣幽默，适合大众阅读，同时也是那些希望取得突出成果的年轻科技工作者的重要参考读本。

引人入胜的科普精品

对诺贝尔获奖者而言，发表洋洋万言的学术著作易如反掌，而为普通读者撰写一本深入浅出的科普小书，用通俗易懂的语言、引人入胜的文学技巧来介绍自己晦涩难懂的学术研究并非易事。窃以为作为顶尖科学家的杜赫提极具做科普工作的天赋。

该书的主要内容包括"瑞典效应""科学文化""科学生涯""免疫：科学的故事""个人的发现与新的使命""下一个还是美国的世纪吗""透过不同的视角：科学与宗教""探索未来""怎样获得诺贝尔奖"以及"附录"等。值得一提的是，该书不仅在正文之前刊登了致谢和科学术语对照表，而且在附录中列出了有关的资料、书中出现过的缩略语，并向读者推荐了一些作者认为必读的好书，于细微之处彰显科学家的严谨和为读者着想的理念。尤为值得称道的是，作者专门为中文版的出版作了序。

杜赫提表示，撰写该书的目的是想要吸引那些对某一特殊科学故事希望获得更多信息并且进行深入探索的普通读者。作为一位旁征博引的学术大家，书中的主要内容真实地反映了作者多年来投身科研界及其本人对传记和历史的涉猎而获得的感悟。科学是无疆界的，尽管作者谦虚地表示该书仅为一个在医学界工作的实验师的管见，但出版后好评如潮。《自然》的评论称：杜赫提打开了科学世界的宝库。《洛杉矶时报》的记者写道：这是一本充满魅力又平易近人的、关于杜赫提自己通往科学顶峰的不同寻常道路的传记。《美国医学会杂志》认为，这是一本对积极进取的科学家来说既有趣又有用的读物。

科学故事的现身说法

杜赫提指出，回溯历史，今天的科学实际上大约才500岁。寻求真理和逃避乏味枯燥的教条是人类永恒的特征。他通过叙述故事来展示科学界对科学本原的探寻。作者通过阿基米德洗澡的经典故事向读者诠释了科学研究的过程：阿基米德做的看上去是个简单的实验（洗澡），进行了一项观察（水面升高了），提出了一个假说（他用身体置换出了等体积的水），然后他以一种不但公开而且任何想重复研究的人在智力上都能掌握的方式报告了这一发现。他只是抓住了很普通的东西进行思考，从而说出了一条物理学的基本原理，得到了国王的报酬。对于自己的经历，杜赫提从在澳大利亚的出身谈起，与读者分享了他早年的兴趣，以及他与罗夫·辛克纳吉一起在T细胞和免疫防御本质方面的研究，对分子结构的相关研究使得其作用机制呈现出更清晰的科学蓝图，这项具有划时代意义的研究成果令他们获得了诺贝尔奖。

作为基础科学家，杜赫提用敏锐且不失幽默的笔调罕见地诠释了科学家对现实的看法。他明确指出了科学希望解决的重大问题，深入浅出地解释了自己的科学工作，同时，也毫无保留地传授了自己在研究项目的选题、经费和组织以及科学论文撰写方面的经验和心得体会，及其科学研究生涯的回报。听完他的故事，读者将会对20世纪生物学的发展有更深刻的认识。杜赫提强调，科学在改善世界的过程中扮演着重要角色，但由于在日常科学报道中存在大量谬误，迫切需要科学家在科普方面做得更好。他虽然在最后逐条总结了如何才能获得诺贝尔奖，包括要持之以恒、心胸宽广和兼容并包，但显然，该书更是在描述和探寻科学本身的发展规律。

激励国人的肺腑之言

杜赫提坚信，科学无国界，但科学家有祖国。作为一位功成名就且拥有淡泊之心的科学家，他不仅激励和奖掖后进，还对未来世界进行了宏观预测。

他在中文版序言中指出：这是一本有关科学及如何"做"科学的书，读者对象是那些正在规划自己人生道路的年轻人和制定科学政策的决策者。"做"能够获得诺贝尔奖级科学的"窍门"，是把研究资源有意导向促进发现与创新，这就意味着要建设一流的科研院所与大学，去聘用和支持真正有才华、顶尖的年轻研究人员。

培根曾言，"对人类唯一重要的知识在经验上根植于自然世界"。科学家用的是归纳推理的方法，即从观察（数据）到概括（理论）的方法。作者认为，对权威观点的依赖，认为权威重于推理、发现和证据，不但对真理和科学研究精神是致命的，而且对人类和整个世界都有损害。资深研究人员可以帮助、促进创新研究，但是，僵硬的"等级"制度会浪费资源，绝对难以推动工作开展。直至最近，世人才看到了中国的发展和研究实力的大幅提升，诺贝尔奖水平的基础科学研究和获奖所需的文化基础在中国已经快速建立起来。杜赫提深信，在不久的将来，世界将见证出自中国科学家的诺贝尔获奖者。他还坦言："其实，如果有诺贝尔农学奖的话，恐怕袁隆平先生早就得了，他的杂交水稻工作是超一流的。"

笔者愿借其吉言，希望中国科学家通过艰辛的努力和广泛的国际合作，早日实现自己的诺奖之梦。

志在行医的刀下晴空　笔耕不辍的杏林翘楚

——《刀下晴空：志在行医的日子2》

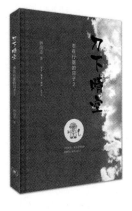

最近偶遇享有"香港内镜之父"美誉的名医钟尚志，阔别十载的老友重逢不失为人间幸事。在共叙友情之余，意外获赠他的新书《刀下晴空：志在行医的日子2》，先睹为快之后，感触良多。该书为钟教授的行医心得，讲述了作者行医三十载所经历的趣事、怪事和憾事，笔调风趣，娓娓道来。全书共收录作者的随笔小品100篇，分严师高徒、病理浅释、悬壶偶拾、杏林纪事4部分。其中既有他早年在爱尔兰学医，后来在香港行医、教学的感悟心得，也有他在世界各地学术交流的经验和见闻，更有面向普罗大众的常见病释义和医学领域的逸闻趣事。全书以医生和患者面对疾病、死亡的生命态度为经，以各种常见疾病的病理分析为纬，借助轻松有趣、引人入胜的写作风格，勾勒出手术刀下一幕幕或使人会心微笑，或令人掩卷沉思的人生故事。阅读该书，不仅可以帮助有志于悬壶济世的年轻人，亦可为普罗大众解疑释惑，更可为想一窥医生这个神秘职业的读者打开一扇窗。

志在行医的刀下晴空

钟尚志为香港名医，学成于爱尔兰皇家外科学院，加入香港中文大学医学院后，积极拓展内镜手术，令其内镜中心蜚声国际。他39岁时晋升为外科教授，是世界上最早报道内镜下注射止血的学者。1995年，他当选为香港中文大学医学院院长，曾担任香港中华医学会副会长。严重急性呼吸综合征（"非典"）肆虐时，他以医者的良知仗义执言，为广大市民所称颂，成为抗击"非典"英雄之一。2004年，他辞去在香港的一切职务，只身远赴巴布亚新几内亚，出任当地医学院的外科教授。2007年回港至今，过着不食人间烟火的生活。该书是他的第三本随笔，系统地介绍了许多常见疾病的症状、体征及诊治方法。它并非鸿篇巨制的医学专著，而是一本具有独特个人风格的幽默、诙谐的科普书。他倡导的以患者为中心进行分工而不是以医生分科来工作的理念尤令笔者佩服。作为享誉世界的杏林翘楚，他对临床工作的精益求精和对患者无微不至的人文关怀堪称医者楷模。从简单的感冒治疗和腹泻补液方法，到复杂的胆管结石所致化脓性胆管炎的内镜微创治疗，深入浅出，让我们再次领悟了大师的学术造诣与人生风采。该书不仅有助于专业人士的医技精进，更难能可贵的是，对普罗大众也颇有益处；不仅体现出钟教授在医学理论上通达古今，更反映出他博览群书、海纳百川的胸怀，无愧于李兆申院士对其的评价：钟爱医术，尚崇医德，志在育人。

德艺双馨的医者典范

钟教授是一名崇尚医德、不畏艰险的医院管理者。抗击"非典"，他是人民健康战线上的卫士与英雄；援助非洲义诊，他是国际主义战士与和平的使者。同时，他对自己的祖国怀有深厚的情感，曾坦言：没有祖国，就好比人没有父母，没有家；中国第一颗原子弹爆炸成功，是香港人最扬眉吐气的时刻；香港回归祖国的那个晚上，是他一生最高兴的时刻。为了提高国内的内镜操作水平，在曹世植教授的带领下，他曾不辞辛劳地到各地讲学和做手术演示，足迹踏遍了祖国的大江南北。为了学好普通话，他曾专门来北京进修。作为厚植临床的医学大家，他有很多感人肺腑的至理名言：做一名好医生最重要的是要能清楚地了解患者的需求，懂得患者的文化。好的外科医生不在于知道自己能做什么手术，而在于知道自己不能做什么手术，做到何时该停止。传统开刀做手术的方式，将来可能会被废弃，取而代之的是更加微创甚至无创的手术。你没有碰到并发症，说明你做的手术例数还不够多。当谈到生命的意义时，他认为被动生活很容易，主动生活很困难。钟教授不仅医德高尚、医术精湛，而且谦逊儒雅，爱好广泛，多才多艺，援助非洲回香港以后，他比以前更加淡定地享受生活，对很多事情淡然处之，内心非常恬静安然。他现在的身份是作家、渔民、潜水教练、帆船爱好者、马拉松运动员、滑翔伞爱好者、公益慈善家、乐队乐手（他的萨克斯管和架子鼓演奏水平很高），行医看病反而成了他的业余爱好。同时，他还在报纸上开辟专栏，定期发表一些自己的所历、所见、所思、所感。该书就是其中精华的结集，书中的文章短小精悍，睿智深邃又不失风趣诙谐，读来妙趣横生，无疑是一种阅读的享受。

悬壶济世的责任担当

钟教授是一名举世公认的医学大师，是亚太地区内镜领域的拓荒者，由他开创的新技术享誉海内外。他坚信手术带来的创伤的确会削弱身体的免疫力，因此大力倡导进行微创手术，坦言这种"雕虫小技"对医生的挑战肯定比传统手术要高。他秉持仁心仁术的理念和精湛的技艺，凭借一刀一镜，挽救了无数患者的生命。钟教授极具人格魅力，医学见解独具一格。他将自己30余年行医经历中的酸甜苦辣与读者分享，而其中透露出的对医学、病患和社会的赤子之心更是令人感动。他待患者如亲人，待学生如良师，待同道如益友。无论是书中对临床医生"十年磨一剑，苦练一万小时"的鼓励，对患者要"平等对待，坐下来谈谈"的期待，还是"教学8小时，临床 8 小时，科研 8 小时，正好就是医生每天的 24 小时"的幽默总结，都让人感觉到他作为医者所保持的心中那一团对专业执着、对患者热情而永不熄灭的火焰。他认为，比艺术与医德更重要的就是激情和爱心以及对生命的执着。仅有一片好心，但医术不济者也是庸医，正如金庸在《笑傲江湖》里所言：庸医杀人，多于刀剑之下。在现在的大都市，生活节奏越来越快，人与人之间的关系越来越疏离，医者在医疗事故、医患纠纷、经济指标的重压之下，很容易迷失方向，变得很会保护自己，很机械，很冷漠。只有保持心中那一团永不熄灭之火，才能保有对专业的执着，对患者的热诚，这是当今医生面临的最大的挑战。

授业解惑的严师高徒

钟教授是一名深受学生爱戴、治学严谨、敢于创新的医学教育家，他通过言传身教，让学生们铭记：教育不是说教，而是影响。解剖课灌输给我们的，不仅是人体的结构，还有医生对患者身体的尊重和临床时小心谨慎的态度。看病要按部就班，问病情和体检很重要，是大前提，随后才是验血等各种辅助检查。问"病"的要诀不在"问"，而在"听"，医生得耐心倾听患者的叙述。他希望通过年深月久的临床实习，这种以患者为中心、由简入繁的模式能够成为医生临床思考的基础。要把短期记忆转成长期记忆，只有一个方法，那就是重复。作为内镜医生，如果操作拙劣，临床判断拖泥带水，无论科研如何出色，发表文章如何汗牛充栋，只会被别人在背后耻笑为纸上谈兵，难以服众。在胃肠镜检查的过程中，退镜的时间如果能达到 6 分钟以上，便能提高息肉的发现率。他坦言，医学上最重要的是要肯把好东西与同行分享，不可以秘而不宣以"自肥"。他认为，参加学术大会发言交流的原则是脱稿演讲，可以背下来，但不能照着念。制作幻灯片和壁报的原则是醒目，最好的幻灯片和壁报是不用解释，一目了然，制作的壁报要让站在一米以外的人能看清楚上面的每一个字。写论文的原则是少用缩写，最好用简单的文字表达复杂的意思。

严谨求实的科普名家

英国文豪毛姆曾言：在医院的病房里住上两三年，可能是对作家最好的培训，因为医生看到的是人性最赤裸的一面。钟教授认为，能有一支听话的笔，可以流利地表达自己的思想，不管你干什么行业都会如虎添翼。作为享誉世界的内镜大家，钟教授始终不忘自己的科普责任，多年来一直在大众媒体上用浅显易懂的语言，将复杂的医学知识深入浅出地介绍给读者。比如他谈到，静脉曲张是人类进化过程中，由四条腿爬行转变到两条腿站立起来的代价之一。下肢的血液要战胜地心引力，才能回流到心脏。人生最惊险的旅程，就是胎儿从母亲子宫走到外面那短短的 10 厘米。通过查阅天文台的气温记录，他发现寒冷天气和翌日胃出血的发病率密切相关。他所谈的话题涉及面很广，如取出胆囊后，人的性格不会变得比手术前怯懦。儿童吃饱饭后蹦蹦跳跳会引起阑尾炎，这只是家长希望活跃的小朋友安静下来时说的谎话。滚烫的工夫茶能烫伤食管黏膜，经年累月的反复受损和愈合，就会在黏膜的细胞内种下致癌的诱因。胆固醇并非毒素，而是人体所有细胞必不可少的成分，吃鸡蛋时，切记别再"暴殄天物"，不要只吃蛋白而弃掉最美味、对人体最有益的蛋黄。对生活中的常见问题，如母乳喂养婴儿为何优于奶粉、全脂牛奶和脱脂奶哪种更健康等，在该书中都能找到答案。

名家指点的就医秘籍　聪明患者的最好抉择

——《最好的抉择：关于看病就医你要知道的常识》

生而为人，生老病死无法避免，或多或少都会面临医疗选择，并需做出可能影响未来人生的艰难抉择。与其他自然科学相比，医学仍是一门充满了未知与不确定的科学。生命只有概率而并无定数，大多情况下，医学无法给出唯一的"正确"答案，因此治疗的抉择尤为艰难。《最好的抉择：关于看病就医你要知道的常识》是医生和患者做出恰当医疗选择的启蒙书，该书的两位作者杰尔姆·格罗普曼、帕米拉·哈茨班德均为哈佛大学医学院教授，通过 16 位甲亢、乳腺癌、肝癌等疾病患者亲诉的医疗故事，从医学、心理学、经济学、统计学等角度，分析和比较了不同职业、背景的患者在面临相同医疗问题时的迥异选择，逐步为读者介绍医疗过程中可能面对的各种选择环节，揭示了患者同病不同命运背后的种种决定力量，提出了有指导意义的谏言。同时，作者邀请了 14 位知名医生、4 位心理学家针对每章内容进行了悉心解读和鞭辟入里的分析，让读者通过阅读加上自己的反思，了解自己的健康素养，进而成为聪明的患者，并能在未来的医疗决策中为自己的

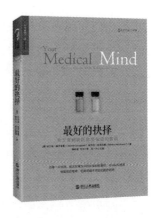

健康做出明智的抉择。

珠联璧合的就医指南

该书作者是两位医学造诣深厚并能妙笔生花的医学科普大家，从而使该书兼具专业性、科学性和普及性。杰尔姆·格罗普曼为哈佛大学医学院教授，在癌症与艾滋病研究领域独树一帜，为《纽约客》签约作者，《纽约时报》畅销书作家。帕米拉·哈茨班德为美国知名内分泌科医生，在甲状腺、肾上腺等疾病和女性健康领域颇有造诣，曾入选"美国最好的医生"，常与丈夫合作为多种报刊撰稿。该书所涉及的内容是医疗科普中比较少见的题材，通过16位患者做医疗决策的例子说明拥有"医商"的重要性，借助典型的患者面对医疗选择的案例，引出心理学与医学的相关研究结论。故事开头的决策是要不要服用某类药物，层层递进，最后是关于生死的抉择。医疗的结局前途未卜，因为谁都不知道哪怕1%的可能会不会正好就落在自己身上，也不知道那么多副作用里哪一个会发生，会有多严重。书中的16个案例离我们的生活近在咫尺，一个个鲜活的医疗决定及其后果在书中逐步呈现。该书给出的并非答案，因为医学这门学科往往也无法给出答案，但它确实能引导读者认真思考。因此，阅读该书不仅是对自己的生命负责，也有助于更好地理解医患关系。作者坦言：医疗在某些情况下存在一些灰色地带，多个治疗方案之间难说哪个更好。鲜活的生命面临不确定的决策是让人沮丧的，每位患者在做医疗决策时的偏好不同，医生的解决方案也各具特色，永远没有"最好"的解决方案，只有经过自己的思辨确认的"不确定"的选择。因此，只有成为聪明的患者，才能为自己的健康做出最佳决策。

健康素养的真知灼见

该书的副标题"关于看病就医你要知道的常识"是指一个人对待疾病

所要具备的健康素养,也就是培养我们利用医疗信息做出明智决定的能力。健康素养就是了解某种治疗手段所带来的风险和益处的能力,包括 3 个关键点:了解医疗数据背后的真相、从多角度来理解医疗数据、理解风险。健康素养是一种很重要的技能,能让我们了解一种疗法的科学数据,在做医疗决定时更加深思熟虑,最后做出更好的决策。作者指出,对于医疗方案的偏好是我们做出医疗决定的基础,而搞清楚自己的医疗偏好,是选择符合自己价值观以及生活方式的医疗方案的前提。无论是在医学院还是在医院实习,医生们都没有接受过鼓励患者说出自己偏好的正规训练。只有30%的医生表示,在他们实际的医学决策过程中,患者的偏好是最主要的决定因素。患者们应该意识到,对于某种症状是否应该接受治疗,专家们的意见也莫衷一是,医生在给患者提供具体治疗方法时,会把自己的偏见投射到各种可能对生活产生影响的副作用上。例如,外科医生会强调放疗的副作用,而放疗专家会强调手术可能导致的严重副作用。作者坦言:面对治疗的选择时,应该持有一种乐观的态度。从书中的实例可见,类似的病情、相似的结果,但是医疗满意度却截然不同,区别就在于做出医疗选择的方式不同。很多人面临的医疗选择困境在于两难,这就是既想享受医疗的好处,又不愿接受医疗可能带来的副作用或伤害,当健康受到威胁或生命攸关时,又不能放任现状顺其自然,而不得不在并不完美的二者中择一。因此作者总结道:在医疗抉择中,其实没有最好的选择,或许也没有让人不后悔的选择,只有让自己内心最舒服的选择,最好的决策或许就是顺从自己的内心做出选择。

决策背后的心理探究

虽然科技在不断进步,但医学的许多领域仍处于未知地带。对一些疾病而言,何时采取何种治疗为最佳,医生都无法提供一个明确的回答。疾病是人体的一种特殊状态,最终会影响人的心理和精神状态。医疗不仅要通过技术干预来消除疾病,也要考虑疾病状态下人的性格、心理、精神和社会因素对疾病的影响。在提醒患者认清自己的医学思维之后，作者进一步从心理学和认知偏差的角度给出了能够左右我们思维、影响决定的因素。这些平时被忽视的心理因素包括决策冲突、损失厌恶、聚焦错觉、易得性偏差等。决策冲突即在不同的方案之间举棋不定，患者明知是生死攸关的抉择，但他又担心，无论选择哪个，自己都会后悔；损失厌恶会让我们聚焦于可能出现的副作用上，而不去考虑能获得的肯定疗效；聚焦错觉会让我们把注意力放在生活的某一个方面，这个方面会受到当前治疗方案的负面影响；身边其他人的医疗经历，会对我们产生巨大的影响，而事实上的情况可能相反，这就是易得性偏差的陷阱。明白了这些常见的认知偏差，可以帮助我们更好地做出决定。作者建议，在就诊的时候应该带上一位家人或朋友，或者能够为患者"代言"的人，他们能够更好地领会医生所说的话。作者坦言：想要通过量化数据的办法来决定医疗选择是难以实现的，美好的愿望是想把一个复杂又令人烦恼的想法简化，但是这个过程本身就充满了冲突，因为它总被人们的情绪所左右。许多心理学研究发现，人们往往低估了自己适应新环境和新情况的能力。生前预嘱没有实现预期的效果，部分原因是患者对于治疗的预期会在整个治病过程中不断变化。只有医患共理、共情和共同决策的医疗干预，才是最恰当的医疗，也无疑是患者最好的抉择。

医患和谐的共同决策

患者是医疗决定导致结果的承受者，因此医疗行为需要将其意见包括在内。在疾病面前，医生并不是万能的，就医行为应该是患者和医生之间一个互动的过程。最初的想法和思维方式，想要把握的自主权以及别人对你的影响，都会随着治疗过程而改变。"现代医学之父"奥斯勒曾指出，要想弄清楚复杂的医疗诊断，医生必须仔细地听取患者的陈述，因为正确的治疗手段就隐藏在患者的主诉中。因此，医患之间应该建立起有效的沟通机制，让患者说出内心真实的需求，医生应该让患者有更多的知情权，要因人而异地提供专业的建议，患者也应该尝试获取更多的有用信息，并根据医生的建议、专业的医学知识以及自身的就医偏好去做出决定。当今医疗检查项目不胜枚举，医疗数据可以在患者做决定的时候给出一些建议，但是这些数据是来自群体而非患者本身；而且数据是死的，病情是变化的，切不可迷信权威数据，所以那些冷冰冰的医疗数据并不是患者进行医疗决策时唯一的参考因素。医生和患者必须先共同全面地分析每一种治疗方案的风险和益处，之后再根据患者的想法和偏好制订个性化的具体方案。对于患者而言，如果能够跟一个对于自己的偏好知根知底的医生一起做决定，就相当于分担了做决定的压力，也就降低了产生后悔的风险。作者坦言：每位医生都有自己的好恶，世上没有最好的医生，只有最适合自己的医生。对于医生来说，了解患者比认识疾病更重要。治疗方案绝非依据某一权威的检测数据就能贸然决定，医生需要了解患者在病情之外的生命境遇，进入患者身处的场景，与患者充分沟通。只有与患者共情、共识的忠告才是最好的忠告。患者应该综合考虑自身的实际病情和就医偏好去选择自己的医生。针对自己所患的疾病，聪明患者的最好抉择就是与开明的医生进行有效的沟通，这其中比医学知识更重要的是医患共同决策。只有这样的决策，才有助于打破医疗思维的误区，才是针对患者的个性化决定，无疑就是该书作者倡导的最好抉择。

看病就医的思维误区　医患沟通的独门秘籍

——《医生最想让你读的书》

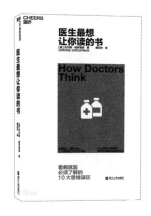

医院是大多数人的人生起点和生命终点，生病就医都是无法避免的人生经历，而先哲对医院最精辟的定义就是"坟墓的接待室"。尽管事实如此，但无论医生还是患者都对看病就医存在思维上的误区，如何才能正本清源？美国名医杰尔姆·格罗普曼在《医生最想让你读的书》中为我们进行了深入浅出的答疑解惑。该书是了解医生思维的一扇窗户，也是社会各界对医学这门学科的一次深入体悟。作者分析的案例涉及临床常见的多个科室，通过剖析医生做出诊断背后的动机与思维过程，总结出医患常见的十大思维误区，进而探讨其他对我们健康产生巨大影响的医疗技术。阅读该书，有助于普罗大众和专业医生直面自我，不仅能帮助医生审视其诊疗过程，时刻提醒自己避免陷入思维误区，从而降低误诊率，而且有助于患者学习如何像医生那样思考，如何提问，如何表达才能帮助医生更好地做出判断，从而提升医患沟通的效率。纵观全书，作者对医患之间最重要的关系进行了深刻探讨，分析并给出了切实可行的意见和建议，从而有助于读者通过如何看待医学、医生、临床技术等，做一名理性、睿智的患者。

医者思维的深度剖析

格罗普曼为哈佛大学医学院教授、美国国家科学院院士，被称为"医生中的医生"。他认为，临床决策与治疗思维绝非医生的私事。在该书中，他从多个方面打开医疗思维的魔盒，让读者更清晰地了解到看病就医中医患间普遍存在的十个应该注意的方面。第一，除了技术，医学新手和专家之间的最大差距是思维能力。年轻不等于不靠谱，思维决定高度。启发法是培养医疗思维的基石，而内在情感是导致思维错误的推手。第二，医生对患者的喜好程度会影响决策力。医生的偏爱会害人，控制自己的情感才能成就好医生。第三，医患都应养成避免误诊的思维模式。承认医学结果具有不确定性，病情具有个体差异性，医生不能过度依赖既往经验，而良好的医患沟通能引导医生跳出思维误区。第四，医生应提升初级医疗思维能力。不忽视任何可能的生理问题，把握工作节奏以避免认知错误，全面考虑患者背景，加强沟通，始终牢记职责是治"病人"而非治"病"。第五，患者的思维模式也能影响医生的诊断。患者不能只做被动医疗者，要有理性地质疑医生，非专业看法能帮助医生填补思维漏洞。第六，疾病千变万化，开放性思维有助于开启正确的医疗之旅。别让"主要"因素成为诊断的绊脚石，关注不确定性有助于提高诊疗效果。第七，普通医生常承诺，高明医生重坦诚。医生应勇于承认自己的无知。"无中生有"是医生的最大忌，动脑子比动手重要，好医生应懂得"利用"患者。第八，医疗技术用对能救人，过犹则不及。机器不能取代医生的思考，不做医疗技术的傀儡，过度解读和过于谨慎都不可取。第九，突破医疗中的潜规则。要避免迷失在医学文献中，不被医疗营销误导，知情选择比知情同意更重要。第十，最好的医术是技术与思维的完美结合。疾病没有好坏之分，过度重视副作用弊大于利。尽量选择与自己趣味相投的医生，好医生胜过好医院。

医术精进的精辟总结

作者指出，用简单的方法解决复杂的问题，对患者和医生都很有诱惑力。否认不确定性，用确定性替代不确定性的倾向，是人类心理最显著的特征之一。它既具有适应作用，也是一种适应不良，因此即使指引也是误导。医学实践的重要现实是，医生必须在不确定的情况下做决策，不确定性有时对成功尤为重要。导致不确定性的原因多种多样，或许源自对可获得的知识掌握得不够或不完善，现有医学知识的局限性，导致医生无法分清是自己无知或不称职，还是现有医学的局限性问题。应避免陷入忽视不确定性的思维误区，切忌只关注正面的数据而忽视负面的数据。做决策时应分清主次，不要对所有结果都一视同仁。应在临床实践中不断反思，通过重新构建问题以最终解决问题。虽然现在医学有各种先进技术的辅佐，但语言依然是临床实践的根基。心理学研究表明，你会看到你想看的东西。对偏见和搜寻性满足有所认识的专家会有意识地保持思维开放，所以他们能超越先入之见。基于计算机的诊疗技术，动摇了专业人士对自己最初诊断的信心。这表明，对于知觉和思维的不完美，机器并没有提供完美的解决方案。对医学文化的一个微妙洞察显示，各种专科医生偏爱用自己专科的诊断工具来评估患者，你的专业会影响甚至决定你的立场，找谁看病决定了你得的是什么病。因此，每种诊断和治疗方法本质上是一种专营权，太多的专营权在争夺控制权。过度自信或自我膨胀的医生容易产生承诺偏误，即倾向于采取行动，不愿意坐以待毙。为此，作者在书中为医生提供了许多推心置腹的建议：要以结果为导向，始终追寻高效简洁的方法；应避免陷入搜寻性满足的思维误区，医生需要汇总所有的信息，形成统一结论；向资深医生取经，不随便向患者做出承诺；当数据和临床发现不匹配时，需要一些创意和构想，及时跳脱墨守成规的思维模式；要避免陷入商业伦理的思维误区，不要被制药行业的营销及广告所左右，对所谓的权威文献报以理性态度，对医学权威认识的商业倾向要理性分辨而不是盲从；

在临床中过度重视副作用并非明智之举，因为医生更有可能担心明确的副作用，而不太关注疾病造成的不确定性痛苦。

有益患者的就医秘籍

该书讲述的是诊治患者时医生的思维模式。作者指出，医学是一门不确定的科学和可能性的艺术，高明的医生不仅需要明是非，知得失，晓轻重，更要懂进退。面对生命的多样性和医学永恒的不确定性，医生往往陷入两难处境，走不出过度承诺、对技术或器械依赖的迷失。在医疗中，技术性错误只占误诊误治中很小的一部分，大多数失误都是思维错误所致。导致部分认知错误的根源在于我们往往不愿承认甚至意识不到的内在情感。临床决策和诊疗思维是医生与患者共同的项目，相互的协作有助于医患共同决策。作者尤其强调患者的独特性，虽然有些患者的疾病在生物学上是类似的，但他们的人生哲学不同，因此医疗中最合适的预防方法及诊疗措施都应该因人而异。患者应该知道，任何医学干预都不是完全无害或没有风险的。在就医过程中，患者不仅需要知情同意，还必须了解医生正确决断处事的"套路"，甚至了解医生误诊的机关，与他们一起尽可能避免糊涂决策，草率决断，最终做出明智的决策。先哲曾言：医治患者的秘诀在于关心患者，而患者非专业的看法，能够帮助医生弥补思维中的漏洞。医生应该提醒自己，不要轻易将患者的症状、临床表现与头脑中的模型和临床原型进行匹配。熟悉产生的结论，有时会在一定程度上侵蚀其他可能性。由于人们对健康需求的日益提升和医疗资源的匮乏，患者对名医常常有"候诊几小时，看病几分钟"的抱怨。作为经验丰富的医者且久病不愈的患者，作者对此也感同身受。他曾因右手腕长期疼痛而辗转求医，书中记载了他刻骨铭心的就诊经历。身为医学泰斗，为他诊治的不是如日中天的杏林翘楚，就是前程似锦的未来之星。尽管如此，他依然被反复误诊，病非但治不好，还差点儿接受了不必要的手术，造成永久的伤害。因此，作者建议患者在就医时应该采取知情选择，而非知情同意。在某种程度上，知情选择意味着患者知道不同的医生对某种疾病的看法，以及科学、传统、经济激励和个人偏见如何影响他们的思维。作者并没有条分缕析地讲述每个案例的躯体症状，然后提出针对个体的解决方案，而是通过一个个鲜活的案例，反思医者挥之不去的思维误区，帮助医患双方厘清各种困惑。对患者而言，阅读该书最大的收获就是明白医生也是肉体凡胎，绝非先知和万能，不要病急乱投医。通过阅读，相信普罗大众对医生这个行业将会有更多的理解和崇敬，真正理解他们确实是一群胸怀大爱、肩负重任、为挽救生命而永不言弃的强者。

杏林高手的制胜良策

作者坦言：医学是科学与心灵的混合，医生都会犯错，思维方式是突破口。医生容易执着于第一印象，常常会有选择性地研究诊断数据，强化思维中最初的偏差。他倡导在临床讨论中鼓励大胆质疑。但令他深感不安的是，如今医生常常不能提出贴切的问题，难以认真倾听，也无法进行敏锐的观察。当医患共同决定治疗方案时，应该把注意力集中在疗效、风险、需求及共同的目标上，所有这一切都需要时间，而在当今的医疗系统中，时间是最奢侈的东西。善于思考的医生，确实需要有时间管理的意识，但医生的办公室不是生产线，把它变成生产线后注定会造成简单生硬的沟通、导致错误、使得医患的伙伴关系破裂，而草率行事和走捷径很容易导致认知错误。作者认为，临床算法对一般的诊治确实有帮助，然而，当医生需要跳出固有的思维模式时，当患者症状多样或不明确时，或者当检查结果不准确时，这种方法就会彻底失效。在最需要医生明察明断的病例中，算法会妨碍他们进行独立而有创造性的思考，非但不能拓展医生的思维，而且会造成局限性。与此类似，一场将治疗决策严格建立在统计数据上的运动，即循证医学正在盛行，并很快成为许多医院的准则。未经统计验证的治疗是被禁止的，除非临床试验能产生充足的数据。作者坦言：数据只能作为医生知识和经验的补充，帮助他们判断临床试验中获得的"最佳"疗法是否能满足患者的特定需求，符合他们的特定利益。医生在选择治疗方法时应该把医学研究纳入考虑之中，但统计数字只体现了平均水平，不能代表个体，刻板地依赖循证医学有可能使医生完全依赖数据，做出被动的选择。

该书中有包括作者自己在内的真实的求医故事，每个故事都引人入胜，更发人深思。作者对每个故事进行了剖析，发现很多误诊源自医生的认知偏差，有些误诊源于医疗体系的问题。如何尽量避免错误，减轻系统问题的不良影响，作者从医生和患者两个角度进行了深入探讨。笔者坚信，无论是医生还是患者，都会从中获得启发，从而有助于医生成为敏锐的智者，患者成为明智的患者。

尽管该书出版后好评如潮，但笔者必须指出的是，这本佳作也存在白璧微瑕之处。该书的英文题目为 *How Doctors Think*，按照最简单的直译，中文书名应该是"医生是如何思考的"；就算意译，窃以为似乎"医生最该读的书"更为切题。另外，书中的主要内容是需要有一定医学知识背景的读者才能读懂，因此对部分没有学医背景的读者而言，势必带来理解上的难度。

人类天性的全面诠释　日臻完善的健康准则

——《医生最想让你做的事》

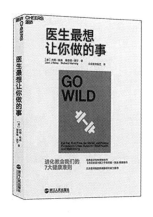

在多种信息扑面而来、竞争日益激烈的当下，我们当中的很多人都存在各种亚健康状况：睡眠不足、人际关系紧张、肥胖、营养不良、压力成疾等。导致这些情况深层次的原因何在？如何有效地应对？这些一直是医学界冥思苦想并积极探索的问题。哈佛大学医学院教授约翰·瑞迪和知名科学记者理查德·曼宁在《医生最想让你做的事》里给出了自己的答案。瑞迪是跨学科研究专家，畅销书《运动改造大脑》的作者，国际公认的神经精神医学领域知名专家，他的运动健康等理论受到社会各界的一致好评。他的新作《医生最想让你做的事》可以说是《运动改造大脑》的姊妹篇，旨在通过自己长期的研究和睿智的思考解决人类普遍存在的健康问题。瑞迪认为，尽管文明发展迅速，但我们的身体并没有跟上时代的步伐。这种身心健康的失配，影响到我们生活中包括身体健康和情感健康的每个领域。作者依据自己在饮食、运动、睡眠、与自然接触等领域所获得的研究成果，通过翔实的实验和例证，用科学理论知识，通过通俗易懂的写作，引导我们去接纳大自然专为人类打造的躯体，启发我们塑造更健康、舒适的生活方式。作者坦言，我们必须重新规划自己的生活，而顺应进化规律，才是最好的生活方式。读者只要遵循七条简单易用的健康生活准则，就可以自然地对抗现代疾病和心理上的不适，最终获得更加健康、幸福的未来。

人类天性的全面诠释

作者认为，人不是机器，是有野性的动物，天生就有野心。人类的进化是在野外环境下发生的，这种环境造就了人类。人天生就会优雅地运动，就喜欢新奇和丰富多彩的生活，就渴望拥有广阔的天空，最重要的是，人天生就会爱别人，更重要的是，人生来就能自愈，人的身体能够自我修复。人体的稳态功能可以修复身体的各种损伤，缓解多种压力，而这种能力就是作者要诠释的核心。在该书中，作者展示了人类被文明驯化所带来的灾难性后果，心脏病、肥胖症、抑郁症甚至癌症等导致痛苦和死亡的主要疾病，都是人类忽略遗传密码和天性所付出的代价。在我们变得越来越温顺的同时，也逐渐变得虚弱和不幸。作者从最基本的问题开始，对饮食和锻炼进行评估，通过提出一些新见解，建立一种思考人类状况的习惯。作者坦言，人类确实在某些方面有独特之处，其大脑的确是自然界中有史以来最复杂、最深奥的器官。无论是人类存在之初还是现在，大脑都在寻求安慰和探索未知的平衡之间塑造而成。一味地坚持人类例外论，或许就是导致我们对自己、他人及自然造成伤害的根源。如今，采用精密仪器对大脑活动进行测量和评估后发现，人类思考、记忆、学习和洞察世事的能力在脑功能上并非那么复杂；极其复杂的反而是人们习以为常的一些能力，如同理心、语言及社交能力，这才是人类的独特能力，而与他人的和睦相处才是人类最大的成就。该书是对人类生命中的进化力量进行的一次迷人探索，作者带领我们去探究人体的奥秘，了解人类最原始的状态，不仅拓展了读者对激素、神经、基因的认知，指出它们不但是医学课本上理性而客观的物质存在，还是每一个人感性而主观情绪的载体。想要更好地参与运动，就要更深入地了解人体的本性改变，以及随着社会变化带来的身心改变。作者追根溯源，从多个角度阐述健康之道，使得事实来源可靠，论证有据可依，科普内容贴近生活且引人入胜。阅读该书，有助于我们了解自己、合理膳食、适度运动、保持最佳的人生状态。

人类进化的利弊剖析

作者指出，在人类进化的过程中始终面临着艰巨的挑战。我们正生活在一个高度发达的现代文明社会中，文明在给我们带来各种便利的同时，也对人类产生了很多负面的影响，比如现代人普遍存在的焦虑、抑郁、不健康饮食和缺乏运动等。勇敢和善良是难能可贵的品质，怯懦和自私也是人类进化过程赋予我们的礼物。尽管科技进步一日千里，医疗条件日趋完善，但我们的健康状况依旧日益恶化。我们已知人体的健康取决于生态系统的健康状况，每个人也能对周围的一切产生影响。基因与环境就像行星和恒星一样，彼此也会相互影响，就像行星会对太阳产生引力一样。显然我们所选择的生活方式，都会不断地将信息反馈到我们的 DNA 中。因为人类的健康受内在基因和外在环境等多种因素影响，而这些因素彼此间存在千丝万缕的关联，共同影响着人类的身体健康。人类目前与进化设计不一致的现象，让我们认识到自己所选择的生活方式是如何促使基因出现了不适应性的表达，进而产生了疾病。毫无疑问，"文明病"是人类忽略进化规律的代价，也是人体日渐虚弱的根源。在该书中，读者将会了解到能够定义人类种族的许多作用力，证实人体和环境之间的相互作用会影响我们的命运与当下的幸福。随着表观遗传学调和了看似完全不同的关于人类健康命运的多种理论，我们也应学习去接纳"生活方式会影响基因"的观念，从而提醒我们必须规划自己的生活。

健康理念的正本清源

作者坦言，人类拥有最发达的大脑，创造了悠久的文明，这就决定了人类与其他生物之间有着一条不可逾越的鸿沟，那就是人类会发挥主观能动性指导自身的运动和行为，协调和控制自我，从而最大限度地使用身体，不断创造生命的奇迹，在广度和深度上实现自我价值和社会价值。人类作为智能物种的核心优势在于运动方面非常全能、饮食多样化并富有同理心。对健康的理解和探索，是人类特殊性中经典和本质的特性。现在对健康较为完整的定义是，健康不仅指一个人身体没有出现疾病或虚弱现象，更是指一个人在生理、心理和社会层面都达到一种完好的状态。世界卫生组织早就指出，许多人并非死于疾病，而是死于自己不健康的生活方式。而且，世界卫生组织在 1992 年就提出了人类健康的四大基石：合理膳食、适度运动、戒烟限酒、心理平衡。作者在该书中对有关内容进行了全面诠释：合理膳食，即营养要全面均衡；适度运动，是预防和消除疲劳、保证健康长寿的一个要素，其中贵在坚持，重在适度；戒烟限酒，无数科学研究已经证实吸烟酗酒是人类健康的大敌；心理平衡，它在四大基石中最重要。保持心理平衡，最好做到"三个快乐、三个正确、三个既要"。三个快乐，即助人为乐、知足常乐、自得其乐。三个正确，即正确对待自己、他人及社会。三个既要，即既要尽心尽力奉献社会，又要尽情享受美好人生；既要在事业上有进取心，又要在生活中保留平常心；既要精益求精于本职工作，又要有多姿多彩的业余生活。时至今日，在"没有全民健康，就没有全面小康"的顶层设计中，健康已经进化为宏观的概念，是要全方位、全周期地关注人民的健康，从过去只是针对疾病的治疗，转变为关注整个生命周期的健康。尽管如此，作者提醒我们必须清醒地认识到：人固有一死，随着科学技术的日新月异，人类寿命也不断延长，但我们极尽现代科学之能事、人类探索之精妙，依然不可能无忧无虑地永葆生命健康。

日臻完善的健康准则

作者坦言，生活中没有单一的幸福处方，也无放之四海而皆准的健康准则。为此，作者巧妙地把科学研究理论与人类实践的成果结合起来，归纳出日臻完善的健康准则，为"如何生活"这个最基本的问题提供了实用、有趣又意味深长的答案。作者总结出进化论教给人类的七大健康准则为：第一，低碳水化合物，倡导摄入多样化饮食；第二，通过运动改造大脑，关键不在减重，而在健康，运动要有趣并注重劳逸结合；第三，保证充足的睡眠，睡眠不足的代价就是产生压力，将导致肥胖、虚弱和愚钝；第四，注意和感知当下，从而塑造大脑；第五，在自然中寻找我们的天性，自然并不残酷，只是冷漠无情；第六，与他人连接才能赢得幸福，与他人合作并建立亲密关系的能力是人类社会的基石；第七，保持适度的压力，完全缺乏压力的生活不是理想状态，作者认为，运动方式不正确，情绪反应也会出错，去除压力并不是解决问题的方法，而是应该更好地直面压力。

　　平心而论，该书更像是一本充满哲思的健康生活指导手册，用科学的逻辑和言简意赅的陈述总结出人类生存的核心原则：万事万物的运作都是相互联系的，人的饮食、运动、睡眠、思考以及生活方式都与健康密切相关。作者有的放矢地传达了"遵循规律，平衡身心"的核心思想，为读者开出保持健康的最终处方，即遵循自然和客观环境的规律，顺其道而行之，由此完美地保持健康的状态。毋庸讳言，作者深刻的认识将有助于指导我们更好地看待个人、自然和世界。

业精于勤　学成于博

——《精：樊代明院士治学之道》

在学术研究功利化、学术氛围浮躁且阅读碎片化日趋明显的当下，难得有人用整块时间潜心阅读一本专著，而尽己所能、单人独撰这部厚至1453页、重量超过3千克的巨著，从多角度、全方位、立体描绘第四军医大学（空军军医大学前身）五年"实施精品战略，建设国际名校"的真实轨迹，更非常人所及。《精：樊代明院士治学之道》的作者是樊代明院士，他曾任第四军医大学

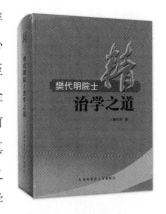

校长，中国工程院副院长，现任第四军医大学西京消化病医院院长，肿瘤生物学国家重点实验室主任，国家药物临床试验机构主任，教育部长江学者奖励计划特聘教授，国家"973项目"首席科学家。中国共产党第十四次全国代表大会代表，中华人民共和国第十一届、第十三届全国人民代表大会代表，全国优秀共产党员。目前担任中华医学会消化病学分会主任委员，中国抗癌协会副理事长，亚太消化学会常务理事兼秘书长，世界消化学会常务理事兼科学计划委员会主席，2013年亚太消化大会暨世界消化大会主席。*Engineering Science* 主编，*Journal of Digestive Diseases* 和 *BMC*

Cancer 副主编，*Nature Reviews Gastroenterology & Hepatology* 等 7 种国际期刊编委。樊院士长期从事消化疾病的临床及基础研究工作，特别是在胃癌的研究中取得了突出成绩。先后承担国家高技术研究发展计划（863 计划）、国家重点基础研究发展计划（973 计划）、国家攻关项目、国家重大新药创制、国家自然科学基金等课题。获国家科学技术进步奖一等奖、二等奖、三等奖各 1 项，国家技术发明奖三等奖 1 项，国家发明专利 24 项，国家新药证书 1 项，何梁何利基金科学与技术进步奖，陕西省科技最高成就奖，求是实用工程奖，中国青年科学家奖，法国医学科学院塞维亚奖。主编专著 15 种，在国外杂志发表 SCI 论文 441 篇，影响因子最高达 38 分。2010 年，被中央军委荣记一等功。

《精：樊代明院士治学之道》这部鸿篇巨制主题鲜明，紧扣一个"精"字展开，分"精益求精""精中求精""精更求精""精后求精""精仍求精""精还求精""求精不止" 7 篇。当收到老朋友带着油墨清香的新书时，笔者就暗下了苦读的决心，平心而论，这是大学毕业后近 30 年来读过的最厚的一本书。该书无法随身携带，历经 3 个月苦读，终于"初战告捷"。尽管有些囫囵吞枣，但却受益良多。正如时任中国工程院院长周济在该书的序中所言：看四医大的工作与成就，读樊代明的心得与体会，引人入胜，令人心动，给人启迪，发人深思。兹将读书心得归纳于下，以飨读者。

战士出身的杰出院士

掐指算来，笔者与第四军医大学西京医院消化内科已有近 30 年的友情。笔者毕业后就在《中华内科杂志》工作，那时与他们科的张学庸、胡家露等老专家交往甚密。第一次真正了解樊院士是听他那激动人心的立志讲座——《从战士到院士》。还记得他说，人类不想翱翔蓝天就不会有飞机，不想驰骋海洋就不会有船舶……

可惜在该书中，樊院士对自己的成长经历只有零星回顾。他的军旅生涯可谓跌宕起伏：41 年前离家赴藏当兵，最初喂猪，继而煮饭，在炊事员岗位入党，接着又当卫生员。年轻向上的他，立志干一行就干好一行，在每一个岗位上都做出卓越成绩。由于出色，被保送进入大学，他更加勤奋地学习，提前一年本科毕业。1978年，考上"文化大革命"后的第一批研究生，以后读博士和在国外做博士后，他都是提前一年完成学业。改革开放后，樊院士是中国当时最年轻的教授，最年轻的博导，后来又是中国工程院临床医学领域最年轻的院士。参加工作踏入社会，他不善言辞但勤奋工作，不善张扬但卓有成绩。军营的胆略历练和军校的素质培养，铸就他极佳的演讲口才。在《能讲也是战斗力》一文中，他认为口若悬河是一种综合能力，讲得好就是水平，演讲需要精彩、流畅、通俗、幽默。做好一场演讲并非易事，要有深厚的功底，宽广的知识，敏捷的思维，再加诙谐和幽默，缺一不可。他坚信，"涉世浅，点染亦浅；历事深，机械亦深。君子与其练达，不若扑鲁；与其曲谨，不若疏狂。"

标新立异的说文解字

虽然学医出身，但樊院士汉语功底深厚。在该书中，对汉字有独到见解，标新立异，妙趣横生，寓意丰富的说文解字随处可见。他对"和谐"的解释精准："和"的左边是一个"禾"，右边是一个"口"，是有饭大家吃；"谐"在"言"旁边加一个"皆"，是有话大家说，社会和谐就是经济发达和政治民主。他认为，大学只能以学术为中心，一个"中"下面一个"心"是"忠"，而两个"中"下面一个"心"是"患"。他对"众"字的解释也与众不同：下面那两个"人"代表的是许多人，是一个团队，上面那一个"人"代表领路人；将"众"字平放下来，就像头雁领着一群南飞的大雁；将它竖起来，就像卫星上天，形象诠释了头雁与群雁、个人与群体的辩证关系。

作为毕生研究消化系统的专家，樊院士对"肝""胆""胰"字的解释更令人拍案叫绝。"肝"字的左边是一个"月"，其实应称"肉"字旁，如果将"月"旁斜着写就很像肝的外形，里头两横是肝的韧带，将其分成三叶；右边的一竖代表肝动脉，两横代表动脉分支；那一竖也代表门静脉，两横代表静脉分支；其中的两横又代表肝内的左右肝管，汇总成一个竖，那是胆总管。"胆"呢？左边一个"月"相当于肝，右边那个横着一条相当于胆总管，上方有一个四方的囊性物，里头还加了一点东西，也许是胆结石。"胰"字的左边也是"月"，代表肝脏；胰在肝的左边，上面一横是膈肌，胰在膈肌的下面，那弯弯曲曲代表大肠和小肠，胰在肠子后面；那一竖一撇一捺代表腹主动脉分叉，胰腺正好位于腹主动脉前面。

触类旁通的消化名家

作为一位医学专家，樊院士涉猎广泛，知识渊博，他的文章《三千年生命科学的进与退》就是典型的代表。在《精：樊代明院士治学之道》一书中，他的铮亮名言和闪光语句俯拾皆是。他认为，中国要在生命科学方面赶上西方世界，应该珍惜当下难得的社会环境，倡导用哲学思维考量科学问题，科学研究要从微观回到宏观。谈到读书，他说应该努力做到"广读书、敢质疑、勤博记"。对科学与人文的关系，他认为解决难题一定要具备智商、情商与精神三方面的能力，学好人文有助于提高智商、情商与精神。

他曾说："人生的第一要务是学习，学习是生活的最重要部分。在我的前头总是一片光明。我没有既定的终极目标，每一天只要向前走，就自得其乐。我希望达到的境界是，迈步众山低，放眼天际圆。"通过学习和实践，他悟出了成功的四个层次：听故事，讲故事，编故事，成故事。他还说，人生犹如喝茶，先是闻香，而后品味，最后悟道。他将世界上的人分为四类：伟人创造世界，能人改变世界，常人适应世界，庸人抱怨世界。伟人能养活自己，还能拯救世界；能人能养活自己，还能养活别人；常人只能养活自己，很难养活别人；庸人不能养活自己，全靠别人养活。

执意否定的人中豪杰

樊院士认为，世界上没有真理是永恒的，永恒只是因为自己活不了那么长而已。成功就是倒下去、爬起来，再倒下去、再爬起来，只要爬起来比倒下去多一次就是成功。在军旅生涯中，他认为成功时需要切记的是："做人要学会服从，做事要学会否定"。看任何事物都要持否定的眼光，这是人生前进的动力，而且会其乐无穷。他的座右铭是"永远向前走，否定到最后"。他认为，一个人从优秀到卓越必须经历的三个过程就是，"超越自己，否定自己，欣赏自己"。他将中国人的科研弊病归结为三种现象：善内守，不善远征；善中庸，不善极端；善遵从，不善否定。他将科研分为三种境界：第一种是为生存搞研究，追求的是发表低水平论文；第二种是为兴趣做研究，注重论文的质量；第三种是视科学为生命，一旦涉入，毕生不辍。他希望我们能超越第一境界，立足第二境界，争取第三境界。他坦言：立意高远者，注定风雨兼程；选择地平线，留给世界的只会是背影。

在国内科技期刊界，提起《第四军医大学学报》，可谓众人皆知。它又因一个人而改变，成为另外一个令人仰慕的名字——《医学争鸣》，就是按照樊校长的座右铭"永远向前走，否定到最后"改名的新刊，由一种以刊发本校医教研及管理性论文为主的期刊，变为一种以否定质疑为主线、争鸣思辨为主体的刊物，为我国科技期刊创新发展树立了榜样。《医学争鸣》汇聚了国内医学界的精英，聘请了中国科学院和中国工程院 88 名院士担任顾问编委，编委群策群力加上樊院士亲力亲为，使《医学争鸣》在 3 年内得到快速发展，影响力骤升，年发行量由原来不到 1000 册一下跃升至近 14 万册，成为中国科技期刊订量之首。《临床医师癌症杂志》是全世界期刊中影响因子最高的杂志，全世界的医务工作者曾经在 4 个月内给其提出了 39 个问题，其中 26 个问题是第四军医大学人提出的，并且全部登载到《医学争鸣》杂志上。

整合医学的拓荒之人

"整合医学初探""整合医学再探"是笔者近年来听过樊院士次数最多的报告，窃以为用"苟日新，又日新，日日新"来评价恰如其分。医学发展至今，随着专科细化和专业细化，医生的知识面越来越窄，局限性也逐渐凸显。照此下去，医学的发展可能走向歧途。樊院士提出整合医学的概念和实践，是解决这个问题的必由之路。他认为，整，即整理的整，是方法、手段及过程；合，即适合的合，是要求、目标及结果。整合医学要求的不仅是治愈一个病灶，而是治好整个患者。整合代表一个去粗取精、去伪存真、由表及里、由浅入深、千锤百炼、修成正果的过程。他认为，随着医学科学的进步，以分为主的发展方式带来九大弊病：患者成了器官，疾病成了症状，临床成了检验，医师成了药师，心理与躯体分离，医护配合不佳，中西医相互抵触，重治疗轻预防，城乡医疗水平差距拉大。针对这些现状，作为中国整合医学的拓荒之人，他提出的解决之道是，"加强整合医学的理论研究，加快整合医学实践的推进"。为了宣传和推广这一新的理论，樊院士不辞辛苦，乐此不疲地利用各种机会在全国巡回演讲。正是由于他的不懈努力，这一理念目前已在医学界引起共鸣。

众力搏程的领衔之雁

随着管理职务的不断晋升，樊院士越来越觉得文化重要。他认为，单位的文化就是它的精髓。他在消化内科时就提出"大雁精神"，目标一致往南飞，带领大家一起飞。凡成大才者，除大智大勇，还要大亲大善，大亲大善就是在一个团队中首先想到的是别人。作为一个学术带头人，要有指路领航的统帅能力和永不衰竭的精神动力。要把创造力放大，更要有不懈追求。在科研工作会上，樊院士提出3句话：我们要发展，发展要质量，发展要速度。在长期的管理实践中，他总结出科研工作须遵从六大要素：顺天应地、顶天立地、改天换地、战天斗地、共天同地、欢天喜地，当积累达到一定的时候，必将惊天动地。面对目前浮躁的社会环境，樊院士提出要三心养心，即"心要安静、心要干净、心要用尽"，要求研究生必须有"独立的志向、独特的人格及独到的见解"。谈到国际交流，樊院士认为走出去的目的是"开阔眼界、学习知识、结交朋友、寻求合作"。他在第四军医大学树立"不做庸人、不当闲人、不成懒人"的价值导向，鼓励大家争当"推车人、拉车人、引路人"。

2008年，西京消化病医院成立，作为首任院长，樊院士确定了"独立家门、独立发展、独树一帜"的"院中院"发展模式，并以实际行动打造中华名院。路行千里，非瞬时之功。回首八年精品路，一路凯歌行，樊院士总结其成功之道是，"精心绘制发展蓝图，用心筑高发展平台，全心凝聚发展力量，尽心提升发展质量，齐心谱就发展壮歌"。

矢志创新的军校舵手

陶行知先生说："校长是一个学校的灵魂，要想评论一个学校，先要评论它的校长。"第四军医大学政委孙长新对樊校长的评价是"有学问、有智慧、有能力、更有精气神"。上任伊始，有人说第四军医大学"塬高峰少、将多帅少、僧多粥少"，就是没水平、没人才、没经费。樊校长上任时也坦言"四医大不缺人，缺人才；不缺想，缺思想"。他认为，要想追赶世界先进水平，必须使用三种人，即"有真才实学的人，富有危机感的人，有创新精神的人"。谈到创新，他认为必须具有"野心、恒心、细心及信心"。他告诫年轻人，做科学研究一定要有兴趣和好奇心，在发展方向选择上"要有所为但更要注意有所不为，有舍才有得"。基础研究是学校得以长久发展的基石，他给基础部的定调是，"方向要明，人心要稳，措施要多，发展要快"。在樊校长的领导下，当代第四军医大学人勇于创新、艰苦实践、创造精品、乘势而起，以"五加二""白加黑"的创业精神推动了学校的科学发展。

樊校长对大学的职能有非常清晰的定位：培养政治家引领世界，培养军事家守护世界，培养艺术家繁荣世界，培养科学家推动世界……作为具有国际视野的大学校长，他说，"办学在楼在师，更在谋"，即最重要的是有好的办学思想。他非常推崇哈佛大学的办校理念：最值得夸耀的就是使进入哈佛大学的每一粒金子都发光。他认为，创新是大学的灵魂，质量是大学的生命，不断提高人才培养质量是大学发展的永恒主题。他坚信，"历史只记住精品，历史只承认精品"。他立志要将第四军医大学建设成积淀丰厚、底蕴精深的国际知名大学，坚持"精益求精，追求卓越"，倡导"创精品、育精英"，"坚定不移、坚忍不拔、坚持不懈"地实施了"22个精品工程"，包括精品课程、精品讲座、精湛医术、精良设备、精优论文、精尖成果、精英人才、精品党课、精彩年华及精细管理等，目前已写成专著28本，强力推进了第四军医大学优质快速发展。造就一批精品教师，使其"身前有本事，身后有来者"；为了锤炼一批精品课程，他们历时3年8个月，举办了100场精品讲座；对精品讲座，要求"广角度、宽思维，横向到边、纵深到底"。作为精品战略的提出者和实践者，樊校长对每一场报告会都进行了主旨发言或点评，他的即席发言显示出他的博学多才，每个讲座的串词都颇具匠心，从头到尾一气呵成，丝毫不见人工雕琢的痕迹。

西北高坡的胜利之师

在这块贫瘠的黄土高坡，一代又一代的第四军医大学人披肝沥胆、励精图治、艰苦创业、潜心发展，曾经创造出70多项全国乃至世界的"第一、唯一或首例"。世界第一例十指断指再植成功发生于此，中国第一例体外循环心脏手术、第一例活体肝移植、第一例活体小肠移植也在这里完成。光阴荏苒，斗转星移，看今朝，恰逢盛世，底蕴深厚且置身沃土的第四军医大学一日千里，在5年内连续获得5项国家科学技术进步奖一等奖；连续4年实现国家科学技术进步奖一等奖、军队科技进步奖一等奖和陕西省科技进步奖一等奖"大满贯"；获得5个国家"973计划"首席项目，连获5篇全国优秀博士学位论文，新增2名院士，还有19位长江学者，18名国家杰出青年科学基金获得者；国家级重点学科达到19个。

一条精品路，一部创业书。该书最难能可贵之处就是樊院士将精品战略的一路思考以最原生态的方式记录下来，记录了第四军医大学第18任校长，领导并和全体第四军医大学人一起"殚精竭虑创精品，心无旁骛育精英"的光辉岁月。

古人云：铁打的营盘流水的兵。有关研究发现，世界上顶级杂志的主编和前 50 所名校的校长平均主政的时间是 20 年，只有这样，他们才能把这本杂志或这所学校当成自己毕生的事业，按照长远规划全力以赴。受多种因素影响，樊校长年近 59 岁就必须卸去校长职务。在该书中，樊校长说："履职终有涯，事业竟无穷，我力有限，尽职有期，唯希第四军医大学精品事业蒸蒸日上，更愿第四军医大学'精'之接力代代相传""江山代有才人出，各领风骚数百年"。当有人问樊院士"廉颇老矣，尚能饭否"之时，他用实际行动向人们证实自己烈士暮年，壮心不已。正可谓：莫愁前路无知己，天下谁人不识君。最后，让我们一起重温樊校长在《精：樊代明院士治学之道》中之结语："以前 60 年打拼之积迎乘后 60 年生命之幂！"

无心插柳的意外事件　功勋卓著的偶然发现

——《现代医学的偶然发现》

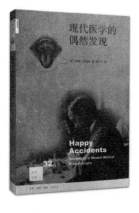

生活的常识和人生的经验告诉我们，在人生的经历中，一定都有过"有心栽花花不开，无心插柳柳成荫"的机遇，这似乎不足为奇。读完美国人默顿·迈耶斯所著的《现代医学的偶然发现》一书，确实为书中介绍的那些现代医学中的偶然发现而惊诧不已。全书以现代医学的四大疾病（传染病、癌症、心脏病、精神疾病）为经，以医学中的偶然发现为纬，介绍了20世纪以来医学领域中由于误打误撞而产生的一系列重大发现。正是这些引以为豪的偶然发现，导致了某些时至今日仍在拯救亿万生命的重大医学突破，以及许多家喻户晓的药品发现和治疗手段的创新。万艾可、青霉素、X射线、抗抑郁药、化疗药物等，这些人们耳熟能详的发现都是在进行其他研究时的意外收获。作者借助自己深厚的医学造诣和高超的科普技巧，在娓娓道来的故事中绘声绘色地记述了现代医学的发展历程，将现代社会的几种常见病的病因、临床表现及医治的原理讲得通俗易懂，使读者获益匪浅。作者也分析了当今的教育、科研体制不利于科学创新的根源，并从哲学和方法论的高度加以总结，充满独具慧眼的真知灼见。笔者以为，该书内容丰富有趣，史料翔实，是集娱乐消遣、健康科普、医学史于一身的故事书。在阅读的过程中，读者还可以了解到很多彪炳史册的诺贝尔奖获奖工作的来龙去脉。

偶然发现的巨大作用

现代医学的成就中含有很多的偶然，其中有太多的"试错"，也付出了惨痛的生命代价。即使在医学昌明的今天，人类依然对很多不治之症束手无策。尽管如此，无法回避的错误、失误和谬误并不能阻挡科学的进步和知识的传承。偶然事件，正如生物的进化，有痛苦但不可避免，有进步终将发生。在科学界，偶然的幸运发现往往声名欠佳，因为它们似乎并无技术含量，仅为运气所致。因此，在正式发表的科学论文和著作中，成功者往往有意无意地略去偶然的因素，把科学研究和有意义的发现说成有目标、有计划的行为。回溯历史可见，医学进步中不乏偶然事例，最著名的当属伦琴射线，放射学创立本身就源自偶然发现。作者认为，偶然事件每天都在发生，但要能捕获到偶然发生的现象并从中得到意外的结果，需要非凡的科学敏感性和卓越的智慧。正如巴斯德所言，"在观察的领域中，机遇只偏爱那种有准备的头脑"。因此，所谓偶然的幸运发现并非仅是机遇使然。作者通过分析对抗细菌、治疗癌症、心血管疾病和精神病的药物治疗等方面的历史资料，借助许多与人们日常生活息息相关却又鲜为人知的典型案例，表达出自己对"偶然"的顶礼膜拜。阅读这本学术严谨且引人入胜的科普著作，令读者眼界大开，在妙趣横生的阅读体验中认识到人类医药学的发展中必然和偶然的迂回曲折，知晓很多药物和治疗方法的发现，都充斥着许多偶然因素。

引人入胜的逸闻趣事

作者主要描述了源于偶然因素的许多药物和医学技术的发明，包括青霉素、链霉素、华法林、顺铂、长春碱、锂制剂、安定等。尤其是抗抑郁药的发明，更是充满戏剧情节，犹如一个个神奇无比的民间故事。这些充满情趣的故事，读起来真实可信，层层递进，将艰苦卓绝的科学研究融入轻松愉快的趣味之中。作为史料翔实的逸闻趣事，因为包含着太多的巧合和机遇，令读者爱不释手。由于科学著作的常规做法是把科学发现展示为受逻辑理性的驱使，所以科学文献中很少反映这种无心插柳的现实，好像只有这样才能引导研究者脚踏实地去从事科研，以避免任何投机取巧之举。尽管不是所有的意外都被人注意到，但那些偶然发现的故事颇为传奇，书中令人难忘的逸闻趣事俯拾皆是：巴斯德正是通过研究甜菜酿造的酒为何变酸，意外敲开了现代生物学的大门，从而建立了对细菌和疫苗的现代认知。弗莱明就是在开窗后飘入实验室的雾霾中发现有污染物落在实验的器皿上，从而发现了拯救人类的青霉素。劳斯博士从一只长了肿瘤的鸡身上发现这种病毒包含 4 个基因，无意中探寻到病毒致癌的机制，为后来的一系列治疗方案提供了科学依据。同样因为偶然机会，人类发现了乙型肝炎病毒。不可否认，多数研究者不会主动承认偶然性或意外事件对其科学发现的作用，科学论文也难以精确地反映出实际的工作方式。一般而言，诺贝尔奖获得者只是在获奖感言中才会提及偶然性、错误和意外对其发现所起的作用。作者坦言，凡不虚伪的科学家都会承认运气在科学发现中所起的关键性作用。

获得好运的关键因素

关于科学发现，尽管人们对那些处于科学、创造和偶然发现交界处的有趣故事感兴趣，但有三件事是确凿无误的：发现不可预测，需要偶然的幸运，是一种创造性活动。因此，获得成功的关键是能关注预料之外的情况，对看似微不足道或不寻常的事件保持好奇心。作者认为，归纳和演绎只能扩展我们现有的知识，而把握运气中关键的因素是人的准确判断力。正如智者所言，我们有意地去发明，意外地去发现，即偶然事件总是要发生，而巧遇其发生实在是我们的幸事。毋庸讳言，高度的智慧、敏锐的观察力和正确的判断力均在意外的幸运发现中必不可缺，即偶然的机会加上正确的判断才可能有所发现。探寻事物的真相是导致医学上许多重要发现的共同之处，而获得独创性思维的途径只有理性思考、直觉及想象。做出重大发现的科学天才无一不植根于创造性，有创新思维的人遇到不寻常事物时思想是开放和灵活的，他们对同时出现的未预见的怪异之处异常敏感，能够捕捉到常人难以发现之处。因此，一个开放的头脑会热情拥抱偶然发现，会把绊脚石变成跳板。不可否认，真正创新的科学家肯定是孤独的"狼"，不合群，不循规蹈矩，很难融入现有的组织。历史的经验证明，医学发现不可能通过指令而获得，在缺乏有关生物学基础知识的前提下，对疾病进行有组织的攻关收效甚微，基本上是得不偿失。1971年，美国政府实施了针对病因不明癌症的《美国国家癌症法案》，在随后几十年的时间里，组织了全国性的集体攻关，导致癌症治疗与研究耗费了万亿美元，对11.4万种植物的提取物进行筛选，没有一种纯植物性抗癌药获得审批；同时，对50万种化学药品进行了检测，有效的抗癌药少得令人失望。2004年，美国舆论终于承认国家抗癌战略的灰飞烟灭，并明确指出，钱不能培植那些推动科学发展的新思想。回眸20世纪与人类癌症的博弈中，所取得的最大成绩来自独立的研究者，正是他们的研究导致了癌症化疗方面的重大偶然发现，提出了鼓舞人心的新疗法。

好运与睿智相得益彰

作者坦言，科学成就的取得往往是在经历了许多错误的尝试之后，而且常常与长期流行的错误观念背道而驰。大量医学上的重大发现及全新知识领域的开拓，并非得益于不辞劳苦的实验，而是源于偶然，甚至出自一种错误。因此，科学进步很重要的是偶然因素，发现就是看见所有人都看见的东西，但是想到没有人所想到之处。很多时候，重大的突破并不源于研究小组的集体智慧，而得益于孤军奋战个人的不懈努力，这或许颠覆了读者的认知。在对该书中大量的事实和典型案例抽丝剥茧之后，所指向的都是严肃的科学发现主题。

掩卷遐思，笔者以为，通过偶然发现而成功者的所作所为其实不仅是与未知博弈，更是与自己头脑中固有理念的对决。平心而论，这也是一本富有科学素养之书，其强调的主旨为专心的、定向的科学研究并不一定能获得重大发明，能在研究过程中捕捉到易被忽略的、偶然的因素并能坚信其正确，才是科学研究者必备的科学素养。尽管在科学发现中意外察觉十分重要，但如果察觉后未能准确把握机遇，天赐良机也将会与科学发现擦肩而过。在日常生活中，每天都有许多偶然事件和机遇发生，由此都可能导向重大发现，但慧眼识珠的人中骐骥毕竟为数不多。成功的科学家就是具有识别这种稍纵即逝机遇的洞察力和创造性的人，他们能够洞悉事物潜在的可能性，并知道如何把它推向下一步。所以，偶然发现如果不伴随着掌握如何利用这一发现的敏锐和创造性的心智，则必将一事无成。因此作者建议，人们应当扶持那些有创新性、受好奇心驱使的研究，从而注定能助力出现挽救更多生命的医学突破。

中荷医疗的切身体验　值得借鉴的他山之石

——《医路如荷：我在荷兰当医生》

医疗始终是每个国家关系到民生的大主题，长期以来，有关医疗改革和对中国医疗制度的批评言论不绝于耳，不少不明真相的人也人云亦云地认为西方医疗制度完美无缺。西方国家的医疗制度真的那么优越吗？真的看病不花钱、就医不用等吗？在《医路如荷：我在荷兰当医生》一书中，北京大学肿瘤学博士吴舟桥以自己的切身体验为读者答疑解惑。他以中国医生的身份留学荷

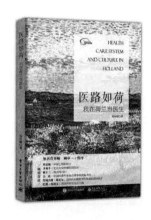

兰4年，通过就医、学医、行医的经历和多重身份写下了这本充满人文关怀的书。在该书中，我们可以看到不少人们热议的医疗话题，如看病难、"号贩子"、医疗保险、就医秩序、急救、滥用药物、安乐死等。这些话题不仅在国内受到百姓关注，在具有西方医疗代表性的荷兰，也是各方关注的焦点。作者通过自己置身其中的真切感受，以客观的角度、亲切的语言，对中荷两国的医疗进行了多方面的对比，与读者分享了医生背后的点滴故事。掩卷遐思，作者以微知著，用从医经历中的诸多小话题反观医疗这个大主题，该书无疑是一本充满真知灼见和仁者爱心的医疗科普读物，为读

者带来人文关怀的温暖。正像詹启敏院士所言："吴舟桥以中国与荷兰两国的双医学博士身份，客观地记录下欧洲学医之路的见闻与思考，这些故事无论对医者还是大众都具有启发意义。"

值得借鉴的他山之石

作者置身荷兰医疗体系中学习和工作了4年，真正直面并参与到时常被大众误读的西方医疗系统中。在留学生活中，他又以患者和旁观者的视角，收获了荷兰医疗和社会福利制度下的种种所见、所闻、所感。该书不仅将一个真实的荷兰医疗现状还原给读者，击破不实传闻，还通过医者、患者和记录者的多重身份，将中国与荷兰的医疗制度进行了客观对比。对制度的探讨看似离我们很远，但经过作者亲切平实的笔触加以解读，实则与我们的生活息息相关，且值得每个人深入思考。荷兰人对待生死的态度很实际，认为清醒的最后一天，可能要比昏迷的最后一年更有价值，更触手可及。荷兰的法律规定，医院应对患者信息严格保密，即使用人单位也无权过问其雇员的医疗细节。医生必须如实告诉患者到底得了什么病，不能因为是绝症就对其隐瞒真相；相反，如果患者要求的话，医生有义务帮助患者保护隐私，不能将患者的具体病情告诉包括家属在内的任何人。作者坦言，医疗关系到千家万户，而医疗改革是一个世界性难题，我们应当认识到所有人为设计的制度都有各自的问题。在医疗改革过程中，一些我们觉得理所当然的事情，常常找不到标准答案，但我们每一次看到真实，都会为改变埋下种子，我们必须且行且探索。只有通过控制收费、协调支出、监管过度检查、限制滥用药物等多种手段，公民才能真正享受低价而全面的医疗福利。

中荷医疗的切身体验

作者在该书中介绍了荷兰的就医体验、资费等不为国人所知的一面。

他指出，整个荷兰的国土面积是北京的 2 倍多，但人口只有北京的 76%。想要在荷兰看病有几个必备条件：身份证明、有效居住地址、社保号、医疗保险、固定的家庭医生等。荷兰人必须购买商业保险才能看病，保险公司靠大家支付的保险费和支出的医疗费用之间的差额存活。保险公司所期望的最好结果是，在减少开销的同时提高疗效，因此会通过赞助医学研究来寻找如何在确保疗效的前提下减少医疗支出，或是通过改善患者的预后使他们继续为社会创造更多的价值。荷兰的患者不能直接前往综合医院寻求专科治疗，看病主要靠分级转诊制度，因此没有专家号，也就不会出现"号贩子"。从家庭医生转诊到综合医院预约时间多为两三周，没有医生处方休想买到抗生素。荷兰的家庭医生制度，筛掉了很多不需要来大医院的患者，使得大医院的急诊医生能够集中精力救治重病。

在荷兰看急诊，就像买菜吃饭一样轻松平和，其中的一个重要原因就是信任。医学毕竟是一门专门的学科，很多时候，病情的急缓与大众想象的很不一样，并不是患者和家属能够判断的。急诊室里最有可能出现的危重患者，一般不是那些进门之后大呼小叫的患者，而是那些一言不发、蜷在角落里的患者。那些真正重病在身的人，大多不会有力气插队、叫喊。作为专业人员，医生不能因为他人着急而影响自己的判断，秉承专业的判断并予以施救才是制胜良策。在荷兰，抽血化验时护士不用酒精消毒皮肤，因为已证明是否消毒对血液检查结果并无很大影响。荷兰的医疗服务总体上很好，他们是依靠相对完善的医疗制度来实现的，这样才能合理分配优质的医疗资源，并通过价格杠杆来避免资源浪费，但其开销较高、效率较低，俗称"看病难，看病贵"。作者认为，中国或许并不适合推行家庭医生制度，主要是因为建立该制度需要太多的医疗资源投入，而且效率不高。如果能将大量小病、慢性病的诊疗分配到家庭医生或社区医院的话，更有利于医疗资源的合理分配和应用。此外，我们羡慕的荷兰免费医疗的代价未必是中国患者能够接受的，而我们的医疗有一个被很多人忽视的明显优势，那就是高效。

驾鹤西去的合法之举

作者指出，医疗本身就是一个关系到国计民生的大话题，它所涉及的领域众多，更关系到每一个国民的生活甚至生命。医疗行为的差异来自文化的不同，但很难区分孰优孰劣。政策的制定与实施，不仅在于政策本身的好坏，更要注意如何将其付诸实践。我们不能脱离一个社会的历史、文化、法律、财力等因素来单纯讨论医疗问题。荷兰现行的医疗常规，实际上是建立在整个荷兰人特有的生死观以及对待患者与家属意见的权重等多种社会价值取向上的。荷兰人看病要签知情同意书，源于部分患者会因为宗教等原因拒绝输血或截肢、切除器官等治疗，而且生存并不是所有患者追求的终极目标。为防患于未然，医生一定要在患者清醒的时候了解其本人的治疗意愿，故在入院时，需要患者签一份知情同意书，主要针对的是如果发生意外，是否进行有创抢救或接受心肺复苏，是否愿意进入重症监护病房等。

在荷兰,患者的知情权以及对治疗手段的参与度要比其家属重要得多。荷兰医生是极端"纯粹"的，他们把患者的身体交给他自己来决定，只要患者明确表达意愿，医生甚至可以不参考患者家属的意见。荷兰等国家明确规定，如果在医学层面上出现不可挽回的局面，即便患者要求坚持治疗，医生也可以终止抢救。安乐死在很多国家饱受争议，但在荷兰确实合理合法。尽管其他国家难免置喙，但荷兰这个敢于大胆尝试、把探索精神发挥到极致的国家依旧特立独行。安乐死在荷兰被定义为：在患者明确要求的前提下，有明确目的地通过药物注射结束其生命。荷兰民众对安乐死的态度，由一开始的极力反对，慢慢变成了理解，直到最后逐渐变成了支持。正是实践与争论,进一步促使乃至迫使相应法律的诞生、完善与规范。20 世纪 90 年代，超过 90% 的荷兰民众支持安乐死。但每年选择安乐死的人数仅占死亡人数的 2%，其中主要是晚期癌症患者，癌症患者中约 5.1% 通过安乐死结束生命。

十年磨剑的匠人精神

作者指出，美国人大多喜欢新药、新器材，欧洲人却擅长改善手术方式以提高疗效。一个讲究开拓创新，另一个则追求精益求精。荷兰医生认为医疗的目的，很多时候是让患者做回正常人，因此不仅关注如何治好病，而且在探索如何提高患者治疗后的生存质量。医生治病需要证据，因为有了证据，才能够了解很多无法依靠经验获取的事实真相，才能为患者提供最有科学依据的医疗服务。很多在我们看来天然正确的结论，甚至很难经得起推敲。我们很多人经常犯的错误，就是凭自己的态度而非科学数据来做决定。没有证据时，留给医生的就只剩下经验，可是经验往往是靠不住的，很多时候经验并不能让我们看到事实真相。临床研究的目的，就是在今后能明确回答今天还不能回答的问题。欧洲大师真正让人佩服的，并不是他们的手术做得有多快和多好，而是他们身上的匠人精神。他们有一个共同的标准：要做到的是把手术做好，把原发病治好，确保患者不会因为手术而受到二次伤害，避免因为手术并发症降低了其生活质量，甚至导致其丢了性命。作者认为，医学的匠人精神是可以评价好坏的，评判的标准很简单，就是医学证据。他们的匠心不仅是细心，而且似乎更擅长十年磨一剑地持之以恒。欧洲科学的传承使得导师给了年轻人极大的自由和信任，让他们在符合科学研究规律的前提下，从事自己感兴趣的原创性研究。

多才多艺的科普达人

作为一名年轻的外科医生，吴舟桥多年来不仅潜心医术、精进科研，而且多才多艺，他还是科学松鼠会成员，医学科普乐队"青光眼乐队"鼓手。作为科普达人，他尤其在医疗科普方面贡献良多，他一贯主张医疗的目的不仅是手术成功，更是为了能让患者回归正常生活；治病仅能帮助少数患者，科普却能让更多人获益。正是急救知识的普及，使得更多荷兰人的生命得到挽救。作者坦言：很多时候，想要改变的第一步是让别人听到自己的声音。人生在多数情况下并不是用来享乐的，更多时候我们需要有一颗敢于面对困难的心，更重要的是，我们需要切实体验这样的痛苦。踏入医学院校时，每个人都带着梦想而来；但在手术台上，叱咤风云、救死扶伤的梦想总是很容易被现实击败。在苦涩的旅途中，只有坚持与热爱，才能最终实现自己的梦想。他希望用自己的文字帮助患者走出医疗误区、少走弯路，引发社会上更多人对共建良性就医环境甚至是医疗大环境而做出各自的努力。他的科普文章多针对普罗大众日常健康生活的误区，不仅科学性好，而且可读性强，读来亲切易懂，网络阅读量逾百万次，多篇文章被《中国科普统计》等书籍收录。

作者坦言：相信医生并不等于迷信医生。医疗资源永远都是稀缺的，事实上，很多医生的水平也的确参差不齐。建议患者就诊时，不要盲目地把一切都交给医生，自己也应该多了解一些相关信息，做出最适合自己的医疗决策。时至今日，我们的医疗服务还有哪些有待改善之处？如何构建更加和谐的医患关系？无论是医生、患者还是普通人，都能在该书中找到自己需要的答案。正如北京大学肿瘤医院院长季加孚的评价："这是一本难得一见的医疗科普书，其中并没有深奥的医学知识，而是以青年医生的视角和轻松幽默的语言讲述了不同文化背景下的医疗制度的点滴现状，也就老百姓真正关心的一些医疗问题给出很有人文关怀的解决思路。"作为一名医者，吴舟桥坦言：很多恐惧都源于无知，希望这本医疗科普小书能让"医路"同行的你我，走得更踏实，更平稳，在这条荆棘密布之路上砥砺前行。

生命之谜

阅读科学的前世今生　终身学习的成功之道
——《脑与阅读》

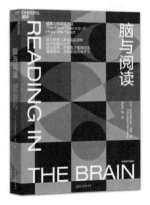

在这个信息快速运转的时代，人们迟早都会迎来无法预测的变化，因此，终身学习已经成为时代的要求。而个人如果想要卓尔不群，终其一生注定要与阅读形影不离。阅读和脑的关系究竟如何，法国作者斯坦尼斯拉斯·迪昂在其新书《脑与阅读》中为我们答疑解惑，为读者带来了一场阅读、教育和终身学习的知识盛宴。这是一部具有启示意义的作品，作为脑科学研究的不世之才，作者借助现有的科学认知，为读者展现了人脑神奇的阅读能力，宛如拆解钟表的精密结构一样，揭示了阅读在脑中的认知齿轮，深入浅出地解释了人类阅读的生理机制。通过考察儿童是如何习得阅读之技，为读者明示了科学有效的阅读方法，对目前教育实践中错误的阅读方法进行了抨击，并就如何进行有效的阅读给出了科学的答案。该书讨论了拼写的隐藏逻辑、文字的发现、文化的诞生等话题，试图探究"为什么只有人类能创造出如此精细而复杂的文化"这个饶有兴趣的问题，用科学研究的成果论证了阅读的价值，揭示了阅读对大脑的塑造之谜，为读者开启了阅读认知的新篇章。笔者认为，该书是一部集科学敏锐性和文化素养于一体的杰作，让读者从源头了解大脑阅读的机制，并给出了极具指导性的阅读建议。同时，作者也是一位优秀的作家，以引人入胜的方式揭示了认知、文化和神经科学的关系，令人读起来轻松愉悦，充满了科学的精确性和科普的趣味性。若想深入了解阅读、真正实践终身学习者，不妨阅读该书，从中不仅能享受阅读带来的改变，而且必将丰富自己的人生。

神经科学的旷世奇才

迪昂为法国著名教育神经科学家，法国科学院院士，美国科学院外籍院士，欧洲脑科学研究领域学科领头人，是享誉世界的认知神经科学家之一。虽然他本科主修数学专业，但对神经科学情有独钟，研精覃思并深得名师真传。长期以来，迪昂一直从事阅读、数学认知加工以及意识等人类极为复杂的高级认知活动研究，所获成果颇丰，已在《自然》《科学》等国际名刊上发表研究论文 300 余篇。2014 年，迪昂荣获有神经科学界诺贝尔奖之称的"大脑奖"，这一实至名归的大奖，彰显了他在神经科学领域过人的天赋、精深的造诣和深远的影响。该书是作者对人脑阅读能力的形成、发展和教育进行的深入思考与总结，法文版荣膺"法国最佳科学书籍"的称号。作者通过自己丰富的研究成果，对神经科学的全面理解，以及贯穿每一章的独特常识和智慧的结合，揭示了大脑与阅读的关键性理论知识。迪昂从史前符号追溯至文字产生，通过大量实证研究，提出了关于人类阅读能力的新理论，有力地驳斥了大脑具有无限学习能力的传统观点。迪昂发现，文字的演化与人脑结构的发展密切相关，两者相辅相成。在文字系统发展的每个阶段，不同的文字系统都拥有一部分共同的文字特征，这些共同的特征与人脑中神经回路的功能具有一致性。由此可见，人类的文字识别能力的形成具有跨文化的普遍性。迪昂在阅读方面取得的丰硕研究成果，对教育领域同样有重要的参考价值。作者坦言，从认知阅读与脑的关系，深度探索人类阅读的起源和进化之路，可以帮助我们找到更适合自己的方式，将有助于读者发现阅读的方法、价值与乐趣。只有深刻理解大脑与阅读的关系，才能真正读好一本书，实现终身学习。

人类阅读的奥秘探究

阅读是人类获取新信息的重要方式之一，人生的学习与深度思考都离不开它。该书是一本论述严谨、偏学术性的科普畅销书，讨论的主题是人的大脑与阅读，旨在帮助学习者、教育者发现阅读的奥秘，从而获得更好的阅读和教学技巧。该书的主要内容包括：人类如何进行阅读，发现脑中存在"文字盒子"，猴子是否会阅读，文字的发明，人类如何学习阅读，导致千奇百怪阅读障碍的大脑基础，阅读与对称性的研究成果，神经元再利用与文化的诞生等，并为我们展望了阅读的未来之路。作者在探讨阅读的脑机制时指出，大脑结构的一个核心特征就是其"多条平行通路"的组织形式。人类掌握阅读技巧是借用了本来用于视觉和语言的某些神经回路，即大脑能把视觉和语言的部分神经回路改造用于阅读。解码书面文字所激活的脑区四海皆同，无论是学习阅读中文还是法文，都是在由基因限定的神经回路中所进行。所以，那些一目十行的人并非天才，而是经过了大量的训练后，在大脑中对字、词、句的分解和重组已经可以炉火纯青地自动完成。迪昂通过不懈的探索和翔实的科学实验，以令人信服的数据为读者展示了低技术实验和高科技脑成像研究的成功之道，驳斥了脑可以无限适应文化这种过于简单的观点，从而揭开阅读的神秘面纱。在该书中，读者可以看到自己是如何用眼睛和大脑阅读的，阅读的能力怎样诞生，又是怎样再去改变和塑造大脑。作者以科学的实证和翔实的数据破解了很多教育上的神话，无情地揭穿了那些鼓吹快速阅读、短期提高成绩以从中渔利的功利性阅读技巧的不实之词。这是一部探知人类自身奥秘的愉悦之书，迪昂避免了枯燥乏味的过度简化描述，用唯美的文笔、文学的表达方式讲述了人类阅读的前世今生。

阅读理论的推陈出新

迪昂领衔的科研团队多年来不懈努力，始终勇于大胆挑战脑科学研究的终极问题。作者坦言，意识的诞生为文化的自然起源奠定了可能性，而阅读和书写则是推动这种可能性实现的通用技能，探寻文化现象的神经生物学乃至遗传密码是人类前赴后继的伟大努力之一。迪昂以科学家特有的严谨剖析了阅读的神奇魔法，揭示出大脑所造就的奥秘，不仅有助于我们了解人类阅读科学的前世今生和筚路蓝缕的探究之路，而且勇立潮头，位居阅读和学习研究的前端，为读者阐明了阅读的本质。作者认为，人类天生具有习得语言的能力，能够在自然的环境中掌握语言，形成与人沟通的能力。而阅读能力的形成则需要经过后天的教育，良好的阅读教育能够使人拥有这种跨越时空、获得他人智慧的技能。迪昂提出了"大脑并非具有无限学习能力"这一颠覆传统认知的新理论，否认了人脑可以无限适应环境、吸收文化的观点，认为人脑的结构会受到遗传的限制，同时神经回路又具有一定可塑性，因此我们更需要挖掘符合我们大脑规律的阅读和学习方法。他在该书中探讨了阅读这项人类创举的各个方面，对人类如何演化出阅读能力、阅读能否改造大脑等问题做了令人信服的解答。他运用大量的实证研究证据，雄辩地提出并论证了他的阅读是"神经元再利用"的假说。这是一种新的神经-文化相互作用的假说，是对历史上英国经验主义者提出的"白板说"的批判。作者指出，教育是离不开脑科学的，因为在一定程度上，学习的本质是大脑的改变过程，即脑的可塑性。在推动教育科学与脑科学的融合上，迪昂厥功至伟。从这一角度来看，该书是一本深度解读当代阅读教学之争的作品，弥补了大多数阅读方法类书籍所缺失的原理部分，弥合了现存的教育方案与全新的神经科学研究发现之间的巨大鸿沟。

温故知新的美好明天

在人类漫长的演化历史中，文字只存在 4000 多年，拼音文字仅有 3800

多年。从进化的角度来看,人类的基因并没有出于适应阅读的目的而进化,而是再利用了一部分回路来负责这种新的文化活动。人类之所以能够在这么短的时间里逐步形成识别符号和单词的能力,是再利用了脑中用于其他功能的区域,将其转而运用于阅读。其中非常重要的是人类的视觉区域,该区域会持续地受到后天环境的影响,正是其可塑性使阅读文字成为可能。因此,人脑是一种能够局部转变用途的精巧装置,人类是唯一能够进行阅读等精细复杂的文化行为的物种,这是一项非凡的创举,也是任何其他灵长类动物都无法与我们相比的。

时至今日,大脑是人类在宇宙中发现的最复杂的结构,是除宇宙之外人类最大的未解之谜,宛若研究领域最耀眼的一项王冠,而王冠之上那颗璀璨的明珠,则要属于意识研究。作者认为,阅读是促进人类社会发展、提高人类智慧、增强国家竞争力的重要途径。它如此深不可测,令人着迷并充满挑战性,吸引着全世界所有科学与脑研究领域巨擘的目光,并激励他们为探索人类意识之谜进行着锲而不舍的努力。迪昂坦言,在许多文化瑰宝中,阅读都是目前为止最精妙的文化珍品,它代表着另一种传承系统。把这种文化继续传承下去,我们责无旁贷!

掩卷遐思,该书是不可多得的语言学习指导手册,对阅读的解读,有助于读者了解语言习得的阶段和规律,拓宽阅读视野,更新固有认知,从而对语言学习做出更科学合理的规划和调整。

令人惊叹的经典名作　基因本质的科学阐述

——《自私的基因》

《自私的基因》为英国皇家科学院院士、牛津大学教授理查德·道金斯创作的科普读物。该书初版于 1976 年，笔者读到的是该书出版 40 周年的增订版。该书是 20 世纪百大经典名著之一，是一部不仅在基因领域，更在社会科学领域具有颠覆性、革命性的经典作品。我们从哪里来，又将到哪里去？生命有何意义？人类该如何认识自己？作者以充满想象力的真知灼见阐述了这些重要命题。他指出，人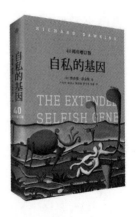类生而自私，任何生物都只是求生的机器。自私的基因不仅遍布种群，而且跨越代际。物种可以被创新性地定义为：相互兼容的基因所组成的合作联合体的栖息地。通过复制、变异和淘汰这简单的三种机制，可以演变出世界上千变万化的生命现象。在该书中，作者凭借娴熟的科普写作技巧，把根据自然选择的社会学说的重要部分，用简明通俗的形式、妙趣横生的语言介绍给普罗大众，将严谨乏味的学术研究成果演绎成令人着迷的神话故事。作者希望我们不妨把该书当作科幻小说来读，其构思行文着意于引人深思，唤起遐想。然而该书绝非杜撰之作，它不是幻想，而是科学。该书出版后好评如潮，全球销量超过 100 万册，并被翻译成 20 多种文字出版。

令人惊叹的经典名作

作为久负盛名的演化理论学家，道金斯批判性地继承和发展了达尔文理论。借助对动物行为的研究，以达尔文的自然进化论为出发点，通过对生命的起源、遗传机制的论证，确认基因同为遗传和自然选择的基本单位。他公开声明自己无神论者的立场，并通过其著作论证自己的进化论和无神论的思想，该书无疑是其中的扛鼎之作。在该书中，道金斯将社会学说中的主要论题逐一做了详细介绍，如利他和利己行为的概念、遗传学上自私的定义、相互利他主义、欺骗行为等。同时，他以生物学研究上的进展及自己的理解为基础，将生物进化的单元或层次确定于基因，并通过对伦理学语言的运用，说明基因的基本特性就是"自私"。比如，动物照料它的后代，从生物个体的角度来看，或许是利他行为，但正是因为基因控制着这种行为，它才能通过照料后代的利他行为完成自身的复制，从而使其自身得以生存。显然，所有在生物个体角度看来明显是利他行为的例子，均是基因自私的结果。作者坦言：基因唯一感兴趣的就是不断重复地拷贝自身，以便在进化过程中争取最大限度地生存和扩张。由于基因掌握着生物的"遗传密码"，所以一切生命的繁殖演化和进化的关键最终都归结于基因的"自私"。作者指出，事实比想象更离奇，这句老话确切地表达了自己对客观事实的印象。我们都是生存机器，作为运载工具的机器人，其程序是盲目编制的，为的是永久保存所谓基因这种禀性自私的因子。虽然他对其中的道理已领略多年，但这一事实直到今天仍令作者惊叹不已，并始终难以置信。

基因本质的科学阐述

作者指出，无论生活在世界何处，我们所有人不仅是彼此的远房亲戚，而且还有几百种连接亲缘关系的路径。以基因的视角来看待生命，是该书的中心主题。作者所阐明的不仅是利他和自私的进化，还有更为久远而深刻的过去。他认为，生物的个体和群体只是基因的临时承载体，只有基因才是永恒的，而且基因本质是自私的，它们控制了生物的各种活动和行为，目的就是为了使基因本身能更多、更快地复制。只要能达到其目的，基因可以不择手段。不同的基因组合在一起，是基因之间的一种互相利用，目的也是为了更好地复制。不同的生物运载着不同的基因组合，好的组合使所包含的基因都能成功地扩增，其生物体就能兴旺繁衍；而不好的组合会导致所包含基因的扩增难以成功，其生物体必将逐步衰亡。这就从基因的自私性上说明了生物的兴衰史，亦即生物的进化。作者坦言：在千奇百怪的迷人世界中，生物间出现的利他行为，其出发点也是为了自己的利益，即帮助别人是为了别人能帮助我。该书中这方面的例子不胜枚举：海洋里有若干种小鱼虾，靠为大鱼做清洁工作来谋生。大鱼张开嘴巴，让小鱼游进游出为它剔牙、清理鱼鳃，小鱼借此而美餐一顿。这种互助的初衷并非出自利他的美德，而是源于自私的本性。那些永远张口就吃掉小鱼的大鱼，最后也许就死于寄生虫感染；而那些不做清洗工作、趁机咬大鱼一口就溜的小鱼，也许更有可能被惹急的大鱼吃掉。经历无数次的博弈，双方都领悟出只有互助的个体才能得以不断繁衍下去，即凭借自私的本性，同样可以演化出利他的行为。作者希望该书能成为一本引人入胜、扣人心弦的读物，使其内容无愧于题材。他一向认为生物学犹如神话故事那样迷人，因为事实上，生物学的内容就是神话故事。

生物行为的追根溯源

"自私的基因"这一观点同样能解释很多生物的行为，竞争性、争斗性的行为当然可以追溯到基因的自私性，就连"利己主义"与"利他行为"也是自私的基因在作祟。在两种可供选择的策略中，哪一种能使更多的基因生存和复制，生物就会毫不犹豫地选择它。在"计划生育""代际之战"

"两性战争"等章节，作者阐述了即使在人们认为最亲近的父母与子女、兄弟姐妹、夫妻之间，基因也同样自私。雌雄之间的联盟也是利益博弈的结果：雌雄的结合好比是合作投资一家公司，赢利就是子女。对哺乳动物而言，雌性的投资额更大，这就决定了雄性更具乱交倾向，而雌性在挑选配偶时则更为谨慎与挑剔。在家庭这一利益共同体中，由于雌性的投资更多，因而母亲也就更在乎子女。在人类生活中，母爱也常常比父爱来得更为深情。但鱼类却是例外，很多鱼类是由雄性承担抚育角色的。这一看似反常的行为依然符合基因的自私本性。因为鱼类生活在水中，其交配模式是体外受精，亦即雌雄个体直接把生殖细胞排到水里。如果雄性先排出精子而雌性未能及时排出卵子，精子就浪费了，因为精子体轻、容易散失；相反，若雌性先排出卵子，卵子因体重而不易散失，足可等待雄性随后的排精。就是这数秒之差，足以让雌性在排卵之后迅速逃之夭夭，留下雄性不得不承担抚育后代的任务。从群居昆虫得到的理论和大量数据表明，亲代没有主宰其子代的固有趋势，反之亦然。而且亲代投资和雌性选择的概念，为观察性别差异奠定了客观和公正的基础。不仅如此，作者更是为我们提供了一种新的世界观，并以令人钦佩的清晰文体向读者展示了其独创的工作。道金斯将进化论从基因层面升华到文化层面，创造了"觅母"（即文化基因）这一新型的复制因子名词，特指人类社会发展中的文化进化，并提出世界上只有人类能够反抗自私的复制因子的暴政。正是基于他在生物学方面的深厚造诣，加上科普写作上的高超技巧，能令读者从心旷神怡的阅读中领略生物学文献中的丰富多彩和引人入胜之处。

误读基因的巨大迷思

作者坦言，基因非随机性的分化生殖就是自然选择，自然选择造就了我们，因此要想了解我们自身的特性，就必须理解自然选择。虽然黑猩猩和人类的进化史约有99.5%相同，但许多思想家仍把黑猩猩视为畸形异状、与人类毫不相干的怪物。对进化论者而言，认为某一物种比另一物种高尚是无稽之谈。不论是黑猩猩与人类，还是蜥蜴与真菌，都是经过长达约30亿年的自然选择过程进化而来。该书从基因的角度更深层地诠释了达尔文的进化论，但也引起了一些争议。读完道金斯讲述的基因故事，人类应该感到绝望。生存是偶然的，也是荒谬的，生命的意义可以说微不足道。在人性的世界里如此崇高和辉煌的舍生取义、视死如归，在所谓的客观世界里完全不合情理。近代科学制造的这种人与世界的分裂，在今天由于更加精致化、合理化，而显得更难弥合。阅读该书之后，他的学生觉得人生空虚渺茫而失去生活的勇气，使善良人们的内心世界遭到一次毁灭性的轰炸。出于科学家义不容辞的责任担当，道金斯在修订版的新书中坦言：基因尽管是自私的，却也需要合作，它们只是经过选择而能相互合作的"自私的合作者"。同时，他不遗余力地将据以论证的逻辑推理交代清楚，从而有助于读者运用这种逻辑推理再向多方面拓展论据。

掩卷遐思，笔者完全赞同科幻作家刘慈欣对该书的评价：本书最大的特点就是冷，比冷静更冷的冷，不动声色地揭示了生命的本质。尽管这种结论不一定正确，却告诉了我们存在一种可能：生命和人生以及世界与文明的最终目的，可能是我们根本想不到的东西。

人类演化的来龙去脉　科学严谨的基因地图
——《人类基因的历史地图》

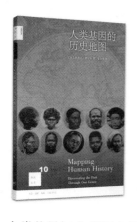

　　《人类基因的历史地图》是美国作者史蒂夫·奥尔森所著的一本关于人类演化的图书，它讲述的是与我们的日常生活如影随形的历史。奥尔森曾主笔美国国家科学院多项关于利用 DNA 比对以及追踪不同物种演化关系的研究计划，作为一位有着 20 余年科学记者经历的作家，他还经常为《科学》等杂志撰稿。作者通过探索五大洲广袤区域的基因故事，以及人种高度融合的夏威夷，不仅追踪了现代人类从最初出现至今的历史，而且探究了语言的起源和分化，告诉读者人类是如何演变成今天我们看到的不同种族和民族的。该书主要介绍了遗传基因专家通过解读我们的 DNA 记录时，所发现的一个改变我们认知的波澜壮阔的故事：所有人类都彼此相连；无论是强盛的汉人、在各地殖民的欧洲人、散布全球的犹太人，归根结底都属于同一家庭的成员；都是约 15 万年前生活在东非的一名妇女的后裔。不仅如此，DNA 研究已经能够追踪现代人类走出非洲后浪迹天涯的足迹。该书中的新思想与新观念层出不穷，尤其是作者认为从基因里居然可以读出历史，不仅颠覆了我们以往的认知，而且使读者"脑洞"大开，确实是一本值得一读的科普佳作。

人类演化的来龙去脉

该书是一本关于人类演化历史的书，全书分为非洲、中东、亚洲与澳洲、欧洲、美洲及世界6个部分，主要介绍了人类的非洲起源，现代人的分化，非洲人的出走与现代人在基因上的统一；中东的现代人和尼安德特人，农业、文明及族裔的出现，犹太人遗传史；到亚洲及以外地区的大迁移，指出语言与基因本是同根生；欧洲人到底是何许人，移民与欧洲的前途；定居美洲，美洲原住民和人类基因组多样性计划；种族的结束——夏威夷和人种的混杂。遗传学家认为，我们那久远且没有文字记载的历史无法考证，但人类的 DNA 就像是一本分子羊皮书，默默记录着祖先融合和迁徙的历史。遗传学家们经过海量的 DNA 合作跟踪，沿着世界各大族群的 DNA 脉络回溯，最终在非洲某一古老族群里找到最原始的 DNA 活体，从而破解了 DNA 密码，证明智人起源于非洲。

约 15 万年前，我们的祖先在非洲出现时都长得差不多。约 10 万年前，现代人首次离开非洲移居中东，并在那里遭遇了尼安德特人。据说尼安德特人很聪明，他们的大脑平均都比现在生存的人大，但他们似乎只利用自己的聪明才智小富即安，未发展出赖以传达惊奇感觉、适应和创造的语言，导致了他们后来的灭绝。约 3000 年前，现存非洲最古老的人种布什人被赶到比较贫瘠的非洲南部。16 世纪到 1870 年，约有 1000 万非洲奴隶被运往新世界。约 1.2 万年前，原来在地中海东岸海滨从事狩猎和开采的现代人开始改变其生活方式，他们的定居导致了农业文明的开始。大约在 2 万年到 1.6 万年前冰河期达到顶峰的时候，现代人舍弃欧洲，撤到比利牛斯山等地。作者指出，其实在哥伦布前很久就有人发现了美洲新大陆。

科学严谨的基因地图

该书从基因科学的角度阐述人类的起源和繁衍，与我们传统的民族观、历史观大相径庭。中国人认为自己的祖先原本是一群蹲在周口店树上的北京猿人，印第安人认为自己是从美洲的泥土中长出，欧洲人认为他们的祖先战胜了尼安德特人，从而赢得了高级欧洲现代人的进化胜利。各大洲的人都认为自己是本土的原创，这就是从前自然课本中老师教给我们的常识。然而，最近的科学研究发现彻底否定了人类多源说。由于线粒体是靠母亲传下来的，于是所有人体内线粒体的 DNA 排序其实都来自同一个女人。全球遗传学家经过数十年的共同努力，最终证实现在地球上可以找到的所有人类均同祖同宗，这一祖先都是 15 万年前那对非洲的亚当夏娃。追根溯源，76 亿地球人都拥有同一个非洲妈妈的血脉，我们都是同父同母的血亲。人人都有血缘关系，但人人都不同，这就是人类。

不可否认，同源学说显得曲折而悲壮。在 400 万年进化角逐的优胜劣汰里，真正进化成现代智人的，只有 20 万年前非洲那勇于探索的一群，而且在之后的数万年里，渐渐走出非洲，奔向全世界。曾几何时，我们武断地认为，一个族群的侵略性、宗教性和发明能力不可能是后天学习的结果，一定与遗传基因有关。但遗传学的研究告诉我们事实并非如此。不同族群之间的关系亲密无间，他们只是在最表面的地方略有差别，其文化差异并不来自我们的生物属性，而与个人累积的经验有关。各洲不同人所出现的外貌差异，只是在那几万年的迁徙里，为适应环境自然而然地褪掉了进化的胎毛，然后皮肤变白、变黄，鼻骨变高、变低，再辅以基因变异，头发变金色，瞳孔变得五颜六色。推崇同源说的遗传学家认为，与各科之间的动物相比，各洲的人与人之间的外貌差别几乎可以忽略不计。从遗传学上来看，犹太人是世界上最让人着迷的民族，但基因研究显示，他们在生物学上并无异于他人之处，从而证实了作者的结论：人类 DNA 形成的遗传物质是大家平均分沾的，只有文化可以界定不同的人。

语言与基因同根同源

通过解读我们的 DNA 记录，科学家们也发现了过去事实上发生过的事情和传说之间的巨大鸿沟。现有研究表明，人类的 DNA 是一个无限大的数据库，所蕴藏的内容不仅仅包含生物医学信息，还包括历史信息。人类的演进并非是一个直接从低等到高等的过程，而是充满死胡同，不乏迂回曲折，也会有峰回路转之际。它是一个筛选和淘汰的产物，将导致弱者绝种。作者坦言：其实人类能够走到今天，最应该感谢的是语言与符号的运用，语言不仅披露已经存在的意识，事实上还创造意识。有了语言之后，人类的故事才真正开始。语言能让我们的大脑拥有抽象思维，并且更有助于智慧的传承。人类最重要的特点是工具的制造和使用，这似乎离不开语言。我们所有人都彼此相连的事实，给了我们一个崭新的视角去看待周遭的世界。人与人之间密切相连，你中有我、我中有你，既然都是同根同源，更应该彻底抛弃那些偏见、傲慢、自卑以及被束缚的情感，坦然面对，相互温柔以待。作者认为，人的极致就是知识，但他并不知道这究竟是祸还是福。他坦言："人类基因组计划"完全是劳民伤财，它的目标是决定一对人体染色体中 30 亿个核苷酸的排序，这表示要排定 98%毫无作用的基因组和另外 2%有作用基因组的顺序，而且其排序的用处并不清楚。作者凭借自己深厚的学术造诣在书中旁征博引、博古论今，通过大量的实例深入浅出地诠释了自己的观点：DNA 内含的故事并非充满危险，而必将前途无量。

基因作用的审慎思考

作者指出，人类不是逃避知识的物种，千百年来，人类不断寻求做事和安排生活的新方法。基因研究是现代科学中最具争议的研究领域，有人认为它是现代的潘多拉盒子，打开它可能会增强我们的刻板成见，并使我们的潜力受限。作者坚信，基因研究将结束我们长期在黑暗中的摸索，使世界有机会得以摆脱苦难，放弃这一机会就与我们的自我认知背道而驰。借助基因研究，我们将征服自古以来危害人类的祸端，包括饥饿与疾病等。我们已知不同族群的基因有重叠的地方，使我们无法把人判然分类。我们也知道，人类的行为在不同的社会背景影响下有很大的可塑性。你认同某一民族，不是因为你的基因决定，更多的是因为文化上的认同。

我们应该审慎思索基因到底告诉我们什么：必须谨记人类群组的高度流动性，"种族"根本无法反映人类共同历史中的共相和不同；必须牢记群组之间的基因差异其实不大，影响皮肤和面貌的基因差异只涉及数百个核苷酸，但一个人体内 DNA 中却有百千亿计的核苷酸；必须更善于把遗传学放到适当的脉络中。不同的物种交配后无法繁殖成功的事实，告诉我们人类不可能通过多地区多源进化成功。不同物种即使强行交配，后代也没有生育能力，比如骡子。DNA 不同者的交配无效，哪怕只是一小节有差异都不行，大猩猩的 DNA 仅比人类多了一对，它就无法跨物种繁衍。有目共睹的事实是，只要是地球上的人都可以通婚，照样可以繁衍生息。为此，我们不仅应该为人类同源的科学发现感到欣慰，而且应该鄙视所有种族歧视的观念，因为我们拥有同一个世界，同一条 DNA。

该书记述的是一个关于人类自身的故事，它的起点在非洲的草原，终点将是我们对未来有了前所未有的掌控之日。笔者以为，这不仅是一本关于生物、遗传、基因的科普著作，更是关于剖析人类的种族观念、揭示人类如何能在动物界脱颖而出成为世界主宰的奥秘之书。

生命跃升的全面视角　进化奥秘的十大发明
——《生命的跃升：40 亿年演化史上的十大发明》

　　我是谁？我从哪里来？我要到哪里去？这是西方的一个著名哲学命题，也是无数人穷其一生探究的终极目标。有关生命的起源与发展，无疑是科学家们皓首穷经力图揭示的奥秘，已有的研究著作汗牛充栋，结论也莫衷一是。最近读完英国作者尼克·莱恩所著的《生命的跃升：40 亿年演化史上的十大发明》一书，不仅极大地丰富了自己在这方面的知识，也为自己在该领域见识的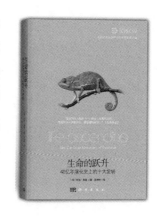贫乏而汗颜。作者以清晰而智慧的笔调，探究了进化论的十个伟大"发明"，并揭秘了其中的缘由。在整个生命演化的过程中，出现了很多非同一般的神来之笔，如 DNA、光合作用、视力和意识等。直到现在，我们才可以将生命不凡演化历史中的形形色色拼凑在一起，并以全面的视角欣赏到它所拥有的丰富细节。时至今日，向生命体学习怎样生存和发展的策略，会对我们颇具启发，阅读或许就是这样一个留给时间的过程。

　　该书围绕着生物学、地质学、化学和物理学等领域所取得的新研究进展来组织叙述，重现了地球上生命的历史，而且不乏精彩、出乎意料的细节，这些细节必定会吸引我们这些整天与生命打交道的医务工作者，以及对生命本身饶有兴趣的普罗大众。由于目前的技术手段无法完全重现生命真实的过程，所以书中免不了有推理和猜测的成分，但作者坦诚自己有推测和偏好的地方，有助于读者正确地加以认识。

娓娓道来的生命奥秘

作者指出，生命的诞生和演化是耗费海量时间、物质和能量的过程，由于人生苦短，生命无常，人们可能都忽略了这个世界上最具有成长性的过程和系统。该书介绍的是生命发展过程中的十大关键性进展，包括：生命的起源、DNA、光合作用、复杂的细胞、性、运动、视觉、热血、意识以及死亡。基于科学家的发现、推测与实验，已知生命起源于碱性热泉口，从而揭示出生命起源的奥秘。生命诞生有其偶然性和必然性。偶然性是：茫茫宇宙中，恰好地球满足了诞生生命、发展成人类的条件；必然性是：生命的起源从本质上看就是一个化学反应，满足了生命所需的化学条件，生命就能自发快速地诞生。我们曾经认为大千世界的植物与动物存在天壤之别，然而，对生命的 DNA 编码研究证实，我们都是来自于共同的祖先、有着亲缘关系的亲属；人与人之间 DNA 的相似度高达 99.9%。从 DNA 的角度看，人的生老病死，除了环境或人为意外的原因外，就是由人的基因决定，相同条件下的不同结局就是物竞天择、适者生存。科学家们孜孜不倦地追根溯源后发现，万物之源的阳光、光合作用和呼吸作用的完美平衡，是生命存在的理由。作者认为：性是地球上最大的彩票机构，书中引经据典并旁征博引地介绍了有性生殖的出现、存在的必要以及必须继续下去的理由。作者从力量和荣耀方面描述了运动在生物演化中不可或缺的作用。通过眼睛的演化和视觉的出现，证实演化比人聪明，不同级别的眼睛是朝着对其所有者最有利、最完美的形式不断演化的。在生命跃升的进程中，热血打破了能量壁垒和屏障。意识是人类心智的根基，分为基本意识和延伸意识，对其来龙去脉的探究仍在进行中。作者坦言：生命不朽的代价就是死亡，理性的思考就是用演化的角度来理解死亡。

生物演化的绝妙阐述

莱恩是一位并不怯于思考大问题并对其进行深入思考的作者，有着科学叙述的过人天赋。在他的生花妙笔之下，生命如何诞生、如何运作，人为何会死亡，意识如何演化等枯燥乏味的生命演化过程，被描绘成迷人、美妙且引人入胜的生命的跃升。作为科学家，他不但能从全局视角讲述整个领域的宏观发展，还能独辟蹊径地向读者展示自己非常有趣的观点，描述科学家是如何以堪与自然本身媲美的智慧理解演化，为当前科学界关于演化重大难题的思考提供了观点独特的认识。

该书富于原创性，是最令人信服的对生命起源的总结之一，也是对最新演化生物学发现的绝妙阐述。通过令人敬畏的描述，引导我们踏上包含了生物学中最深刻、最重要观点的激动人心之旅。谁会料到，眼睛原初的形态只是藻类用于调节光合作用的感光小点；谁又会想到，DNA 的基本成分会在热液喷口中自行形成。作者坦言：“地球”是个糟糕的名字，“海球”可能更为名副其实。相对于宇宙空间吞噬一切的黑暗，地球是一个梦幻的蓝绿色球体。在宇宙中看到的这颗星球的平静之美，掩藏了它满载冲突、创造与变化的真实历史。正是生命，把我们的星球从一块绕着年轻恒星公转的伤痕累累的炙热岩石，改造成这座太空中的活灯塔；也是生命，使我们的星球充满蓝色与绿色，因为微小的光合细菌净化的大气与海洋，使之充满氧气。人类智能和意识，所有这些我们视为至宝并在宇宙别处孜孜寻觅的东西，根本就不可能从细菌中产生，至少在地球上，它们是真核生物的专属，从简单细菌到复杂真核的转变，成为我们星球史上最重要的一次转变。人类最伟大的使命之一是知晓和理解我们身边与体内的生命世界，我们被造物的无尽谜题深深触动，人类这些宇宙中的分子集合体感知、思索、惊讶与好奇我们是怎样抵达此时此地的。

衰老本质的难以抗拒

通过介绍无数鲜为人知的生命奥秘，该书将读者带入生命跃升的探究过程。作者认为，自然选择其实是一股稳定力量，地球上所有的生命都是由一个共同祖先传下来的，而那个祖先体内的密码表已经固定。向死而生是生命的不朽代价，基于个体大小、代谢速率、天敌、疾病等多方面综合因素，每个物种都有一个统计学上最可能的生命期限。所谓老年衰退，是那些在我们本该死亡的时候依然在运转的基因所致，这些基因成百上千，全都因为发挥作用太晚而逃脱了自然选择的作用。而只有人类依据科技和医学的进步人为地延长了自己的寿命，从而掘开了基因的坟墓。作者坦言：衰老具有难以抗拒的本质，所有遗传因素对年龄相关疾病的贡献通常不到50%，几乎毫无例外，衰老本身就是最大的风险，人类独自面对着衰老之折磨，这是一种没有程序、不可言说、无止无尽的终结。与衰老相关的疾病依赖的是人体的生物学年龄，而不是外界的物理时间。如果能治愈衰老，我们就完全有可能治愈所有的老年病。然而如何治愈衰老？热量限制相当于把生命的时钟"重设"到"青年"阶段，在这一过程中，它还关闭了成百上千的炎性基因，让它们回到年轻的化学环境中，并帮助细胞抵挡程控死亡。二者联合作用，既抑制了癌症和退行性疾病，又延缓了衰老。

生命历程的科学诠释

该书介绍的是演化的最伟大"发明"，讲的是每一次变革如何改变生命世界，以及人类如何学会读懂这些历史。事实上，记述的就是我们走到今天的历程，从生命起源到自己的生死这条史诗之路沿途的各座丰碑。作者认为，我们永远无法知道地球上的生命到底是如何起源的。已有的知识表明：科学并非关于例外，而是关于规律，执掌我们行星生命涌现的规律也应该适用于全宇宙。他最希望在该书中展示的是，生命起源并不是人们有时喜欢说的伟大奥秘；相反，生命在我们星球的旋转中诞生，几乎是不可避免的。最初的生命是一块多孔的石头，产生出能量和复杂分子，一直到蛋白质和 DNA 形成。

作者坦言：演化并无远见，也不曾为未来谋划，不存在发明者，也没有智能设计。尽管如此，自然选择令所有特质面对最严酷的试验，只有最佳设计得以胜出。洞察这一切如何发生的图景，是科学家的共同目标。该书介绍的历史事件都是生命历史上具有开创性的重大事件，它有 4 条入选标准：第一，发明必须对生命世界以及对行星整体造成革命性的变化；第二，它必须直到今天仍然有着无可比拟的重要意义，最佳例子是性与死亡，我们将看到，演化已经一次又一次成功地将动物的寿命延长了一个数量级，抗衰老药不应只是传说；第三，每一个创新都是通过自然选择演化的直接结果，而不是譬如说文化变迁的后果；第四，这种发明必须在某种意义上是标志性的。除了这些正式的标准之外，每一个发明还得激发作者无穷的想象力。

掩卷遐思，死亡是必然存在的，要想维持一个生命，唯有保证生死之间的平衡。学会阅读遥远的过去，本身就是一种科学，一种有益于我们对生命的理解更为深刻的科学。

遗传科学的前世今生　攻坚克难的基因故事
——《基因传：众生之源》

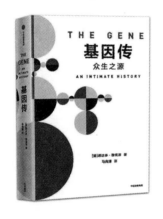

　　基因科学承载着人类改造自身的梦想，但也对道德、伦理、自我认知发起了巨大的挑战，而那些看似枯燥的科学探索路上，四处都是无畏的英雄，充满着荡气回肠的传奇。美国医生悉达多·穆克吉所著的《基因传：众生之源》，正是通过科学家们在探究基因奥秘过程中攻坚克难的故事，完整地讲述了基因理论的起源、发展和未来，翔实记述了基因科学发展的历史。该书以科学家们不断遇到的新问题为线索逐步深入，既深入浅出地梳理了基因理论的脉络，又真实记录了科学家们的合作与斗争、成功与失败，也讲述了基因理论被政治歪曲利用后导致的历史灾难和教训，以及基因技术与制度、文化等的冲撞和博弈。书中有精彩故事，有人性纠葛，也有历史进退，通过人类对认识自我的饥渴及科学进步给现实社会带来的思考，让该书充满理性的光辉。作者在远古的遐思、技术的进步与科学家个人命运的沉浮之间来回切换，向我们展示了一幅广袤幽深的历史长卷，通过感人至深的故事将抽象的科学概念娓娓道来，同时在秉承医学严谨的前提下以诗歌般的语言彰显了人性中的柔情、脆弱以及光芒，使深奥的医学概念不再晦涩难懂。笔者以为，该书所讲的故事，与每个人都息息相关。人类从来没有像今天这样无限接近生命的真相，当我们能够掌控和改造人类基因时，"人类"的概念也许将从根本上发生改变，后人类时代正在来临。正是作者深厚的学术造诣和妙笔生花的文学修养，使得该书读起来如侦探小说一样将疑问抽丝剥茧，让真相逐渐明晰，该书无疑是近年来不可多得的知古鉴今的科普佳作。

鲜为人知的遗传史料

穆克吉是美国肿瘤科医生、知名科普作家，他曾就读于牛津大学，并在斯坦福大学和哈佛大学取得医学博士学位，主攻癌症治疗和与血细胞有关的基因功能。2010年，他出版了《众病之王：癌症传》，并于次年荣获普利策文学奖。2016年，《基因传：众生之源》出版后，迅速高居亚马逊榜单，成为《纽约时报》《华盛顿邮报》畅销书。这本厚达600页的皇皇巨著分为六个部分，即遗传科学昙花一现：遗传物质重见天日；化零为整，化整为零：揭秘遗传机制；遗传学家的梦想：基因测序与克隆；人类是最适合的研究对象：人类遗传学；镜中奇遇：遗传一致性与"常态"；后基因组时代：遗传学的命运与未来。该书学术气息浓厚，无异于一本关于"基因"的百科全书。穆克吉带领读者领略了人类发现基因的艰辛历程，从毕达哥拉斯开始，人们就一直思考遗传之谜，直到近代，科学家们才终于找到了DNA的秘密。基因的发现提出和解决了一系列关于人类发展的重大课题，将深刻影响着人类的进化和个体的成败。

作者不仅回溯至相关领域学界认知的源头，还对每个提及的分支都有所交代，有起源，有传承，有发展，也有争议与包含告诫的建议，将科学知识讲述得非常有吸引力。阅读之中，读者能感受到什么是"站在巨人的肩膀上"，亦能感受到人类孜孜不倦拓展认知边界的尝试，以及在前沿领域勇于探索的冒险精神。作者对叙述的节奏把握得很好，平缓、凝重、富有温度。每章叙述的顺序大概是提出问题—研究过程—得出结论—引出新的问题。所有的人物事件脉络都很清晰，同时为冰冷的医学注入了深厚的人文关怀。在章节转换之间，以自己家族的命运进行短暂的镜头切换，不断唤醒我们对患者与家属的同情之心，从而能理解基因研究这条一波三折、砥砺前行的发展之路。回溯基因研究的发展史，其实就是了解人类追寻生命之谜的过程，这是人类破解大自然奥秘中惊心动魄的历史，也是对科学的礼赞。此外，作者搜集和处理信息的能力和广阔的视野令笔者叹服，该书不仅回顾了基因遗传生物等相关科学的发展历程，也辐射到了诸如《时间机器》等科幻小说的时代背景、俄国革命爆发的原因、第二次世界大战时德国种族优生黑暗时刻的不祥征兆等，就连村上春树、王尔德、莎士比亚的作品也成为他旁征博引的来源。

基因研究的前世今生

在该书中，作者以流畅的笔调、通俗易懂的语言，以叙事的手法讲述了基因概念的历史演绎，并借此追忆了自己家族变迁的世事沧桑，为我们讲述了基因这个科学史上最具挑战与危险的概念之起源、发展与未来。作者使用"危险"这个词来表述并非危言耸听。在整个 20 世纪，有三项颠覆性的科学概念和技术应用把人类社会引领到新的历史阶段："原子"的发现带来物理学的革命，"字节"的发现带来互联网的革命，"基因"的发现带来生物学的革命。基因既是遗传物质的基本单位，也是一切生物信息的基础，破解了基因的运行机制，也就掌握了生命的奥秘，人类的病理、行为、性格、疾病、种族、身份、命运也就有了更新的答案。该书尽管是科普书，但却有着令人动容的强烈悲情色彩：通过作者本人家族遗传病的悲剧，作者指出，越了解基因，就越能认识到宿命的悲剧，尤为重要的是，基因就是微观的宇宙。悲壮征途相似，后果同样难以预料，但征服疾病又是必需的，因为认识基因的过程也是认识自己的过程。既然细胞每天都在变异，那么似乎也就谈不上完美，可以预期人类寿命将会大幅度延长。

作者坦言，基因并不是决定所有的唯一因素，它只是一张决定操作顺序的菜谱，大多数人类特征都是复杂的基因与环境交互作用以及多基因效应的结果。导致人精神分裂的基因往往也是激发人创造力的基因，换言之，天才和疯子只有一线之隔。如今，基因测序、克隆等技术迅速发展，人类基因组计划也完成了全部人类基因的比对与测序，我们已经在学习如何改变有机体中由基因组决定的遗传特征，并发明出按照既定目标永久改变人类基因组的技术。与此同时，通过分析个体基因组来预测人们未来命运的能力也得到大幅度提升。一旦人类认识到个体基因组编码的命运本质，并且掌握了定向改变这些可能的技术，那么我们的未来将发生天翻地覆的变化。在笔者看来，作者讲述的故事并非遥远的梦想，因为人类征服基因的时代已经到来。当我们具备理解与操纵人类基因组的能力时，传统意义上的"人类"概念也许将发生改变。

遗传密码的破译之道

作者以宏大的视野和对人类问题的深切关怀，记述了 3000 年来人类对生命遗传迭代奥秘的探索，把基因的故事写得栩栩如生，引人入胜。该书并不是生硬的科普书，作者同时把政治、历史、人性、伦理、道德等议题融入其中，使其成为一部有厚度、有温度、充满真情实感的作品。该书中描述了 240 位科学家在探究基因奥秘过程中攻坚克难的故事：DNA 双螺旋结构的发现过程，令人惊心动魄；纳粹德国利用"优生学"理论，让集中营成为世人心中挥之不去的痛；科学家之间可能即使合作也有竞争；你以为你是女人，我以为我是男人，但基因说，我们可能都错了。遗传学研究告诉我们，不完美不仅是我们的天堂，还是人类赖以生存的尘世。遗传变异的程度以及它对人类病理改变的影响令人叹为观止。我们生活在日新月异的大千世界中，遗传多样性是人类与生俱来的属性，它并非隐藏在遥不可及的角落，而是与我们的生命息息相关。那些貌似同源的种群实际上千差万别，我们对于突变体早已司空见惯，因为人类就是由庞大的突变体组成的。

作者指出，尝试理解自然是科学的冲动，而企图操控自然则是技术的野心。从亚里士多德到达尔文，人类始终在不懈努力。直到 20 世纪 50 年代，科学家发现了基因，终于找到了破解生命奥秘的钥匙。性别、性取向、气质、性格、冲动、焦虑与选择，虽然它们是人类经验中最为神秘的领域，却在悄然之间被逐个赋予基因的概念。人们曾经相信行为取决于文化、选择与环境因素，或者把它们当作自我认同的特殊产物，可是现如今居然证明这一切都是基因作用的结果。如果把染色体比作一条"细绳"，那么基因就是穿在上面的串珠。人类的完美性与脆弱性均隐藏在 DNA 分子的编码中：只要我们学会操纵这种化学物质，那么我们就能改写自然、治愈疾病、改变命运并重塑未来。某些常见的人类疾病或许可以就此根除，而个人史与家族史将被永远改写。基因突变是历经岁月长河的精挑细选，但是人工突变在短短几年之内就得以完成。尽管基因编辑技术尚存在某些不足，但与其他任何基因改造方法相比，其仍然是最便捷、强大与高效的基因编辑工具。在生物学历史上，能够与之比肩的科学成果实在是凤毛麟角。如果能够将"人为遗传改变"引入人体，那么遗传改变的步伐可能会赶上文化变革的速度。

后基因组时代的宣言

作者指出，尽管读懂人类基因组并不需要理解寓言或隐喻，但是它同样也是弱点、欲望与野心的试验场，其实这些内容就是人性的写照。尽管编纂完整的行动纲领需要下一代人来实现，但是作者罗列出以下重温这段历史中的科学、哲学以及道德教训供读者参考：第一，基因是遗传信息的基本单位，它携带着构建、维护以及修复生物体的必备信息；第二，遗传密码具有通用性，人类基因完全没有特殊性可言；第三，虽然基因会影响形态、功能与命运，但这些影响通常并非以一对一的形式发挥作用；第四，基因变异会导致特征、形态与行为发生变化，但即便是男女这两种差异最大的人类变异体，也有 99.688% 的基因完全一致；第五，基因组只是反映人类想象力宽泛或狭隘程度的一面镜子，当我们宣布找到某种决定人类特征或功能的基因时，其实只是出自对这种特征的狭义定义；第六，通过绝对与抽象的概念来讨论"先天"或"后天"毫无意义；第七，常态是进化的对立面，每一代人都会发生变异与突变，这是人类生物学中无法摆脱的现实；第八，许多人类疾病都是由基因引起或受到了基因的强烈影响，其中就包括某些之前认为与饮食、暴露、环境以及概率有关的严重疾病；第九，每种遗传"疾病"都是生物体基因组与环境之间错配的结果；第十，在某些特殊情况下，由于遗传不亲和性问题极其严重，因此我们才能够合理使用遗传选择或定向遗传干预等非常手段；第十一，目前尚未见到基因或基因组对于化学与生物学操作产生遗传抗性的报道；第十二，截至目前，高外显率基因、极度痛苦与合理干预这三项限制条件依然制约着我们在人类中进行干预的尝试；第十三，历史通过基因组重演，基因组借助历史再现。或许这就是我们生而为人的部分原因。正如村上春树所言：究其根本，人类不过是携带基因的载体与表达功能的通路。基因是自然界万物生长的源泉，而我们就像是风驰电掣的赛马，在转瞬间前赴后继、薪火相传。基因的组成与世间的善恶无关，同时也不会受到人情冷暖的影响，我们只是这些遗传物质最终的表现形式。

初见曙光的征服之路

基因的发现和对其研究的进展揭开了生命的奥秘，将深刻影响人类社会的走向。长期以来，先哲一直把生命历程描述成某种特殊的网络，其中基因相当于构成网络的线程，它们将单个网页链接起来组成了互联网。由于基因对环境应答的要求非常苛刻，因此该网络系统势必精益求精，否则其后果将无法控制。与此同时，这种网络系统也为变幻莫测的机会留下了充足的空间。我们将这种交集称为"命运"，而把自身做出的应答称作"选择"。该书不仅翔实记述了基因研究发展的历史，更是人类在 21 世纪面向未来的宣言。作者指出，现在所处的时代注定是人类历史上的传奇时代：信息技术和人工智能让我们了解智能的本质，基因科学让我们认识生命的本质，而且这两个方向的发展很有可能在我们有生之年获得历史性突破。如今遗传学发生了巨大的变化：基因技术正在迅猛发展，基因测序、基因克隆、基因检测、基因诊断、基因编辑……这些技术可以为我们带来巨大好处，可以治愈疾病，预测未来，更新我们对性别、身份、选择的认知，基因还可以进入细菌细胞与病毒基因组，用以生产治疗疾病的药物。蛋白质有望成为药物世界中最具疗效与特异性的产品，重组 DNA 技术用于生产蛋白质的意义不仅是从单个基因到治疗方法的转变，更是从遗传领域到药物世界的飞跃。

人类遗传学的未来将由两大基本要素组成：首先是基因诊断，根据这种观点，基因可用于预测或明确疾病、身份、选择以及命运；其次是基因改造，也就是通过改造基因来实现梦想。作者预计到 2020 年，基因突变的排列组合将被用于预测人类表型、疾病与命运的变化。人类距离成为基因完美无缺的"转基因人"近在咫尺，并且在这些科学探索中，逐渐回答了人文社科最关心的终极问题：人是什么，人性是什么，人类发展的可能性是什么。但是，基因也涉及智力差异、种族歧视、伦理、道德。人类已经掌握了定向改造基因的技术，可以影响基因的功能，最终使身体状态、生理机能甚至人类本身发生改变，那么谁有权力支配它们并且确保人类的安全呢？谁将成为此类技术的主导者，而谁又会成为它的牺牲品？基因对于人类生存的影响比我们想象中的更为错综复杂与惊心动魄，基因和遗传是始终逃不脱政治和伦理的课题，也一直都充满了意料之中的艰辛和意料之外的矛盾。鉴于此，人类对自然奥秘的探索和对自身命运的改造将永无止境。

众病之王的历史演变　名副其实的癌症传记
——《众病之王：癌症传》

新千年伊始，国际抗癌联盟就将每年的 2 月 4 日确定为世界癌症日，旨在倡导用新的方法促进各组织间的合作，加快癌症研究、预防及治疗等领域的进展，为人类造福。最近阅读了美国作者悉达多·穆克吉所著《众病之王：癌症传》一书后感触颇深。这是一本史料翔实、极具科普性的医学人文佳作，作者是美国著名的医生、科学家和作家，哥伦比亚大学医学中心癌症医师和研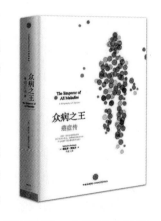究员。他毕业于斯坦福大学、牛津大学和哈佛大学医学院，主要致力于运用新型生物方法开发抗癌药物。他曾在《自然》《新英格兰医学杂志》《纽约时报》等报刊上发表过文章和评论。作者历时 6 年，凭借翔实的历史资料、专业文献、媒体报道、患者专访等众多信息撰写成此书。全书分为黑色体液，淤积不化；缺乏耐心的战争；如果我不能好转，你会拒绝收治我吗；预防就是治疗；正常自我的扭曲态；长期努力的硕果六个部分。这本超过 500 页的巨著不仅向读者诠释了癌症的起源与发展、人类防治癌症的博弈史，而且从医学、文化、社会、政治等视角透视出一种社会化关怀，通过生动有趣、引人入胜的写作手法使得鲜活的人物和历史事件跃然纸上。纵观全书，社会的进程与关键的历史事件不断与医学科研的轨迹相交，影响着每一位相关者以及癌症史本身的命运。作者以广阔的视野、深入的分析、独到的结论以及史诗般的语言，将癌症有机地编织到人类社会之中，而使得该书秀出班行。笔者以为，该书值得我们认真研读，在倡导提高医学人文素养的当下，或许会改变你对医学专业的认识和态度。

筚路蓝缕的博弈之路

在该书中，作者采用了编年体的体例，选取了人类在不同历史时期对癌症认识与治疗策略的代表性画面，连缀成一部史诗般的医学画卷，不仅包括早期的各种谬误，近期的种种遗憾，也坦承了科学进步与临床实践的距离，病因与治疗的分离。我们深知，科学体现了人类想要理解自然的渴望，而科技将这种渴望与控制自然的野心结合到一起。从本质上讲，医学是一门科技艺术，其核心是通过干预生命本身来实现改善人类生活的愿望。在人类与疾病抗争的漫长岁月中，不断学习新知识，扬弃旧策略，凭借技术的进步，一路上屡获佳绩，然而，癌症这一顽疾却从未归于臣服之列。与癌症的战争无疑是迄今让人类付出最大代价也最为惨烈者，而且最后的胜利依然遥遥无期。无论如何努力，有限的进步使人类与癌症的战争中呈现一种难解难分的胶着，癌症从未停止过进攻，人类始终被迫疲于应战。尽管如此，为生存而战的人类虽屡战屡败却永不言弃。

回溯人类与癌症搏斗的历史，公元前 400 年波斯皇后阿托莎就因患乳腺癌被切除乳房。1957 年，李敏求成功地用甲氨蝶呤治愈绒毛膜癌症患者，他作为第一位成功用化疗方法治愈恶性实体肿瘤者获得 1972 年的拉斯克临床医学研究奖。1902 年居里夫妇发现镭后，外科医生就开始使用 X 射线辐射治疗肿瘤。在该书中，有着更为"纠结"的记述，一批化学家殚精竭虑只为发明杀人毒气，另一批化学家却呕心沥血只为寻找救命良药，谁能料到这种看似绝对南辕北辙的追求，却能殊途同归。战争的意外使得一度臭名昭著的芥子气，居然为治疗白血病提供了重要思路。正是解剖学家的皓首穷经和勤于实践，才使得西方传统医学在不断地扬弃中阔步向前，最终得以破茧成蝶，成为今日的现代医学。作者凭借自己深厚的医学造诣和对癌症科研脉搏的精准把握，加之高超的文学写作技巧，使得书中各个场景的转换浑然天成。作者同时是一名癌症专科医生，与许多患者有着情感的交流，这使得他能在残忍的疾病与冰冷的学术知识之外，讲述鲜活、充满感情的个人故事。在书中，他旁征博引，行文结构严密而流畅，语言优雅大气，故事情节跌宕起伏，使得该书无异于一本引人入胜的文学佳作。

如影随形的人类顽疾

回溯历史可知，对癌症的研究在科学史上占有极高的地位。尤其是近几十年来，有关癌症的科学研究浩如烟海。该书梳理了人们发现并认识癌症的过程，如何通过锲而不舍的试验寻找合适的治疗方式和剂量；与医药公司、烟草经济的长期斗争；从生活习惯到基因层面的致癌原因等。作者指出，癌细胞原本是正常人体细胞的变异，是正常自我的扭曲态。然而在抗癌的征程中，我们非常遗憾地发现，迄今尚无任何一种应对一切癌症的普世疗法，对癌症的治疗基本上都是"杀敌一千，自损八百"。时至今日，我们知道癌症是一大类疾病，不同的癌症之间虽然有着深刻的共性，在生物学层面上息息相关，但它们仍然不是千人一面，而是各具特色，各有各的武功秘籍和杀伤力，甚至所谓的同一种癌症彼此之间也有着显著的不同，需要我们以精准的治疗策略和不同的"武功"狙杀击破。

在人类与癌症的博弈中，认知与治疗这两条线索不断纠缠交错，相辅相成。早期那些现在看来荒谬无比的治疗方法，也代表了先贤对认知这个世界勇敢而茫然的尝试；正是在漫长而黑暗的摸索中，人类积攒着关于自然和自身的知识，最终将历史的车轮带入现代科学的晨曦之中，不但创造出更精准、更有效的治疗方法，而且极大地繁荣了基础科学的研究，进一步在广度与深度上拓展了对生命的认知。癌症确实贯穿了整个人类史，见证了我们这个物种的起源、演化与发展，而人类对它的真正了解与有力挑战，不过是最近的事情。这种古老与现代的交相呼应，从某种意义上来说反映的也正是癌症本身的错综复杂、扎根于生物最基本、最深层的核心本质，以及由此而带来的人类对它的漫长征途。作者坦言，癌症其实也是人类的一道关卡，在发达的科技状态下，它如影随形地提醒我们一种终极的局限性。

遥遥无期的胜利之路

作者指出，我们追求的富裕社会被人们想象成永远年轻、永葆健康的无敌社会，而癌症成为实现这一目标的拦路虎。癌症不仅是重病之王、恐怖之君，也是一种令人绝望的、恶毒的现代恐怖幽灵。从本质上来说，癌症是生命体中一部分的生长失去控制所导致的恶性疾病，它是我们生长中的一个缺陷，深深植根于我们自身，摆脱自身的癌症依赖于摆脱自身衰老、再生、愈合、繁殖的生理过程。明确这一点，就不难理解为什么人类史上最早出现的癌症治疗是手术切除这种直观、简单、符合逻辑的应对之策。伴随着麻醉术与抗生素的出现，复杂的外科手术不再是医学的禁区，极端的切除手术成为医学界的主流。然而，恶性肿瘤与良性肿瘤之间有着巨大的生物学区别，因而无论施行切除的外科医生在技术细节上如何日益精进，但由于并未触及更深层的癌症本质，对于许多晚期的癌症患者而言，始终难以治愈。现代医学与药学对癌症治疗取得的突破性发现，开始让人看到了治愈癌症的曙光。

毋庸置疑的事实是，由于人类寿命的增加、检测手段的进步以及生活方式的变化，癌症这种原本罕见的疾病，确实在近百年来变得日趋常见。加之社会对癌症研究与日俱增的投入，癌症高悬在科研的前沿。作者认为，从古到今，医学一直处于一种持续性的批判与自我批判的良性发展状况，这对人类未来而言就是莫大的希望。虽然努力获得的结果未必都正确，但只要你目标明确，加之锲而不舍的努力，一定会功不唐捐。

纵观全书，作者似乎对"癌症能否被终结"这一普罗大众最关心的问题，并未直接给出明确的答案。在这场古老的战争里，当生命体的局部与整体从唇齿相依发展到你死我活的冲突时，人作为那个不幸的整体，所面临的敌人是千万年物竞天择中演化出来的精妙而复杂的机制。作者坦言：在令人眼花缭乱的致癌因素之下，癌症所体现的是这个自然界最核心、最原始、最顽强的生存需要与能力，每一个癌细胞，都是一个扭曲的、发展的、比我们本人更强大的、适应能力更强的、我们自己的终极版本。而充满讽刺或具有哲学意味的是，我们面对癌症时的挫败，从某种意义上来说，正体现了我们作为一个物种在自然选择中的胜利。这正如先哲所言，我们面对的世界瞬息万变，唯有不断地奔跑才能保持在原位。这也是人类与癌症博弈的困境，我们被迫不停地奔跑，只是为了保持留在原地。

如影随形的人类瘟疫　遥遥无期的胜利之日
——《逼近的瘟疫》

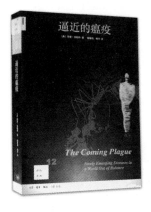

自古以来，人类就一直与瘟疫如影随形。曾几何时，一些踌躇满志的科学家深信人类有能力找出传染性致病微生物的弱点，通过药物和疫苗来击败它们，从而将它们彻底征服。一旦实现这一梦想，对人类健康的威胁就只剩下癌症和心血管疾病等慢性非传染病。然而，最近全球顶级病毒学家达成的共识是，昔日的这种乐观，轻则说是可叹可悲，重则说是头脑不清，十分危险。最近有幸重温了劳里·加勒特所著的《逼近的瘟疫》一书，更令自己对人类的过度自信羞愧不已。该书是关于世界重大流行性和顽固性疾病发生及发展的纪实性文学作品，通过详细记述人类在与诸如艾滋病、疟疾、结核病、严重急性呼吸综合征（SARS）、禽流感等重大瘟疫的战争中采取的对策与措施，如实地记录了这些瘟疫疯狂漫延的现状并探究其根源。在这本像惊悚小说一般让人紧张的纪实作品中，作者以令人信服的口吻坦言：人类在与瘟疫的战争中打了败仗。劳里·加勒特是美国著名记者，拥有医学专业背景，一直从事新闻工作。她不仅专业基本功扎实，而且语言叙述严密准确，故事情节张弛有度，书中主要人物的刻画非常丰满到位。由于负伤后无法使用键盘，她的书稿均是用手写出，足见其意志坚定。她是获得皮博迪奖、乔治·伯克奖及普利策奖这三大著名新闻奖项的第一人。假如你热爱生活，珍惜健康，建议你千万不要错过该书。

抗击瘟疫的珍贵史料

这是一本充满知识性和趣味性且引人入胜的纪实文学作品，书中涉及的主要内容包括：玻利维亚出血热、马尔堡病毒、黄热病、巴西脑膜炎、拉沙热、埃博拉病毒感染、猪流感、军团症、瘟疫，还涉及发展中国家应对瘟疫后的经济与社会政策、基因工程与癌基因的发现、城市疾病、性传播疾病与注射毒品、艾滋病溯源、人类未来的出路。作者以通俗的语言叙述了人类发现及研究埃博拉、拉沙热、艾滋病等传染病的经过。1995年，该书英文初版就已问世，中文版超过 500 页，但书中的很多信息仍不为国人所熟知，阅读时仍然觉得扣人心弦。作者在叙述以上疾病的同时，仿佛令读者亲历那段历史，目睹一个个绝望病患和与瘟疫展开殊死搏斗的科学家。作者能够把异常复杂纷乱的线索、概念和人物组织成一个整体，其功力令笔者钦佩不已，而且在阅读中也能充分体会到作者对事实的尊重和收集资料的艰苦。在书中，作者对人类和传染病原体之间的关系进行了深刻反思：人类的自身活动、农业革命、自然与动物的被迫改变与破坏、城市发展、政治、各种团体机构间的斗争，让微生物一次次逼近全人类。因而作者认为，人类的活动其实也是传染病发生的原因之一。该书虽然是史料翔实的纪实文学，但是作品中大量的医学知识使得称它为一部科普作品也毫不为过。而且，作为一本多年前就已完成的作品，书中叙述的内容即使今天看来也丝毫不显得过时。笔者阅读的是由杨岐鸣和杨宁合作翻译的中文版，其白璧微瑕之处为这个翻译版并非原书的全版，缺了 5 章。当然，译者在书中坦承自己年事已高，精力不济，也得到了原作者的许可，但对于读者来说，这确实是一件憾事。

相互尊重地和平共处

作者认为，人类在改变命运的同时，也加大了自己面对疾病的可能性，几乎人类历史上每一场灾难性流行病都是人类进步造成的后果。世界被人为盘根错节地划分为贫富不等的国度，但微生物对人类划分的国界从来不加理会。病毒拥有超强的适应及变异能力，以适应不同环境下的生存，非常安静地在广袤的地球上繁衍。它们寻找的是最适合自己的生存环境，最利于传播的宿主。所以即使像美国这种医疗体系完善，经济、科技发达的国度，也难免遭受"致命微生物"的袭击。但在一些相对贫瘠的国度，战乱饥荒频发，卫生条件恶劣，医疗器械、专业人员都紧缺，生态环境恶化等使其民众身处更大的危机之中。很多时候，是有恃无恐的人类闯入了病毒和细菌的领地才引起不可预计的后果，导致新病毒、细菌和一些病菌反复卷土重来。"传统病毒、细菌"的暴发基本都伴随着生态环境的改变：大坝的修筑成为传染多种病菌的蚊子的栖息地，热带雨林的砍伐使人类接触到一些携带致命病毒、细菌的野生动物，这就是为什么一些致命瘟疫多暴发于贫穷的热带国度。除此之外，人类引以为豪的技术进步也是生态环境改变的一种特殊形式，空调的发明造成了大量密闭的空间，冷却塔水箱等都成为病菌舒适的栖息地，排风系统源源不断地把它们送到密闭空间的人体中。作者提醒我们：微生物看来是防不胜防的，人类应该对自己负起责任，无休止地破坏导致生态环境改变，带来的只能是无限的未知，而这其中处处隐藏着杀机。人类雄心勃勃地征服世界，也将很多未曾料到的灾难带给自己，人们自认为可以改造生命，驾驭地球上的生灵，有时却不曾学会怎样与其他物种和平地相处。所以，作者大声疾呼：如果人们不学着和谐共生，就将与其他生物共赴死亡。

舍生取义的科学勇士

作者基本按照瘟疫的暴发顺序，将第二次世界大战后新出现的或顽疾般在人类历史长河中反复出现的"致命微生物"以纪实的形式向读者娓娓道来。不仅介绍了人类与病毒斗争中筚路蓝缕的探究之路、病毒命名的追根溯源、埃博拉病毒的死灰复燃等内容，更为感人至深的是生动记述了那些默默无闻的病毒斗士。作者以服务于亚特兰大的美国疾病控制与预防中心的科学家为主视角，记录了他们和其他各国学者不顾个人安危，以铲除危害人类生命安全的病毒为使命的感人事迹。他们为了实现理想，义无反顾深入疫区，救患者于水火之中，奉献自己的血肉之躯以阻止疾病的蔓延。作者通过自己妙笔生花的笔触，使得科学家们的感人事迹跃然纸上。他们是一群特殊的英雄，将科学家、好奇与人道主义结合在一起，同时又具有一种非常实际的"舍我其谁"的精神，他们手中的武器只有毅力、智慧和确信"车到山前必有路"的信念。几十年前，在抗击瘟疫第一线工作的流行病学家都是出类拔萃的"全才"，从实地考察、实验室研究到生物分离、媒介分析，他们无所不能。

作者给出令读者难以忘怀的典型一幕：两位曾于1962年在玻利维亚身先士卒抗击疫情的美国科学家，1993年当他们故地重游时，一走出机舱，偏远山区简陋的机场上奏起乐曲，300多人一起向他们欢呼致敬。30多年里，他们的名字早已铭刻在当地居民的记忆中，这些"疾病牛仔"抗击瘟疫的事迹被广为传颂，读后使人在敬佩之余不禁潸然泪下。

勠力同心的全球战略

全书记录了近代世界各地瘟疫暴发以及研究的过程，冷静地分析了瘟疫产生的根源。回溯该书初版后的几十年间，艾滋病已从非洲和美国暴发，逐步蔓延到全世界；一度被消灭的疟疾又在热带地区死灰复燃，杀伤力超过以往；具有抗药性的病毒、细菌卷土重来，以惊人的速度感染新的人群；SARS曾在数月间肆虐于中国大地，吞噬了无数鲜活的生命；禽流感连续多年在世界各地此起彼伏，不断传来有人离世的消息……事实表明，作者的真知灼见并非危言耸听。SARS显示出一个新时期——全球流行时期的到来。实际上，通过征服者、战争、商人、运输中的动物和食品，疾病早已形成全球流行之势。不过，SARS 更代表一种神秘的流行病在新世界的出现，当今的世界利用前人难以想象的团结，通过经济和海陆空交通，彼此紧密地形成一个整体。站在人类的角度上看，非常值得欣慰的是，迄今还没有出现致死率和传染度均为 100%的病毒、细菌，即总有幸存者会免于瘟疫的致命折磨。作者坦言，人类需要一种关于瘟疫的新思维方式，承认在人体的内外，人类和微生物之间存在一种动荡的、非直线的状态。人类的前途注定要继续成为一种赌博，因为大自然会在某个预料不到的时间，以某种预想不到的方式对肆意破坏环境的人类进行反击。因此，我们必须兼容并包，不求简单，不避复杂，寻求新法，全人类只有勠力同心，共担责任，才有可能同享幸福。

人体构造的条分缕析　身体奥秘的探索之旅

——《认识身体：探秘人体微宇宙》

　　你知道博尔赫斯失明的故事吗？你了解《最后的晚餐》中人物的表情吗？你体会过眩晕的滋味吗？你听说过胎盘的归宿吗？在《认识身体：探秘人体微宇宙》一书中，英国作家加文·弗朗西斯从鲜为人知的名人轶事入手，带领读者探索皮囊之下常人难以察觉的人体奥秘，赞叹人体构造的玄妙与复杂。弗朗西斯是一位才华横溢的全科医生，在多年的行医生涯中，他诊治过数以万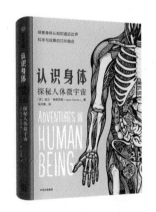计的患者，见识了千奇百怪的病症，对人体结构及其发生的异常，有着比普罗大众更深刻的认识。即便是常人眼中冰冷的手术，在作者眼中都可以幻化成美好的景观，不仅赋予医学以温度，更是使其成为令人拍案叫绝的艺术。该书是一本没有医学背景的人都能读懂的医学科普故事书，作者用自己的亲身经历讲述了人们熟悉而又陌生的身体的故事，通过将医学史、神话故事潜移默化地贯穿其中，使人体解剖知识不再高冷，让医学史如神话故事般引人入胜。全书不仅包含了海量知识，更在字里行间流露出对生命的歌颂，同时使胸怀大爱的仁者仁心跃然纸上。该书中文版的问世，尤其应感谢长期致力于医学人文传播与健康知识科普的马向涛先生，正是这位拥有较高文学造诣的医者，使得译文保持了原著优美的文学性，为阅读的体验大为增色。让我们翻开该书，跟随作者的思路，以独特的视角、充满睿智的洞察，一起探寻身体的奥秘。

身体结构的条分缕析

毋庸讳言，人体是自然界中最难解的奥秘。我们渴望了解人体，探求身体的奥秘，洞悉人类各种疾病的发病机制与奥秘，最终认识自己。就普通人而言，对身体的外貌都一目了然，但对人体的内部结构却所知甚少。人体解剖学是外科学与内科学实践的基础，反映了这门学科在研究人体结构方面的重要性。骨骼与肌肉、神经元与神经网络，这些构成人体的组织，只存在于医学的概念中。人类一直探寻的是，身体这部复杂的机器运行的机制如何？患病的身体有何改变？时至今日，人们对于人体奥秘的认识还远未进入"自由王国"。作者从自己的认知出发，用引人入胜的语言表述人体奥秘的内涵，为亟须获得健康常识的大众答疑解惑。该书是一部罕见的描述人体构造的散文集，作者凭借渊博的医学知识和高深的文学修养，带领读者跟随着他的成长足迹，探寻身体这一"人体微宇宙"，为读者揭秘那些与我们形影不离却一知半解的身体内部构造。全书依据人体器官逐步展开，每一章节围绕着一个器官，通过叙述与之相关的医学知识和经典案例的诊治过程，以点带面，旁征博引，将人体器官和文学作品、艺术、人类历史有机地融为一体。通过揭秘人体的方式，更是让医学充满美感，疾病仿佛是艺术。此外，该书也是一本充满人文关怀和人生哲学的文学佳作。在作者的笔下，面部的麻痹，能让我们联想到从古至今的艺术之美；饱受战争之苦的伊拉克老兵的症状，也能在 3000 年前的《荷马史诗》中找到踪影；被人忽视的肝脏秘密，受到细菌感染的手指，像《睡美人》的故事一样凄美；就连长期被忽视的沉默脚趾，也充满了人性的魅力。平心而论，该书是一部可以让人会心一笑，又不时陷入沉思的医学科普佳作，有助于读者跳出百科窠臼，以全新的视角洞悉人体。

令人难忘的形象描述

弗朗西斯孩提时代的梦想不是成为医生，而是成为一名地理学家。由于对地理知识宝库充满了好奇，因此希望能够开启探究未知生命的旅程。随着年龄的增长，他的兴趣逐渐转移到探索人体奥秘上，开始对人体解剖图谱情有独钟。在人类历史中，早期的解剖学家认为人体机能与星象变化密切相关，他们将个体当作"微宇宙"，也就是宏观世界的缩影。在谈到学习解剖的经历时，作者认为人体器官带给他的完全不是想象中的恐怖或恶心，而是如诗一般的神秘和神圣。弗朗西斯对人体面部表情的科学剖析尤为独树一帜，印证了"相由心生"的说法。他指出，面部肌肉里写满使用痕迹，足以判断它主人的个性：忧郁的个性之于发达的皱眉肌，习惯对人嗤之以鼻造就的上唇鼻翼提肌，表情丰富要小心眼轮匝肌的出卖。至于人体的足迹，不仅在物理上泄露出人们去过何方，亦富含诸多文化意味，用以泛指见识和阅历。

作者指出，人体由钙盐组成的骨骼系统所支撑，其成分与白垩或石灰岩相似。同时，血液就像奔腾的河流一样冲击着宽阔的心脏三角洲，而皮肤表面的轮廓则好似连绵起伏的平原。综观各个学科的发展，人体解剖学研究的内容有别于其他专业：个体本身就是被观察的主体，同时人体内环境更是瞬息万变。

弗朗西斯是一位热爱文学并富有人文情怀的医生，常常陶醉在美丽的自然风光中去体会异域的风土人情。他参加过极地探险，并曾在非洲与印度乡村的诊所工作。这些丰富的临床经验有助于他更深刻地了解人体的奥秘，也收获了许多人生感悟。他深切体会到现代医学是一门博大精深的艺术，风俗文化对人们健康理念的影响无处不在。书中有对弗吉尼亚·伍尔夫文学作品的联想，有从《荷马史诗》中伊利亚特战争引申出的医学知识，有脍炙人口的惠特曼的精美诗句，有通过狄更斯作品引申出的关于胎盘的知识点，还将《白雪公主》《睡美人》等童话故事穿插在书中的章节里。作者提醒我们，生命虽美，但毕竟无法永生，终有"一抔净土掩风流"的那一天，最重要的是珍惜当下。

亘古不变的终极目标

一般而言，人类认为征服的对象是星辰大海，同时人类亘古不变的终极目标有两个：探寻宇宙奥秘和追求长生不老。千百年来，人类一直在探寻终极的道路上蹒跚，始终聚焦于浩瀚宇宙之上，却忘记了"人体微宇宙"。人体每一个器官的位置、所发挥的作用、承担的使命无不都令人叹服，用"一件雕刻精致的艺术品"来形容人类的身体与结构，绝非言过其实，世界上最具想象力的雕刻家也很难塑造出如此巧夺天工的造型。长久以来，人类对自我身体的探索从未间断，秉持对未知世界的向往和人类未来的期望支撑着我们砥砺前行。几十年前，对技术顶礼膜拜的创新者就承诺：人类可以在不远的将来进入理想中的无病时代。尽管愿望十分美好，但现实却很严峻。我们虽需药物和器械来治病，但人类的身体却更渴望与他人互动，特别是积极、美好的互动，包括有人情味的医疗，或许这始终是身体的正确使用方式。

作者讲述了自己首次近距离接触人类大脑标本时的感触，他发现脑组织表面非常光滑，摸上去就像河床里长满水藻的鹅卵石。当轻抚脑组织表面的时候，内心情不自禁地感叹它是如此完美。书中有关人体器官或疾病的描述令人耳目一新，如笛卡儿把松果体称为灵魂宝座；"手臂"的英文是"arm"，作者希望它新的用途是拥抱（in arms），这才是温暖而惬意的事。

作为一位才思敏锐的优秀作家，作者用唯美的文笔来形象描述医学的病症，并能根据不同人体器官描绘出一本惟妙惟肖的解剖图谱，给人留下深刻印象。如用"风雨如磐中的夕阳"描述眼中的出血点，用"空中积云般"描述视网膜上的苍白斑块，用"类似锯齿状闪电"描述视网膜动脉血管，整个眼球如同"中世纪建筑穹顶"上的星辰。作者笔下记录的场景，无不证实人体是一架古老原始而又精密诱人的机器。

好评如潮的科普佳作

该书是一部内容跌宕起伏、令人神往并充满人性关怀的叙事医学佳作。作者将人体解剖学知识融入文学与艺术的海洋，将文学的激情与枯燥乏味的人体解剖有机地融为一体，用优美的笔触揭开身体的奥秘，不仅引人入胜，而且令人回味无穷。

弗朗西斯不仅临床阅历丰富，堪称全科医生的典范，而且文学造诣卓尔不群，以自身独特的经历诠释出自己的博学与热忱，并将医者的仁心仁术付诸日常治疗工作中。作者不仅为读者描绘了一幅幅生动的人体素描，字里行间更是凸显出医患之间的真诚与信任。即便在生命最脆弱的时候依然彰显人性的光芒，这也是当下医者最渴望得到的精神升华。

该书不仅写作风格清新明快，同时在感人至深的故事中不失风趣幽默，其丰富的内容在极富想象力的语言表述中被演绎得栩栩如生，让我们的敬畏之心如仰望星空般地油然而生。在这本图文并茂的精美书籍中，几乎所有的人体解剖示意图均引自 1918 年版的《格雷解剖学》，表明作者在引经据典之际时刻秉持科学的严谨和谦虚谨慎的态度，从而带给读者一场令人梦寐以求的精神盛宴。正如饶毅所言，这部作品巧妙地将人体知识通过文学与艺术的形式展现出来，令读者在惊心动魄的故事情节中心潮澎湃。

脂肪文化与物质属性　饱受鄙夷的人类成见

——《脂肪：文化与物质性》

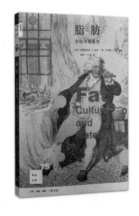

　　脂肪是人类的密友，是人体不可或缺的组成成分，它带给我们能量、润滑、口味的满足感和丰饶的喜悦。这是一种复杂而有趣的物质，以难以捉摸的方式在纯净与污染、愉悦与憎恶等两极之间摇摆，仿佛随时随地都能在形与质之间无缝转化，脂肪与生俱来的歧义属性更让它变得耐人寻味。究竟应该如何正确看待脂肪，美国历史学家克里斯托弗·E. 福思和澳大利亚社会人类学家艾莉森·利奇的《脂肪：文化与物质性》一书独辟蹊径，从历史和社会现实的不同视角，探讨了脂肪的文化与物质属性，并从科学和医学的角度为我们答疑解惑。

　　该书的议题包括脂肪的物质化、脂肪的巫术师、脂肪的物质性和隐喻、脂肪干细胞与自生乳房物质、探索肥胖身躯与衣着的边界、厌恶和减肥秀等。这些议题看似杂乱无章，实质上万变不离其宗，全书一直围绕脂肪的文化与物质属性展开讨论。对于具有医学背景的读者而言，这是一本有趣的科普著作，不失为获取新知、更新观念的好书。

脂肪具有的丰富潜能

该书是一部着意跨学科之作。正如书中主要关注的物质一样，这部作品具有诸多形态，不仅思考了对肥胖人群长久存在偏见的物质渊源，脂肪在艺术作品中所呈现的疗愈功能，而且聚焦于当今时代的身体领域，人们通过外科手术将多余的脂肪细胞在身体上进行转移，以体现出其生物价值。虽然该书是一部关于脂肪研究的多人成果结集，但并不能说它是一部脂肪研究作品，因为该书中对物质性加以探讨的诸多方式在这一领域实属罕见。作者指出，脂肪是人体不可缺少之物，它是脚底的气垫，肚腩里的先锋，它插缺补空，为你提神补充，两餐之间也不示弱，锱铢必争。脂肪不仅本身油滑多变，在概念上也圆滑丰富。在味觉方面，口感、味道以及满足感，都能够体现与膳食脂肪摄入相关的最佳体验。而且在对体重增长的研究中，油脂所带来的愉悦感已经成为一项重要的考量因素。脂肪与生俱来的歧义属性让它变得尤为耐人寻味。把脂肪说成是"污秽"、"污染物"乃至"排泄物"的观点，并不能让我们因此忽视脂肪作为一种物质所具备的丰富潜能，并且这些潜能中有许多丝毫没有任何负面意义。为了更好地理解脂肪的物质性，我们必须对这些物质之间微妙的关联以及它们的种种特性善加思考，因为这些物质无论是存在于体内还是体外，都经历了无数次被感知和扭曲的过程。时至今日，全世界因肥胖死亡的人数是因饥荒饿死人数的2倍多，其危害程度高于吸烟的4倍。无论人们如何看待肥胖，不可否认的是，最广泛意义上脂肪仍然具有大量的正面特征。如果说脂肪的物质丰富性是对随心所欲单纯想要诋毁这种物质的勇敢挑战，那么，也许我们能够超越认为脂肪恶心的感受，摆脱人们总是戴着有色眼镜看待脂肪身躯的成见。

脂肪文化与物质属性

英文中的"fat"一词，既是形容词，也是名词，既形容肥胖、臃肿的状态，又表示油脂、脂肪等物质。作者将脂肪放在文化与物质的语境下进行探索，希望就"脂肪究竟是什么"给出一个跨学科的回答。随着科学的发展、学科的细分和交叉融合，我们越来越难以用一个词来评价某种物质，更是无法用好坏这样简单的定义来评判事物。回溯历史，在古代文明时期，脂肪就被广泛应用于艺术、烹调和仪式活动中，用作照明、密封、润滑、抛光、接合、上光等。脂肪因其用途广泛，在当时被理解为喻示生命、丰饶与纯洁。作者认为，不同的早期文明都用"肥沃"来形容土地，这其实就是基于脂肪包含生命能量的一种表述。但人们也意识到，油脂往往也会造成污染，或许将人置于危险的境地。毋庸置疑，油腻和甜美仍然是人留恋的美味，它们有让人过度进食的能力，从而能够削弱或剥夺人们的意志。

就今天人类的知识而言，脂肪不是"坏的"，它是人体不可或缺之物，它令身体愉悦，可以治病救人，也曾象征权威与荣耀。脂肪也不是"好的"，它令人产生各种负面的联想，尤其在发达国家，对脂肪的恐惧更是根深蒂固。在不同时期不同语境之下，"脂肪"在好坏间摇摆，使得人们对其的评价也莫衷一是。真的存在所谓"胖子性格"吗？只要我们肯努力，"坏的"脂肪组织就能神奇地转变为"好的"汗水？腰上的"游泳圈"里也有惊人的宝藏，而脂肪竟然才是我们的未来吗？鉴于此，基于多年学科交叉与合作的研究成果，作者引领读者在多个学科之间穿越，通过生物学、哲学、医学、艺术、宗教、传播学等诸领域翔实的史料和最新的科学研究成果，与我们一起探寻脂肪的文化和物质属性，以期正本清源，使人们透过现象认清脂肪的本质及其与人类健康难以割舍的亲密关系。

脂肪与衣食密切相连

作者指出，从古至今，脂肪与衣食密切相连，且一直被认为是一种能扰乱人感知与思考的迟钝无知的物质，经常被与"肥胖""懒惰"等词汇联系在一起。长久以来，肥胖和脂肪常常对应着负面标签。脂肪在健康上意味着有害，对于身体形态的影响也非常直观，甚至会被认为内在灵魂品质出了问题。很多人把胖子看成是身体和心智上都软弱的人，认为其精神活动也因其肉体的不敏感而变得迟钝。作者认为，脂肪跨越了物质和经验的边界，对于脂肪的恐惧还深刻影响着人们的衣着。当脂肪留在体内使人发胖，就出现了臃肿的体形。在崇尚以轻、瘦为美的社会文化场景中，导致肥胖的脂肪无异于是对社会视觉的污染物，肥胖的人不得不想尽办法通过修饰穿着显得相对苗条，但这样的努力通常都于事无补。

据统计，美国 2/3 的成年人体重达到了肥胖或超重，超重儿童在 20 年里增加了 1 倍。这意味着，社会多数人口事实上不得不服从于排斥性的社会文化，因肥胖而承担社会评价受损的代价，因富含脂肪变成无法理直气壮行走的边缘化对象。当脂肪成为多个维度的威胁，人们自然而然地就选择了相对隔离。作者还专门介绍了厌食症患者的真实体验，通过分析脂肪的物质性和隐喻，对厌食症现象给出了专业的解读，指出脂肪在厌食症患者看来具有令人恐惧的物质特性，包括稳定性、看似坚不可摧，还具有移动性和渗透性。肥胖患者甚至会生成一种癔症般的错觉，会觉得刚吃下去的东西，马上就转化为脂肪在自己的身体内安营扎寨。脂肪不仅能在盘子上流淌，渗入皮下，还能在社交世界和情感中渗透出来，导致患者对食物的拒绝。

饱受鄙夷的人类成见

作者坦言，我们对于脂肪的看法，常常都伴有强烈的情感因素，而这种情感通常都是不公正也不客观的。在这个基本已经容不下对传统意义上的少数群体保持偏见的世界上，人们对脂肪自以为是的错误认知和非难却四处开花。对厌恶的研究显示成见的形成是一种复杂的多重感官现象，能够引起依赖于触觉、嗅觉、听觉以及视觉印象的联觉反应，尽管触感在生成厌恶感的过程中具有核心作用，但脂肪所引起的情感反应绝不仅仅是厌恶。源于对肥胖和脂肪的恐惧、担忧甚至仇恨，各种影视节目都热衷于将减肥作为吸引眼球的卖点。该书罗列了美国电视媒体近年来推出过的五花八门的减肥真人秀等节目，并指出厌恶本身加剧了脂肪的物质性，通过强烈的、负面的、道德化的刺激，让人们认同脂肪拥有造成污染的能力，产生恶心。

当今世界，肥胖症流行的警告已经是司空见惯的新闻头条，人们已经无法摆脱将肥胖定义为一种难题的惯性思维，甚至认定了它已经成为一种危机。要想健康且自律，当务之急就是必须瘦身，简单明了，却刻不容缓。并非科学的营养论已经培养出了一种普遍的错误观念，即高脂肪食物等同于肥胖臃肿，从而使得"脂肪带来肥胖"成为人们心目中的常识。即使许多医生和营养学家一再强调碳水化合物才是潜在的致肥因素，也已无济于事。不仅如此，人们将高脂肪食物与油腻食品混为一谈，已经到了值得警惕的地步，远远超出了从医学角度对健康与健美的关注。

作者坦言，人类想要获得幸福，途径之一就是把我们自身构成的物质所处的地位抬高，在接受每个人都是有生机勃勃活力、由异常旺盛的物质所构成的这一结论后，我们也许就能够达到这样一种状态，即万物共有的物质性之地位皆为崇高的。为此，我们就必须接受人类物质丰富性中所包含的复杂性。

节食减肥的迷思探究　跨越千年的不懈努力

——《卡路里与束身衣：跨越两千年的节食史》

如今人们谈到美，似乎总是与"瘦"沾边，而与"胖"无缘。每次涉及这一话题，都必提及盛唐时期的"以胖为美"。从当时的名画中可见唐朝的"以胖为美"，并不是指肥胖，而是人们更喜欢丰腴健壮的美女。这本来只是两种无关宏旨的审美取向，但如今"以瘦为美"却明显占据上风，成为世界范围内普遍推崇的审美选择。为何今日的人们更偏爱"瘦"呢？英国历史学家路易丝·福克斯克罗夫特在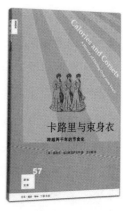《卡路里与束身衣：跨越两千年的节食史》一书中以渊博的学识为读者答疑解惑。作者追述了人类与食物复杂微妙的关系，不同历史时期人们推崇体形的时尚与潮流，以及人类的文化信仰和社会规范的变迁。通过对西方社会两千年来饮食、审美、健康等方面信息的考据，回溯了为何一代又一代的人前仆后继地热衷于各种貌似有效但基本都是昙花一现的"减肥方法"，从而深刻揭露了推动节食产业发展的种种虚构的"童话"。作者指出，当减肥的执念已成为一种全民神经官能症时，社会上对肥胖产生了集体反感，庞大的瘦身产业也随之日益兴隆。作者在科学介绍各种减肥方式的同时，启发我们反思对美的认知，指导人们以正确的方法来对待饮食和自身，从而获得身心愉悦，尽情享受美好的人生。

节食减肥的迷思探究

作者从社会学的角度对节食的执念进行了追根溯源。她指出，人需要通过进食来摄取热量，但饮食很难精确计量。肥胖意味着更多的疾病，更短的寿命，更差的生活体验。既能享受美食，又能保持体形无疑是所有人的梦想。减肥有着悠久的历史，方法无外乎节食、运动、药物以及采用束身衣等外部物理的手段。西方人最初崇尚胖，主要原因有二：首先是生殖崇拜，有肥硕的身体，表示生殖能力更强，更有魅力；其次是社会地位，到古希腊、古罗马时代，胖成了财富与地位的象征。而随着物质水平的极大丰富，加之营养科学的进步，一些新的精致生活方式开始流行，形成新的社会风尚，转而以苗条匀称的身材为美。随着以瘦为美的新式审美观确立，人们在审美倾向上就开始追求瘦身。西方人嫌弃胖的影响主要来自三方面：第一，宗教影响，暴食是基督教中"七宗罪"之一；第二，社会物质财富增加，胖不再是有钱人的专利；第三，政治形势，19 世纪左右，胖被视为守旧派和剥削阶级的特征，成了革命的对象。

相比西方，中国传统的审美观念更加多元化。一方面，审美与社会整体崇尚的文化有关。盛唐之所以喜欢丰腴的身材，与尚武精神有关。而宋朝因为重文轻武，文人通常比较瘦弱，他们喜欢的女性也更偏柔美。另一方面，审美还受到具体生活环境的影响。游牧民族饮食多为蛋奶和肉类，运动量也相对较大，所以他们对身材的喜好会更偏向胖的阵营。而那些饮食以谷物蔬菜为主，运动量又不大的民族也就更喜欢瘦。节食减肥如今能够大行其道，主要源于现代人在体重问题上的急功近利，盲目追随千奇百怪的潮流。减肥潮流之所以会兴起，或许是因为人类的身体在为其做天然的掩护。因为减肥成功与否并不能简单直接地判断。先哲曾言：任何形式的减肥法都特别容易推广，如果失败，你完全可以怪人们没有持之以恒。

事实上，只有那些意志力极其顽强者才能减肥成功。现代的药物更为先进，对身体的危害更大，但是为了美，很多人还是一意孤行地如飞蛾扑火。

跨越千年的不懈努力

回眸人类为瘦身跨越千年的不懈努力可见，瘦身的方法不外乎三种：节食；以束身衣为代表的外在物理手段；采用各种非常规的手段，把已经摄入的卡路里弄出来。对食物摄入超出生存所需的人，古希腊人的明智之举就是：建议超重的人多吃蔬菜，少吃肉。工业革命之前，大多数人都过着默认的健康饮食生活：吃很多菜，吃少许肉。在维多利亚时代早期，自律和控制的理念是促使人们控制体重的首要原因。1864 年，班廷提出了第一份系统化的低碳水化合物高蛋白饮食方案，很快就风靡全球，以至于"班廷"一词如今在瑞典还是节食的同义词。2014 年，瑞典已成为第一个正式把"高脂肪、低碳水化合物"计划纳入国民医疗保健系统的国家。

总结多年来的研究进展，作者以科学的态度提出切实有效的减肥三法：第一，倡导科学饮食，最好采用地中海式的饮食，强调多吃蔬菜、水果、海鲜、豆类、坚果类食物，其次才是谷类，烹饪时用植物油代替动物油，尤其提倡用橄榄油；第二，改善新陈代谢；第三，从心理方面入手，秉持减肥没有捷径，贵在持之以恒。作者坦言：审美观念时刻在变，你要做的不是追赶潮流，而是让自己保持健康与自信。真正有用的节食建议鲜见，但个中高手非常擅长套路包装，细微之处的改变，引用不同的说辞，再冠以新的名字就可以诞生新的潮流。瘦身的另一大动力是保持健康，如果你决心减肥，一定要选择科学的方法，比如合理运动、调整饮食结构。而一些短期见效的极端方法，比如过度节食，都对健康有害，千万不要尝试。

千奇百怪的无效之功

通过阅读可知，"胖人"真是惨不忍睹，历史歧视胖子，同时又想尽一切方法欺骗并剥削胖子。多种流行一时、逻辑混乱的节食行为，其荒谬程度令人震惊。节食这一行为，自人类开始群居之后便已存在。为了拥有完美体形，人们曾经尝试过各种荒唐的减肥法：罗马人建议肥胖者只喝卷心菜汤，因为蔬菜对消化很有帮助，也是十分有效的轻泻剂。英格兰国王征服者威廉发福的时候，他尽可能多睡觉，并且只喝酒，因为坚信简单地增加睡眠时间就可以达到显著的减重效果。在《长寿的艺术》中，建议人们每天只摄入 12 盎司（1 盎司≈28.35 克）的食物和 14 盎司的酒。英国诗人拜伦最爱的瘦身餐是饼干配苏打水；茜茜公主每天花一小时穿束身衣，甚至将自己缝死在衣服中。柬埔寨曾流行拒绝吃冰以控制饮食。在前赴后继的减肥运动中，有些发明无伤大雅，如罗素的减肥药物，除了柠檬酸之外并无他物，唯一的副作用就是轻微的胃灼热。但有些发明十分危险，砷、番木鳖碱和氨都曾被当作"灵丹妙药"来服用和擦拭；橡胶内衣被认为可以迫使身体出更多的汗，但事实是它极易导致细菌感染和皮肤衰老。因此，运动、节食、药物对很多人都难有奇效，一旦停止就意味着剧烈的反弹，95%的减肥者在停止节食后便会复胖。尽管节食法不断推陈出新，但每每都是新瓶装旧酒，减肥产业依然如火如荼，"大师们"都宣称各有独门秘籍，而体重超重者显然对自己的意志估计过高。

减肥产业的蓬勃发展

作者指出，技术的发展，逐渐降低了大众对胖的宽容度。瘦之所以能够战胜胖，还有减肥产业在幕后的推波助澜。商家热衷宣传"瘦才是美"的观念，借此挖掘出减肥产业的巨大商机。时至今日，我们更推崇"以瘦为美"的理念，其中各种媒体的健康宣传居功至伟。几乎所有媒体都将"胖等于不健康"这一并非科学的理念深深植入普罗大众的脑海里，导致人们越来越想减重，从而有助于减肥产业以其特有的规律蓬勃发展。作者坦言：科学家无法对当下庸医所鼓吹的各种处方进行全面调查，这么做也没有实际效应，这些流行一时的东西很快就会被新一波流行打败。如今任何一种潮流都在以前所未有的速度更新迭代：在互联网的加持下，我们似乎重回到那个不受监管的年代，听凭商家吹嘘"我们的独特偏方包治百病"。贪婪及利润驱动的瘦身市场，复杂的减肥计划和琳琅满目的减肥道具让人忽略了最基本的事实：准备与计划是减肥成功的核心，真正需要选择理性的方式并坚持到底。

作者指出：回顾节食的历史，你会发现每种新流行的节食法都有一个历史悠久的先例，减肥的人一直在义无反顾地重蹈覆辙。最近催生出了节食创新：健康，它的另一种称谓是"清洁饮食"，提倡不经加工、无添加剂、以素食为主的食材，简单烹饪即可，生食也无妨。作者提醒我们，越来越多的饮食处方正在以健康、营养之类的措辞来进行自我掩饰，清洁饮食也位列其中。我们都认识到"节食"一词的危害而弃之不用，但我们并没有真正意识到，"克制的减肥"其实是"变相的节食"。我们改变的只是减肥的称呼和呈现方式，用更具吸引力的手法去包装它，甚至使其变成一种生活方式。事实上，节食一点也不酷。人们正努力沿着更加健康、清洁的可持续饮食道路前进，这并不是一件坏事，我们都应该为了环境做出更好的行动。但是，同样要避免健康饮食习惯出现不健康的极端——健康食品症。应谨记 16 世纪柯尔纳罗的"第一法则"：我们必须重拾自制力，脱离欲望的奴役，因为欲望终究不过是一场错觉。

医患同心

十年漫漫抗癌路　医患冷暖自心知

——《肝癌十年：一位消化医生的自述》

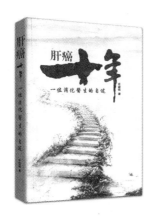

2012 年 11 月 19 日，《中华消化杂志》名誉总编辑、我国消化内科著名学者、笔者的师长和挚友、人生旅途的莫逆之交许国铭教授永远地离开了我们。时间如白驹过隙，为了忘却的纪念，最近又重读许教授生前的最后一本著作，这就是《肝癌十年：一位消化医生的自述》。

在他患病的第 8 年，我们开始讨论一件对他来说非常残酷的事情，就是笔者建议许教授将自己作为一位消化界名家患病后的真实感受记录下来，以飨后人。尽管对一位年逾古稀且身患顽疾的老者，痛苦的往事不堪回首，但作为医者的崇高使命感和兼有患者在病中对人生的感悟，使得许教授欣然应允。在生命最后的日子里，在与肝癌搏斗的间隙，他为此倾注了自己全部的心血。

在许教授去世 9 天前，笔者与他在病榻前进行了最后一次的倾心交谈，他非常欣慰地向晚辈展示了墨迹未干的《肝癌十年：一位消化医生的自述》的样书。在该书的自序中，许教授写道："在我 50 年的从医生涯中，出版过 10 余本消化专著，但我最喜欢的还是这本小册子，因为它真实记录了我所经历的整个诊断治疗的过程，以及最重要的亲身体会。"

出版这本书的目的是从一位医生兼患者的双重身份出发，去讲述肝癌诊断和治疗中的感受，各种检查和治疗的价值，医生应该注意如何处理疾病和各种药物并发症。此外，也向医者传达了患者的感受，有助于医生更好地理解和帮助患者。在每一章中，尤以他的肺腑之言"我的感悟"最为动人。十年漫漫抗癌路上，最令许教授感动的话是，要把肿瘤当作慢性病，痛苦总会过去，胜利就在前头，快乐每一天，开心每一时。文天祥曾留下名句"人生自古谁无死"，然而，许教授在离去时，留取文章育后人。如今，若与我们心有灵犀的许教授得知无数的读者得益于自己的这本书时，一定会笑慰九泉。

对顽疾的从容淡定

据笔者了解，迄今尚没有其他消化专家承受过像许教授这样难以忍受的肿瘤治疗磨难。书中的简单记录足以显示许教授对生命的挚爱和矢志斗顽疾的从容淡定：2003 年，发现肝癌接受首次手术，出现大量胸水，食管静脉曲张大出血，接受硬化剂和三腔管压迫治疗；2004 年，为平稳过渡的太平年；2005 年，肿瘤复发再次接受手术，随后接受第一次和第二次经导管动脉化疗栓塞术（TACE），病情平稳；2006 年，接受第三次和第四次 TACE，病情平稳；2007 年，接受第五次 TACE，病情平稳；2008～2009 年，都很平静；2010 年，接受第六次 TACE，发生严重的胆道感染，接受内镜逆行胰胆管造影，乳头切开，肝内支架引流，经皮经肝胆管外引流；2011 年，接受肝移植，出现急性肝排异反应，接受肝脏穿刺活检；2012 年，接受胆总管取石，支架内引流，肝脏肿瘤复发，第七次 TACE，肺部发现转移病灶，开始靶向治疗。这一平铺直叙的记录内包含着 10 年来许教授与癌症搏斗的惊心动魄的故事，尤其是当体重只有 44 千克的许教授接受肝移植时，手术整整进行了 13 个小时，两位主刀医生轮流上阵，顽强的意志和精湛的医术使其再一次起死回生。

曾经沧海难为水，历经磨难身犹在，回首 10 年抗癌路，许教授的感悟是，手术仍然是肝癌的基本治疗方式，防止复发是成功的关键，一些难以耐受的检查与治疗需要及时改进。

对专业的亲身体验

许教授 1957 年考入上海医学院，1962 年毕业，之后从医整整 50 年。作为一名在中国内科领域享有盛名的消化名家，他尤其偏爱消化道内镜检查及内镜下的介入治疗，这也是他毕生的事业，数以万计的患者经他亲手得以诊治。然而，当一位消化名家患上自己毕生研究的疾病时，其感受可想而知。

患病的 10 年中，许教授接受了消化系统几乎所有的相关检查和治疗，2 次肝叶切除，1 次肝移植，7 次 TACE，经历了肝癌切除、复发、再切除、再复发、肝移植、排异的艰难过程。其实这些工作都是他以前经常为患者做的，现在终于有了亲身体验。许教授坚信，将这一过程忠实地记录下来，一定是非常难得的活教材。因为医生患自己终生研究疾病的概率很低。许教授在该书中戏称："我是一个不幸的幸福之人，肝、胆、胰三个脏器都生过病，作为消化科医生也得了一个大满贯。消化科的所有并发症都遇上了，让自己逐个体会。"

在许教授的行医生涯中，为患者做过无数次三腔管止血治疗，以抢救药物治疗失败的上消化道出血患者，在插管操作过程以及插管后患者均自诉痛苦万分，无法耐受。以前医生对这些感受并无切身体会，许教授在接受三腔管治疗后的体验是，插管后那根又粗又硬的橡皮管卡在咽喉部，犹如一把尖刀插在喉咙口。现在临床使用的管子还是 20 世纪 50 年代发明的产品，随着科技的进步和材料的改良，如果我们真正为患者着想，早就应该更新换代了。

对医者的谆谆教诲

当患者饱受病魔之苦时，医生就是他的救世主，多么希望将自己托付给一位医术高明、医德高尚的医生。而好医生的基本素质就是一切以患者为中心，丝毫不考虑自己的得失；优秀护理人员的最大优点就是要与患者谈心，给予患者最需要的安慰和鼓励。在长达 10 年的抗癌征途中，住院达 20 余次，许教授通过各种亲身经历对医者进行罕见的现身教诲。第一次接受肝切除术后就发生了急性肺水肿，这是由于没有很好地控制输液的总量。虽然抢救及时得以脱险，但对一个本来就是高龄的危重患者而言，加重了险情。如果医者严格按照规范操作，这次意外完全可以避免。

就朋友情谊而言，"肝胆相照"值得称道。在人体正常的情况下，肝胆密切配合共同完成人体的消化功能。但是，在患病的时候，肝胆未必能够和谐工作，许教授用自己切身的体验证明了这一点。由于发生急性胆囊炎，接受十二指肠乳头切开，安放了胆道支架，采用抗生素对症治疗获得暂时缓解。然而，好景不长，随后出现难以治愈的发烧，多种检查提示右侧肝内胆管及肝总管癌栓形成。值得庆幸的是，后来经过手术的病理结果证实胆总管梗阻的原因不是肿瘤，而是炎症后胆总管内血栓形成，看来对待任何影像学检查结果一定要谨慎。在胆汁培养出粪屎肠球菌后，病原才得以确定，由于消化科医生对其引起的胆道感染不熟悉，所以导致治疗的针对性不强且效果不佳。

为了更好地使同行们从自己血的教训中获益，许教授专门将自己疾病的诊治过程写成"疑难病例讨论"发表在《中华消化杂志》上。他提醒我们，要认真权衡乳头切开的利弊，优点是胆总管引流通畅，也能排除泥沙样结石；缺点是可能导致肠液中的细菌逆流入胆道，造成胆道感染。在肿瘤患者中，感染仍然是各种并发症中最难处理的事件，千万不能掉以轻心。

许教授认为，医生是一个特殊的职业，要持续学习，读书获得的知识，受益终生，而厉兵秣马是非常重要的思维方法。接受肝移植后，移植后的各种并发症会不断光顾，你得一一招架，但是对待作为一个整体的人，医生往往会顾此失彼。在他的治疗中，为了保护移植后的肝，重点放在免疫治疗上，当移植后半年由于减药过快，出现了严重的急性排异。使用抗胸腺免疫球蛋白对症治疗后，虽保护了肝脏，却为肿瘤的复发创造了条件，半年后肿瘤复发的速度之快令人难以想象。许教授通过自己的亲身经历和血的教训提醒同道们：对待疾病不仅要通盘考虑，而且应该于细微处见精神。

对患者的现身鼓励

昨天还是名医，今天就变成身患癌症的患者。面对肝癌的诊断，许教授立即想到未来的前景，对肿瘤患者而言，最痛苦的莫过于知道了还有多长时间活在这个世界上。许教授认为，当一个人患上重病面对生活质量和生存时间的艰难抉择时，应以保证生活质量为首选。"把肿瘤看作慢性病"是近年来治疗癌症概念的一大飞跃，主要是要使患者放下包袱，过正常人的生活，它不仅打破数百年来"谈癌色变"的恐惧心理，也为治疗肿瘤铺上一条阳关大道。作为一名军人，许教授指出，肿瘤的治疗犹如打仗，要攻防兼施。攻就是用手术、化疗和其他方法来杀灭癌细胞；防就是利用机体的抵抗力来消灭癌细胞，至少不能让它扩散。对实体瘤而言，手术切除并不是一了百了的事情，康复之路艰辛而漫长。对肝癌患者，康复过程中必须进行肝功能检查和保肝治疗，注意肿瘤标志物的变化，定期接受肝脏的影像学检查。坚持抗肝炎病毒治疗，这也是防止肝癌复发的重要措施。一旦肿瘤复发，再次手术仍然是首选。肝移植手术主要是等待供体问题，这是一个令人心焦的度日如年的过程。许教授以自己50年的从医经验提醒患者，千万不要相信医院外面各种各样的药品广告，如果真的那么有效，医院早就在药房中使用了。

对家属的语重心长

出于对患者的亲情，许多家属尽己所能遍访天下名医，竭尽全力探寻各种包治百病的奇花异草,这种好心难免导致巫医盛行和严重的过度治疗。许教授用朴实无华的话语提醒大家,千万不要使用假的补药,不仅被骗了钱财,还伤害了健康。他告诫人们,过度治疗的根本原因是"以病为本",而不是"以人为本"。过度治疗不是积极治疗,而是一种逆向性治疗。由于对癌症的恐惧和有关医疗知识的匮乏,认为多多益善的过度治疗已经成为目前肿瘤治疗中的大害,尤其要警惕过度治疗中隐蔽的危害性。

在漫长的抗癌征途中,要树立打"持久战"的思想,要把肿瘤当成慢性病来治疗,衡量患者营养状况的好坏,最简单的办法就是看能否维持体重。除此之外,战胜并发症也是成功的关键。对于患者在医院中出现的各种意想不到的并发症,应多给予理解。作为上海长海医院的顶级专家,许教授在自己的科室中接受精心治疗时也难免发生意外。10年中,他先后战胜手术后近期的急性肺水肿、术后的顽固性胸腹水和上消化道出血、危及生命的胆道感染、药物应用过程中并发的血小板减少症等一系列并发症,使得生活质量一直处于比较平稳的状态。他认为,对待肿瘤复发的正确态度就是带瘤生存,与狼共舞。

对生命的不懈追求

50年医疗实践,10年患者体验,使许教授对当下医患关系有自己独到的见解:忆当年,对医生唯一的要求就是一切为患者服务,口碑就是医生医德和医术考核的标准,医患关系都是正面的,感谢、鼓励、相互关心成为主流;看如今,虽然医生的基础知识好,外文水平高,但在病床边接触患者的时间明显减少。当今有关医疗纠纷报道中,指责医生者超过80%。他以医者的良知和患者的体验呼吁:各类媒体应为医患关系的和谐加温,千万不能为了新闻的噱头去煽风点火,造成医患之间更大的隔阂。

许教授一直认为,人生自古谁无死,但没有生活质量的人生是不值得留恋的。据笔者所知,许教授患病以后,全国消化界的同道以各种方式表达了自己的问候。值得欣慰的是,作为许教授的忘年之交,在他与疾病顽强搏斗的数载年月中，无论是在北京香山的登高望远，在圆明园的湖上荡舟，在三亚的碧波中荡漾，还是在西湖边的漫步，苏州东山的小憩，笔者均有幸陪伴其左右。通过 10 年矢志抗癌的心路历程，许教授悟出自己创造生命奇迹的真谛：除了采用各种先进的诊疗手段以外，树立战胜疾病的信心最为重要，亲情的呵护和友情的关爱不可或缺，上海长海医院消化内科这支精英团队的鼎力支持和无私奉献是谱写传奇的根本保证。

掩卷遐思，2012 年此时送别的场景历历在目，晚辈当时写下的挽联依旧清晰：恪尽职守、穷毕生精力助中华消化展翅高飞，矢志抗癌、历艰辛十载创医学奇迹精神永驻！

许教授，尽管多年未见，但牵挂依旧。康拉德说过："在采集记忆之果时，你就得冒着损害记忆之花的危险。"今日重读旧作，睹物思人，倍感亲切，真正体验到"人间声价是文章"。

阴阳隔界，万望珍重，蓬山此去无多路，唯托青鸟勤为探。

人与流感的百年博弈　寓教于乐的科普佳作

——《流感病毒：躲也躲不过的敌人》

新年伊始，有幸获得高福院士亲笔题字赠送的新书《流感病毒：躲也躲不过的敌人》，作为多年的挚友，他在扉页上写下"认知病毒、科学防控"的赠言。身为中华医学会副会长，高福不仅是中国病毒学研究年轻有为的业界翘楚和疾病防控的掌门人，也是一位拥有科普情怀并身体力行的知名专家。2018年，距1918年全球大流感暴发整整一个世纪，在这世纪回眸的历史节点上，

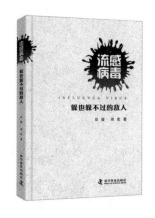

作者系统回顾了人类与病毒之间百年的博弈之路。他在书中通过10章的内容，带领读者从流感的历史、疾病的发展、免疫和健康、生命和进化、社会和国家、全球与人类等方面一路前行，层层递进地为读者进行了全方位解析。通过引经据典，深入浅出地对病毒知识进行了全面科普，追述了科学家们在筚路蓝缕的奋斗途中与病毒博弈的神奇往事，并指出全人类只有和衷共济、勠力同心构筑防控之路，才能形成人类与病毒和睦相处的共赢局面。

作者通过一个个悲怆的故事，一项项改变人类命运的发现，将医学融

入生活，将科技化为艺术，将思想镌刻成文字，用健康谱写华章。该书是一部图文并茂且印制精美的科普佳作，作者不仅以生动活泼的笔触将枯燥乏味的病毒知识娓娓道来，而且通过科学严谨且令人一目了然的示意图、永垂史册的经典照片、艺术油画作品、夸张的彩色漫画等增强了可读性，犹如打开了一幅神秘的藏宝图，引领读者在充满疑惑的大自然中探险猎奇。

该书面市后好评如潮，获得七位院士的一致推荐。笔者以为，这是一部讲述永恒健康话题的知识宝典，无论是对科技工作者还是普罗大众而言，都是一本知识性强、趣味横生的高水平科普图书，阅读该书者一定会开卷有益。

院士领衔的科普佳作

该书主要作者高福为中国科学院院士，现任中华医学会副会长，国家自然科学基金委员会副主任，中国疾病预防控制中心主任。他长期从事病原微生物与免疫学领域研究，特别是在病原与宿主的相互识别和相互作用方面进行了系统性和原创性工作。在《细胞》《自然》《科学》《新英格兰医学杂志》《柳叶刀》等国际著名刊物上发表论文 450 余篇。笔者认为，长期以来，中国科技界重科研轻科普的痼疾久治不愈，科研与科普基本上是各行其道，各自为政，当科技界昔日挚爱科普的人中骐骥驾鹤西去后，在科研氛围弥漫着浮躁气息的当下，优秀的科普著作明显匮乏。而该书的出版，无疑给中国科普出版带来一缕清风。作为国际病毒学研究的领军人物和中国疾病预防控制中心的掌门人，作者在繁重的科研工作和繁杂的行政管理之余，牢记科学家的使命，通过撰写高质量的科普著作履行了其提高全民科学素质的责任。他凭借自己高深的学术造诣、丰富的科学人文素养，借助名垂史册的不世之才们在科学探索途中的雪泥鸿爪和难以忘怀的历史事件，以引人入胜的唯美文笔，全方位、多角度地向读者介绍了病毒与人类相伴相生、不离不弃的百年博弈史。正如王陇德院士所言，该书中讲述的是流感，认识的是病毒，回顾的是医学，普及的是科学，蕴藏的是文明，展望的是健康。韩启德院士也由衷赞叹：该书是一本讲好中国故事、书写流感百年传奇的优秀科普作品。

病毒知识的博古论今

病毒如同一个幽灵，在地球上生活了至少 30 多亿年，人类与之共存了数百万年，科学对其的认知虽然短暂，但必将成为人类战胜病毒的终极武器。马克思曾言，科学绝对不是一种自私自利的享乐，有幸能够致力于科学研究的人，首先应该拿出自己的学识为人类服务。作者用科学的知识为读者开启了科普之旅，通过无数难以忘怀的历史事实提醒人们，传染病没有国界，它周游世界无须签证。流感病毒是如影随形的致病之源，甚至能跨物种传播，早已突破了国家和地域限制，是盘旋在地球大气层中的一个幽灵。作者从病原学和流行病学角度切入，介绍了流感病毒的基本概念和专业术语，带领读者进入健康消毒、卫生措施、个人保护的生活常识，然后从病毒发展以及重症发生后导致人体疾患的临床表现，概述了以被救者和救治者为焦点的双重挑战。

通过牛奶的故事，作者回顾了预防医学和战胜病毒的光辉经典。正是由于发明牛痘疫苗预防天花，从此开启了免疫学的大门。作者还对疫苗知识进行了深入浅出的全面科普，如今已知针对病毒的疫苗分为减毒活疫苗、灭活疫苗、亚单位疫苗、病毒样颗粒疫苗等。人类研制成功的疫苗无不遵循"以毒攻毒"的经典理论，却又常常求索于免疫原性和免疫反应性之间，问道于有效性和安全性之间。作者讲述了地球的主宰与小小病毒在一个世纪中的无声较量，让读者探秘在知识的幽谷，逐浪在科学的海洋，奏响了流感与人类、疾病与健康、病毒与生命的交响乐章。这不仅是一部令人心潮澎湃的科普著作，也是一本让人爱不释手的文学作品。在阅读过程中，笔者常常会被字里行间作者高深的文学修养、唯美的艺术描述而感动，从而使一位充满着人文情怀的科学大家形象跃然纸上。

如影随形的致病之源

作者认为，认真比无心更为可怕，偏见比无知离真理更远。人类只有认识流感病毒，立足科技创新，预防控制疾病，最终才能为健康事业做出贡献。该书出版之际，恰逢 1918 全球大流感暴发百年祭。当时"西班牙流感"横扫全球，是有史以来最为致命的一次流感大暴发。其中近半数的死者是婚育年龄的年轻人，被称为"双重死亡"，更可怕的是人类对罪魁祸首一无所知。如今人类早已知晓，流感病毒是致病的祸根。尽管大家认为流感主要分为甲、乙、丙、丁四型，但其实由于流感病毒变异太多太快，其中包含无数的亚型，而变异正是流感病毒偷袭人类的法宝，近年来时常暴发的禽流感就是一个例证。正是这些多变的毒种，让我们在对抗流感病毒时产生应接不暇的感觉。这些看似微小的生命，多年来一直与人类纠缠不清，始终"不离不弃"地陪伴在我们身边，常常幻化出各种形态，迷惑和躲避人类的追踪。即使有时会突然无影无踪，但经过风平浪静间隙，却又突然刮起旋风，给人类制造新的劫难。尽管现在科技发展一日千里，我们会产生依靠科技躲避流感的念头，似乎可以在某种空间状态下，创建一个生命区间的隔离域，但正是这种对病毒缺乏了解的天真想法，常常误导人类在流感来袭的时刻，无论是在潜意识上还是在真实的生活中都未能严阵以待。由于科研水平的限制，至今流感疫苗的制备还跟不上病毒的变异。人类应对流感病毒的基本原则依旧是早发现、早诊断、早干预、早治疗。2017 年度国家最高科学技术奖获得者侯云德院士读后感言，该书带领读者进入流感病毒的微观世界，体验传染病防控的精彩历程，领略生命健康的创新之路，沐浴科学技术的金色光芒。

勠力同心的防控之路

陈竺院士指出，该书是一部流感病毒的世纪回眸史，一首科学传播的金曲，既是对这一给人类带来重大灾难疾病百年的铭记，又是对新时代科技创新的瞭望。作者认为，科学没有国界，但科学家有自己的祖国。新时代科技创新的使命，就是要把科研成果贡献给祖国。科技创新要融入大众才能充满活力，科技创新的火种只有深植于心灵，动力才能源源不绝，而科普正是这星火燎原的春风，传播着科学的思维、知识、方法、成果及精神。作者坚信，健康是每个公民的责任，梦想不灭，定有未来。只要我们不懈努力，人类终将找到病毒变异的规律，通过和衷共济的努力，研制出精准制服流感病毒的"雕翎箭"，命中"阿喀琉斯之踵"。

通过阅读该书，我们得以更好地认识流感病毒，享有健康生命的权利。作者写道，时至今日，科学的发展已然呈现出更为微观、精准、系统的趋势，让人在科技飞速发展的时空中目眩神迷。在这专业的领域中绽放的烟火，也在历史的长河里化作点点繁星，在文明的宝库中闪烁着智慧的光芒。毋庸置疑，流感病毒是人类近年来所面临的新发和再发传染病威胁之一。随着全球化进程的快速发展和人与自然交互的日益频繁，会有更多的未知病毒闯入人类生活的空间。征服疾病是我们要去勇敢地探索未知世界的原动力，其过程必然充满艰辛与挑战，而这种坚定的信念和无穷的力量源于惠及普罗大众的科普事业。全球病毒组项目已经赋予了新的科学目标，这将不再是一兵一卒的对抗，也不再是一城一池的攻防，这是一场病毒与人类世界的系统对话，一场跨越时空的生命之源。笔者认为，我们应该携手同心共筑防控之墙，为了人类更加健康美好的明天，时刻准备着！

熟视无睹的小恙　引人入胜的科普

——《阿嚏！普通感冒的非凡生活》

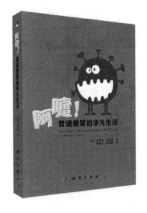

时至今日，随着人们物质生活水平的大幅度提高，普罗大众对医学知识的关注和自身健康的追求与日俱增。在医疗资源不足的当下，出版科学性强、趣味性浓、能吸引读者关注的科普力作，无疑有助于建立健康和谐的社会。怎样才能撰写出一部优秀的医学科普作品？詹妮弗·阿克曼的《阿嚏！普通感冒的非凡生活》提供了一个范例。当笔者读完该书，才发觉身为医学出版工作者，自己竟然对感冒的认识如此肤浅。衷心感谢作者通过资料翔实、引人入胜的作品纠正了我们自以为是的认知，也深感在尖端科技日新月异的当下，优秀科普著作对更新人们观念的不可或缺。

亲身体验的感受分享

阿克曼是美国知名的医学科普大家，她的随笔和科学文章常刊载于《纽约时报》《美国国家地理》等报刊。她从事健康与科学的写作已逾 20 载，乐此不疲地用通俗易懂的语言进行科普创作。在撰写《阿嚏！普通感冒的非凡生活》一书前，为了获得亲身体验，她竟然主动请缨加入感冒研究计划，这种科学精神尤其令人敬佩，最终给出的结论也非常有助于纠正当下流行的种种谬误。她告诉读者，感冒是一种自愈性疾病，感冒病毒无疑是世界上最成功的人类病原体，它们所导致的传染令其他病原体望尘莫及。感冒，就像生活中的许多关键时刻，如牛奶由甘甜变为酸臭，幼儿愉悦的情绪转成怒气。上一秒你还正常无比，或许只是喉咙深处隐隐作痒；下一刻你就变得浑身充血，心神不宁。一场感冒可以忽略不计，但假如认真统计一下，你会悚然发现，普通人一生中大约会经历 200 次感冒，那是总计相当于 5 年的鼻塞、咳嗽、头疼、咽喉痛，还有将近 1 年的因病卧床不起。为何感冒如此普遍？对其治疗方法漫长而无果的追寻，使感冒研究中心成了英式幽默嘲讽的对象。一幅漫画显示，在实验室中，一位资深科学家把手搭在一名年轻科学家肩膀上，说："我懂，我懂的！这门科学已毫无魅力可言，但至少它是个铁饭碗！"

引人入胜的"经典"案例

历史学家坦言，组成世界的是精彩的故事，人们是通过难以忘怀的故事了解并认识世界。因此，一部好的科普作品一定包括令人过目不忘且能发人深省的动人故事。作者给出了一个百年一遇的特殊感冒的实例，提醒我们即使是无足轻重、无伤大雅的普通感冒，都有可能通过加剧其他疾病给人们带来灭顶之灾。1968 年，作为载人的阿波罗 7 号航天飞机的指挥官，施艾拉在到达太空后，经历了美国历史上最令人胆战心惊且闻名遐迩的一场感冒。航天飞机升空后大约 1 小时，距离他发射前的最后 1 次体检仅仅 6 小时，他经历了那些关键时刻之一，即感冒来袭。喉咙的轻微不适很快发展成阻塞与充血，外加一个在地球上会肆无忌惮清涕直流的鼻子。然而，在无重力的太空中，黏液只是逗留在他的鼻腔与鼻窦间，唯一的解脱办法就是强制擤鼻涕，而这一动作又会极大地冲击他的鼓膜。由于航天飞机的空间狭小且密闭性极高，很快，与施艾拉同处舱内的同事们均染上了这种病毒，于是3个男人因为感冒这一小病变得暴躁乖戾，心烦意乱，几乎难以呼吸或听清别人讲话，驾驶着航天飞机在太空里横冲直撞。尽管宇航员们最后全部有惊无险地返回了地球，但这次感冒却用鲜活的实例提醒人们绝不可对感冒掉以轻心。

防治感冒的独门秘籍

以科学研究的最新成果为基础，通过大众喜闻乐见的方式进行科普创作无疑是作者擅长科普写作的独到之处，她将大量最新的研究成果汇集后萃取其精华，为读者提供了防治感冒的独门秘籍。作者指出，所有感冒的症状都大同小异，这是由于感冒症状不是由病毒的破坏性影响造成的，而是由人体对这些入侵者的反应所致。针对感冒最好的策略是按兵不动，如果你什么也不做，依然有极高的概率在7天内痊愈，最好的辅助方式就是充分休息并补充水分。如果非要治疗，首选使用单一成分的药物，以集中精力对付困扰自己的主要症状。出现症状时应对症治疗：在症状最糟糕的时期要尽力缓解症状，同时尽量控制鼻黏液的聚积，其诀窍就是迅速行动，保证气道通畅。咽喉痛可使用含盐水漱口，头痛、全身不适及轻度发热可服用阿司匹林、布洛芬等镇痛药。止咳糖浆并不管用，因为咳嗽是机体防御的一部分，完全抑制它并非好事。不要轻易给两岁以下的儿童服用任何感冒或止咳药物，因为它们导致荨麻疹、嗜睡、呼吸困难甚至死亡等严重不良反应的风险很高。

医学科普的任重道远

阿克曼通过多年追踪举世闻名的感冒研究中心的研究成果，用翔实的数据为我们揭穿了一系列谎言，甄别了关于感冒治疗的流言蜚语，纠正了对感冒的错误认知。令笔者由衷佩服的是，她不愧是科普写作的高手，连感冒这样无人幸免的小恙居然都能写出洋洋洒洒的 200 多页。书中的不少观点颠覆了我们固有的认知，如寒冷和疲劳均不会导致感冒，睡眠时间少且质量不高的人更易于患感冒，长期暴露于各种压力氛围下所形成的慢性压力更易导致感冒，童年时期家庭的社会经济地位与感冒的易感性强烈相关。感冒后最不该做的就是试图用维生素等来提升自己的免疫力，抗菌皂和洗涤剂对抗感冒毫无用处。由于引起感冒的是病毒而非细菌，所以抗生素对感冒无效。作者指出，人们应对感冒习以为常的习惯，是传统、科学和广告三大力量博弈的结果。耗费巨大人力及物力的科学研究成果对人们防治感冒行为的影响，常常敌不过源远流长的传统和抗感冒产品夸大其词的广告宣传，由此可见，医学科普不仅任务繁重，而且道路漫长。

食学体系的开山之作　惠及人类的食事认知

——《食学》

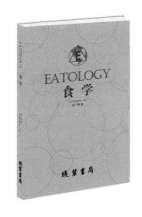

2019 年 2 月 28 日上午，北京东方美食研究院院长刘广伟先生的新著《食学》首发式在日本东京隆重举行，来自中国、美国、法国、日本等国家的世界顶级烹饪艺术家出席了隆重的首发式。作为刘先生的挚友，笔者有幸获赠新书，拜读后感触良多，令人"脑洞"大开。该书为北京东方美食研究院的重点课题项目，是作者耗时 5 年精雕细琢的一部有关食学体系的开山之作，带给我们一个全新的知识体系。作者指出，食学是有关食物生产、利用及秩序的学科，是从食物的角度对农学的扩充并更名，是关照 76 亿人食物利益的学科。食学，是站在一个更高的视角，来洞悉人与食物、人类与食物母体系统、食事与世界秩序之间的客观现实，并探究其中的运行规律，进而解决人类各种的食事问题，从而有助于我们生活得更加美好，使种群得以兴旺并延续。作者提出的"食界三角""食学三角""食学 3-27 体系"，首次把人类海量、碎片化的食事认知结合在一起，通过条分缕析地分类和梳理，构建出一个整体学科体系。全书逻辑严谨清晰，论述深入浅出，新思维、新观点、新概念、新论断俯拾皆是且令人耳目一新。该书可作为高等院校相关专业的辅助教材，是食业（农业、食品业、餐饮业、养生业、医疗业等）工作者的学习参考书，更应该作为普罗大众的保健生活指南。

食学体系的基本框架

作者指出，食学是一个大范围的知识体系，与人类的可持续发展息息相关，与每一个人的健康密不可分。通俗地讲，食学学科的创建是从食物角度对农学的扩充，其主要任务有三：助力食者健康长寿，推动建立 4.0 社会秩序，着眼于人类种群延续。食学体系的构建，首先是确定了"食物生产、食物利用、食为秩序"三合一的整体构架，其次是进行了"厘清已有学科、完善原有学科、确立传统知识体系的学科位置、填补空白"四个方面的工作，形成了 3-27 的整体体系。作者的主要贡献在于，厘清了 6 门已有学科，把农学厘清为食物种植学、食物养殖学、食物培养学三大食物驯化学科，其中食物培养学为新命名；把食品科学厘清为食物碎解学、食物烹饪学、食物发酵学三大食物加工学科，其中食物碎解学为新命名；完善了 7 门原有学科：把营养学充实并更名为食物元素学；把采摘、捕捞、狩猎、采集四大获取天然食物的方法归纳为食物采捕学；重新命名并确定了食物贮藏学、食物运输学、食物包装学、食为设备学、食者体构学。确立了 3 门传统学科，为弘扬古老东方对食物认知与利用的成果，确立了食物性格学、食者体征学、食物调疗学，从而确定了它们与现代食物认知学科平等的地位。填补了 11 门空白，其中本学学科两门，创建了进食学、食物审美学；交叉学科 9 门，创建了食物母体学、合成食物学、食为经济学、食为法律学、食为行政学、食为教育学、食为习俗学、食为文献学、食为历史学。

作者不仅搭建出食学体系的基本框架，而且以翔实的内容为读者提供了食学相关的百科知识，正如联合国负责经济与社会事务的前副秘书长、联合国可持续发展目标的主持制定人吴红波在阅读该书后所言：联合国可持续发展目标中 17 项主要目标中有 12 项与食物高度相关，分属于刘广伟先生提出的食学体系中食物生产、食物利用和食为秩序三部分，这简直是机缘，更是必然。可以说，食学体系是全人类的公共产品。

基本概念的推陈出新

作者坦言，食学既研究人体与食物之间汲取营养和能量转换的微观过程，又研究人类食行为与地球生态之间和谐相处的宏观过程。但食学并非束之高阁的空洞理论，而是关系到世界上每一个人健康与长寿的科学，是关系到我们子孙后代幸福生活的科学。作者认为，食学研究的目的是维护人与地球的健康，但目前"四大食病"威胁着人类的健康，"二大食灾"威胁着地球的健康。食学最突出的特点是其整体性，把农学扩充，将生产、利用、秩序放到一个箩筐里。第二个特点就是，包括了全人类的知识体系，涵盖对人体体征、食物性格的认知及食疗三个方面，即东西方的整体性和产用序的整体性。在食学体系中，作者独创了进食学和食物审美学这两门崭新的学科。尤其是进食学，填补了当下的空白。作者提出的"食学进食坐标""食学健康罗盘""食学健康表盘"等，旨在用形象生动的方式厘清食者、食物、食法、食废及食后征之间的动态关系，为人类找到有助于健康长寿的科学进食方法。进食学汇集了人类数千年的进食经验和智慧，对人体健康影响巨大，在食学中的位置十分重要，因此亟须将经验上升为理论，将智慧提炼成科学。食物审美学的创建有两个核心，一个是包括味觉、嗅觉、触觉、视觉及听觉的五觉审美；另一个是强调食物的审美具有双源性，是心理和生理反应的统一。该书的另外一个创新点是作者将健康从两段论变成三段论，分为健康、亚衡、疾病。亚衡概念的提出与确立，是预防疾病的重要抓手，从而彻底摆脱对医药的过度依赖。针对不同的阶段采取有针对性的措施：健康需要保养，亚衡需要调理，疾病需要治疗，而调理最大的潜力就是利用食物的性格去治疗疾病。作者指出，对食物性格与健康的关系，中华民族利用得最好，但是普及尚且不够。如果全人类都能对其合理使用，就会产生巨大的价值，能大大地节省医疗费用，从而为政府显著减轻社保负担。食学的发展将会促使人类潜在的寿命基因充分展现，呵护地球生态多样性和原生性的可持续，更好地造福人类。

食学问题的高度概括

作为一位富有家国情怀并能先天下之忧而忧的美食工作者，作者高度概括了当今世界面临的十大食学问题，分别是：世界"食物稀缺时代"已经到来，人类社会面临前所未有的挑战和变革；"合成物"进入人类食物链是一把双刃剑，对其带来的问题必须引起高度重视并严加防范；食物工业化生产的"伪高效"，正在威胁食物质量安全；"食病"群体增加至30亿，危及全球40%的人类健康；"食在医前"和"食疗"对保护人类健康的重要价值长期被忽视，导致患者多吃药和医疗费用倍增；"食学表盘指南"突破"金字塔指南"的二维认知，展示更全面的十二维理念；当今人类"食问题"此起彼伏、管控乏力，充分说明"农政"不如"食政"；人类"五大饮食陋俗"根深蒂固，"七种食物浪费"亟须立法控制；"食权"是人权的基础，当今世界亟须构建关照76亿人的"食为秩序"；人类"食共识"需要和衷共济的"共力"推进，以迎接"食业文明"新时代。针对这些人类共同面对的世界性问题，作者坦言，立足本业能更深刻地理解习总书记提出的"人类命运共同体"的伟大胸怀，这一目标的实现需要得到全世界的支持，更需要有力的"中国方案"来支撑。作者认为，习总书记所说的"中国方案"不是治理中国的方案，也不是"中国经验"，而是"建设一个什么样的世界，如何建设这个世界"的全球方案，是推动人类进步的千年大计，是维持世界繁荣的万年之策。食学研究的主旨，就是主张构建"世界食物共同体"，为解决当今人类食事问题提供全球共享的"公共产品"，因此无疑是支持"人类命运共同体"构想的"中国方案"之一。

倾心科普的惠民之策

作者谦逊地称自己为一介草民，人微言轻。然而，作为一个农民的孩子，一位自学成才且技艺精湛的知名大厨，一位没有受过高等教育但对食学有深入研究的儒雅之士，让自己的学识惠及更多的普罗大众，是他矢志不渝的毕生追求。尽管刘广伟先生已年逾花甲，但他老骥伏枥、志在千里，依旧在食学研究和科普的道路上乐此不疲，该书不仅有完整的食学体系介绍，而且介绍了许多惠民利民的食学科普知识。

作者指出，食事是人类文明之源，其在人类文明进程中的价值不可低估，它不仅成就了人类文明的过去，而且决定着人类文明的未来。智源于食，寻找食物的方法与过程，是开启人类智慧的钥匙；美源于食，果实的甜美、熟食的醇香成为人类最早获得的美感；礼源于食，对食物的谦让，是人类礼仪的滥觞；权源于食，谁控制了食物，谁就获得了尊重与服从；序源于食，获取食物是人类基本冲突的缘由，也是维持秩序的根本；嗣源于食，人类种群的延续依赖食物的可持续供给。人类对食事的知识，简称食识，是人类的宝贵财富，更是推动文明进化的重要力量。但今日人类的食识却远不尽如人意，呈现出海量化、碎片化、误区化及盲区化特征，这不仅影响我们对人类食事的整体认识，而且制约了人们把握和解决食事问题的能力。因此，作者总结出人类食事的共识——人人需食，天天需食，食皆求寿，食皆求嗣。该书作者通过创建"食学表盘指南"，突破"金字塔指南"的二维认知，为大众展示出更全面的十二维理念。作者创立了"AWE"礼仪，通过正视人类食物未来的稀缺性，号召全世界每个人在进餐前例行这一礼仪，以此尊敬并珍惜食物。他建议在进餐过程中不要狼吞虎咽，而要细嚼慢咽地"瞻前顾后"。他坦言，美食家必须比普通人长寿，否则就是单纯的"吃货"。为了提醒普罗大众进一步重视食学知识，作者在书中饱含深情地呼吁：食学改变你我，食学改变世界！食学必将有助于你健康长寿，可以使我们的种群延续。每一个热爱生命的读者，请毫不犹豫地去拥抱它吧！

千奇百怪的美味欺诈　食品行规的追根溯源

——《美味欺诈：食品造假与打假的历史》

在最近阅读的书籍中，给笔者留下深刻印象的是英国作者比·威尔逊所著的《美味欺诈：食品造假与打假的历史》。作为英国著名的美食作家和历史学家，威尔逊多年来在剑桥大学圣约翰学院担任思想史研究员，曾在英国时政周刊《新政治家》担任了 5 年的美食评论家，自 2003 年起，每周都在《每日电讯报》的美食专栏发表文章。在该书中，威尔逊认为，食品造假古已有之，且遍布世界，她通过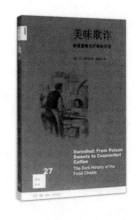剖析德国火腿和英国芥末、粉色人造黄油与纯番茄酱、假冒食品与合成食品、印度香米和婴儿奶粉等历史事件，以翔实的史料、清晰的逻辑和引人入胜的故事，揭露了人类近代史上在美味佳肴中暗藏的各种欺诈行为，提醒人们餐桌上交织着各种谎言。该书通过造假历史、食品政策、烹饪揭秘等内容的有趣混搭，向读者展示了造假的各种险恶手段、助长奸商涌现的风气、科学蒙骗与监管之间的激烈对抗，以及先哲们为建立值得信赖的食品标准所付出的不懈努力。同时，也歌颂了那些食品侦探和打假英雄，他们为调查厨房里的黑幕而身体力行，用毕生的精力告诉人们，他们吃下去的究竟是什么。该书内容详尽，语言幽默，图文并茂，作者深入浅出的写作风格使得原本晦涩难懂的专业问题充满乐趣。对食品行业一知半解的医务工作者而言，该书不失为一部优秀的科普读物，建议大家闲暇之余翻阅一下，定会开卷有益。

鲜为人知的食品行规

先哲告诉我们，一个不在意自己胃口的人，也很难注意其他事情。但事实上，我们每个人似乎都对食品美味的很多行规所知甚少。窃以为，阅读该书对增进读者这方面的知识大有裨益。作者在书中描述的一些食品行业的潜规则让人眼界大开，伪造、掺假、缺斤少两是食品行业常用的饮食欺诈伎俩。越是无关紧要的食品，往往利润就越大得夸张。 般而言，不良商家都有 3 杆秤：重的是买东西用，可以多买进；轻的是卖东西用，可以少卖出；毫厘不差的秤自己用，以便知道食品的真实重量。按照行规，葡萄酒是由新鲜葡萄发酵后的汁制成的酒精饮品，其中可以添加少量用来防腐的硫酸和用于调整酒精浓度的糖，但必须严格限制其剂量。但长期以来，铅是一种非常受欢迎的葡萄酒防腐剂，它可以抑制生物活体的生长，从而延长葡萄酒变酸的时间，让葡萄酒变得美味可口，葡萄酒商为了达到自己的目的，会在葡萄酒中加入铅。商标的现代含义起源于 19 世纪 70 年代，设计商标是为了让消费者买得放心，从而让他买更多的产品，而且商标有助于提高产品价格。但值得我们警惕的是，尽管品牌食品不会让消费者产生被骗的感觉，但是品牌本身很可能会变成一种骗局。20 世纪 90 年代，食品标签成为解决其安全问题的一副灵丹妙药，似乎只要贴上标签，任何问题都会迎刃而解。但是，历史事实证实，食品标签并不能避免欺诈行为的发生，依赖食品标签来打击食品掺假至少存在四大弊病：第一，食品标签确实消除了一些传统的欺诈手段，但转而利用看似专业的说法误导消费者；第二，晦涩难懂的标签说明反而令消费者更加迷惑；第三，诱导消费者忽视标签以外的信息；第四，对食品标签的过度信赖导致人们忽略那些没有标签的最基本食品。专家提醒，食品的安全性取决于其生产和销售者。时至今日，食品欺诈的表现形式更加多样，所带来的恐惧若隐若现，进一步导致人们对食品安全的偏执和不安，由食品引发的恐慌事件层出不穷。作者提醒我们，过度关注食品安全也会物极必反，如引起不必要的恐慌。对食品商家而言，他们并不惧怕罚款，而是怕被新闻媒体曝光。在这方面，媒体的警告在短期内确实起到了一定的作用。

千奇百怪的美味欺诈

回溯人类历史，我们必须坦诚，假货是商品经济的必然产物，只不过在食品工业上显得触目惊心罢了。制作及贩卖假冒伪劣食品，绝非鲜见的个案。该书主要描述了英国的黯淡昔日与欧洲食品制假打假的历史。作者指出，食物掺假的历史以 1820 年为界，这一年，现代西方世界首次针对食品中添加有毒物质或添加剂的行为进行查处和打击，而这正是源于德裔化学家弗雷德里克·阿库姆撰写的《论食品掺假和厨房毒物》一书的问世。阿库姆以证据确凿的事实揭露了美酒佳肴中的明知故犯，如英国人用树叶、石灰、面粉伪造茶叶和咖啡，用白黏土制成含片，在胡椒中掺入灰尘垃圾，用铜染绿泡菜，用硫酸勾兑出醋，用掺有色素和甜味剂的南瓜汁冒充新鲜果汁；美国人往葡萄酒里掺水银，往儿童糖果里掺铜和汞等。随着肆无忌惮的美味欺诈甚嚣尘上，醇厚香滑的牛奶中添加了大量有害物质；口感清新的草莓味食品竟然没有一颗草莓；标明纯天然、绝无添加剂的香甜松软的面包内却充斥着大量的漂白剂、人工调味剂；小饭店菜牌上推荐的那些所谓家常浓汤，其实就是你平时嗤之以鼻的罐头汤；食物中加入苯甲酸不仅对人体有害，而且有助于番茄酱制造商用劣质的西红柿制造出美味的番茄酱；冰箱里一片片红白相间、肥瘦适中的培根让人垂涎欲滴，等到下了锅，你会发现水比肉还多，煎培根几乎成了炖肉片。人约有 9000 个味蕾向我们传达复杂的信号，告诉我们哪些食物是安全且可以食用的，为了满足人们的味觉需求，各种香料的添加剂如雨后春笋般不断涌现。1966 年，一种人造的菠萝食品只含有 10 种化合物和 7 种天然油；到 1986 年，英国食物中所含的香料多达 3500～6000 种，香料占了所有食品添加剂的 95%。香兰素是如今世界上使用最普遍的香料，每年的市场销售超过 12 000 吨，由于天然香兰素的提炼成本为人工合成香兰素的 6 倍之多，最终的结果是，所有廉价"香草口味"的食品实际上都是使用的人工合成香兰素。目前对于食品添加剂的安全检测通常都只针对某种孤立的物质进行，但在日常生活中，消费者食用的是多种食品添加剂的混合体，其中的相互作用难免会导致出人意料的结果。

难以置信的造假伎俩

长期以来，有效避免食品行业的欺诈行为，只不过是人们的一种美好愿望。食品欺诈如同贪欲、欺骗一样，不仅是历史的遗迹，而且通过不断改头换面与我们如影随形。只要消费者与制造商之间仍旧存在较长的销售链条，食品欺诈就不可避免。随着食品货运的全球扩展，销售链条的长度有增无减，食品欺诈自然就会与日俱增。作者指出，对葡萄酒的造假自古就有，酿酒这门艺术喜欢笼罩在神秘色彩中，那些被隐藏起来的商业秘密往往都是违法的，在非洲，为了让葡萄酒口味更加柔和，制造商会在酒中掺入石膏；为了让葡萄酒的口感更柔滑，希腊人在其中掺入陶土、白垩粉、盐或海水，加入白垩不是为了防腐，而是有助于澄清并改善葡萄酒的颜色，更有甚者，用含有剧毒砷元素的品红为葡萄酒染色；在意大利，制造商甚至会在酒中掺入树脂沥青。在包装上造假者也煞费苦心，他们将酒瓶的塞子染成红色，使它们看上去似乎与葡萄酒接触了很长时间。除此之外，也有绝对无害且能让葡萄酒更加美味的添加剂，最常见的就是蜂蜜，但其用量巨大，一般与酒的比例为 1∶1。如果说葡萄酒掺假很常见，那么烈酒掺假就更为普遍了。这个行业总是充满着稀释剂、人造调酒剂和掺假者。他们从芜菁中提取白兰地，或用绿矾"改良"烈酒，用各种粮食和调味品伪造杜松子酒。食品的造假就更是不胜枚举，如有的地方的"炸豆腐"，其实就是将硫酸钙、颜料和淀粉的混合物放在地沟油中炸出来的。还有人造鸡蛋，造假者首先将骨胶、苯甲酸、凝结材料、明矾以及一种不明粉末混合，由此制造出蛋清部分；而后采用柠檬黄食物色素、海藻以及含有氯化钙的液体混合而成蛋黄；随后，将蛋黄和蛋清分别置于特制的模具中成形；最后一步是在整个蛋黄和蛋清上浇一层含有固体石蜡的液体，以便在其表面形成白色的坚硬外壳。研究分析显示，这种人造鸡蛋不仅没有任何营养成分，而且可能会导致明显的腹痛、记忆力丧失和谵妄症状。美味欺诈不仅伤害了人类，对货真价实的好食品也将贻害无穷。

名著名刊的不朽贡献

作者认为，掺假是工业化城市中流行的顽疾，掺假之风大盛的国家均是对食品实施相对不干涉的国家，而英国是第一个同时满足上述两种条件者。但只要有人在食品中掺假，就会有正义之士去阻止其发生。如果说《论食品掺假和厨房毒物》这本书改变了一切，可能有些夸张，但阿库姆的文章提醒人们认清了一个事实：几乎所有现代化工业城市中出售的食品或饮品都不如看上去那样美味，其制作方法也和我们想象的迥异，为欺骗消费者无所不用其极制造出的食物必将谋财害命。除了阿库姆及其著作外，美国作家厄普顿·辛克莱创作的畅销小说《丛林》、如今誉满全球的《柳叶刀》杂志，都对遏制食品造假行为发挥了不可或缺的作用。小说《丛林》记述了芝加哥肉联厂的生产状况，夸张地描绘了美国人摄入肮脏不堪食品的现状。辛克莱让公众对食品产生了恐惧和厌恶，正如他那句著名的自嘲："我想触动公众的心，结果一不小心触到了他们的胃。"这一恐怖的纪实直接催生了 1906 年美国的《纯净食品和药品法》，

托马斯·沃克利原本是一位有着远大前途的医生，在经历新婚遇袭、房屋被焚毁、保险公司指控其纵火骗保等一系列事件之后，尽管赢了诉讼，却动摇了其悬壶济世的决心，于是他在 1821 年创建了医学周刊《柳叶刀》。英文中"lancet"一词有多重含义：在医学领域，它是一种用于切割的双刃

手术刀，正如《柳叶刀》的双重目标——停止废话和终止疾病；同时，它还是一个鲜为人知的建筑术语——哥特式尖拱窗，其作用是有助于光线进入室内。创刊伊始，《柳叶刀》的目标就是成为一本集启迪性和批判性于一身的期刊。沃克利坚信正确的宣传方式所引发的热情会产生良好的效果，所以他的初衷是将《柳叶刀》打造成一本以普通大众为读者的刊物，打破所有阻碍英国健康发展的桎梏。他认为，健康问题不仅仅是个人的事情，还需要获得整个社会的关注。为了使医院统计数据公开化，医疗企业更加公开、专业、民主，该刊发起了一系列运动，毫不留情地对冒牌及不称职的医师、不适当的穷人救济制度、军队里无情的体罚制度等予以抨击。为了维护公共健康，沃克利认为《柳叶刀》有必要将美味欺诈作为重中之重的关注目标。于是，沃克利和通过显微镜发现咖啡掺假的哈塞耳达成合作协议，1851~1854年，哈塞耳在《柳叶刀》上开辟专栏，长期分析那些在伦敦随处可以买到的食品和饮品的抽样分析结果，介绍各类食品质量，并实名揭露假货奸商。《柳叶刀》在打假活动中最睿智之举就是采用"以己之矛攻己之盾"的计谋，借用商业广告的谎言打击广告中的"完美商品"。由于《柳叶刀》定期公布检测报告，让食品掺假首次从人们茶余饭后闲谈的轶事成为经过统计的事实，对打击并预防美味欺诈发挥了不可磨灭的作用。

技术进步的助纣为虐

威尔逊指出，从很多方面来看，食品制假的历史就是一部人类近代史，而该书为我们讲述的就是这样一段鲜为人知的尘封历史。由于现代科技日趋精妙复杂，欺诈行为也变得更具有隐蔽性和富含科技性，从而呈现出现代欺诈行为的显著特征。如今距阿库姆笔下的欺诈世界已经过去200多年，但昔日的美味欺诈在许多方面与当下的现实毫无差异：科学可以揭露掺假，也同样可以制造骗局，消费者与生产者之间的环节依然是那么遥远而曲折，不顾后果地靠牺牲他人健康赚钱的骗子同样存在。20世纪是人造食品的世界，两次世界大战期间的资源匮乏，助力了食品替代物的普及。第二次世界大战后的技术发展，使人造香料和色素的应用一路高歌猛进，但对其毒副作用的揭露总是明显滞后。罐头等速食品市场销售大增，天然食物的消费比重下降，导致消费者对人造食物习以为常。

时至今日，尽管人们对食品添加物的作用仍莫衷一是，但在美味欺诈上，科技进步的作用无异于助纣为虐。化学材料和快速冷冻技术为掩饰食品的缺陷，欺骗公众的眼睛、嗅觉和味觉提供了帮助，现在只有训练有素的专业人员才有可能识别出美味欺诈。仿真食品大行其道，几乎都依赖于科学技术的日新月异，加上人性泯灭、良知沦丧的黑心商人的肆无忌惮。超市里那些琳琅满目且种类繁多的精细食品，甚至还有纯用添加剂制造出来的人造食品，如人造糖果、人造鲜肉、人造鸡蛋及人造奶酪等。在这些纯粹的化工产物中，充斥着横行无忌的添加剂、怙恶不悛的色素，这些看似诱人的美味食品必将对人体健康贻害终生。有关研究显示，由于饲养方式的改变，如今鸡肉中的脂肪含量相当于 35 年前的 4 倍；超市中销售的蔬菜和水果中所含的营养成分远远低于 50 年前，过去吃 1 个橘子所摄取的维生素 C 含量是现在的 8 倍；食用常规食品的学龄前儿童，尿液中所含有的农药残留是食用有机食品儿童的 6 倍。作者坦言，如果说人类食品的历史上存在真金白银的时代，少说也距今千年之遥，坑蒙拐骗的历史恐怕要比实实在在的日子长得多。食品行业制假售假的行为古已有之，这一现象更是与科技、经济、政治等多重因素携手并进，共同创造出一个"痛并快乐着"的人类美味世界。

防范欺诈的锦囊妙计

威尔逊认为，掺假食品就好像贫穷一样，似乎永远伴随在我们身边。贪婪是一切欺诈的源头，贪欲是人类历史上永远挥之不去的阴影，而当今我国的食品造假也与当年西方的美味欺诈殊途同归。从经济学上看，欺诈从来就是一个"劣币驱逐良币"的过程，除非有日趋完善的法律及其执行体系，以及对法律有所敬畏的文化。在商品化的社会，无论古今中外，仅凭完善的司法系统，食品造假绝不会销声匿迹。随着国内餐饮业兴盛、养殖业乃至饲料业的繁荣，人们的生活水平明显提高，然而，当人们尽享美酒佳肴之时，如何吃得健康就成为当务之急。面对无处不在的美味欺诈，如何防范食品造假，作者给出了切实可行的应对之道。

威尔逊指出，最好的办法是用可靠的知识武装头脑，对真品了如指掌，吃一些货真价实的基本农产品。其他的技巧包括：第一，购买完整且新鲜的食品；第二，从你信任的人那里购买，如果他们就住在附近，情况会更好；第三，自己烹饪，要了解食品中所含的各种成分，这样你就能分辨真伪；第四，要敢于揭穿骗术；第五，最重要的就是相信自己的直觉。

生如夏花之绚烂

——《生之愉悦：中美患者人生感悟&顶级医者诊治心经》

每逢岁末年初，都是总结过去和规划未来的时候。此时，对笔者而言尤为特殊，不仅在人生的旅途中年过半百，而且依依不舍地离开了自己从事27年的编辑岗位，已知天命之际将在新的管理领域开疆拓土。就在辞别旧岁喜迎新年的众多信函与贺卡中，笔者意外获赠一本书名别致、内容新颖、版式唯美、印刷精良的新书，更为欣喜地看到，作者是一位颇具文采的医学博士，这就是许琳所著的《生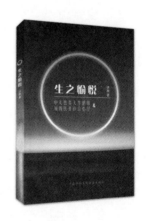之愉悦：中美患者人生感悟&顶级医者诊治心经》。本着对新书先睹为快的热情，借一个少有的闲暇周末，在自家温暖的阳台上一口气读完全书，感慨之余将读后的心得笔录于此，以飨读者。

就在全球蔓延世界末日即将来临的恐慌之中，《生之愉悦：中美患者人生感悟&顶级医者诊治心经》一书为信奉科学的人们带来一缕阳光，独具匠心的封面设计充满寓意，追求健康战胜病魔的动人故事引人入胜。在该书的扉页上，作者开宗明义地写道：献给被疾病困扰的个人和家庭，献给不可预知的人生，献给我们仅有一次的生命。

该书动笔于作者在美国哈佛大学医学院附属麻省眼耳医院研修阶段，完成于回国为母校继续效力期间。尽管中美之间的文化差异明显，社会制度和价值观不同，但所面对的主要疾病有其共性。为此，作者独具慧眼地选择了盲/低视力、乳腺癌、糖尿病、阿尔茨海默病及艾滋病等发病率高、社会关注度大的疾病，通过一个个曲折委婉的疾病诊治经过、真实可信的人物访谈故事，向我们描绘了中美两国患者的人生感悟和顶级医者对治疗这些疾病的心路历程。通过对生命的思考，对人生的感悟，对当前中美共同关注医学热点的探究，加之对文学的偏爱，促成作者在前言中坦陈：用我的足迹，穿越万里远涉重洋，找寻科学前沿资讯；用我的思维，探访中美医学权威，进行一场巅峰对话；用我的眼睛，审视医学服务理念与模式；用我的心灵，感受疾病与生命的故事；生命多么美好！

在"盲/低视力篇"中，作者告诉我们，当今世界，每1分钟就出现1名盲童。残障人士对社会的贡献，不能用国内生产总值（GDP）来评价，而是对文化和道德的贡献。通过15个故事或人物专访，以独特的视角表明，盲人数量居世界第一的中国，盲人在公众场合的出现率却远低于欧美发达国家。究其原因，无障碍设施的明显缺失、社会文化心理因素导致盲人缺乏足够融入社会的意愿，全社会需要提高帮助残障人士的意识，应给弱势群体平等的眼光和共生的天地等。

在有关乳腺癌的篇章中，作者在开篇就直言，没有女性会不关心自己胸部的尺寸，但并非每个人都关注乳腺健康。文中不仅介绍了中国乳腺癌的现状和危险因素，而且在治疗上从"可耐受的最大治疗"进展到"有效的最小治疗"。肿瘤个体化治疗为大势所趋，在不能彻底消灭肿瘤之时，就要与瘤共生，带瘤生存也是生存。中美专家对乳腺癌的诊治水平日趋同步，但作者发现，中美顶级医院之间最大的不同在于"社工部"。在美国，医疗领域的社工数量众多，且服务是免费的，无须为医院创造任何经济效益，当然，医院开展此项服务的重要前提是美国的医院可以得到来自个人或企业、机构的大量捐赠。

我国每 10 个人中就有 1 位糖尿病患者，其中只有 40% 的糖尿病患者知道自己的病情，还有 60% 的人未得到诊断。在"糖尿病篇"中，作者通过对 3 位典型患者和 11 位不同领域顶级专家的采访，告知我们要想成为"抗糖达人"，就需要理智与快乐地生活。美国对患糖尿病 50 年仍然生存良好者的研究显示，这些人都是非常快乐的人。由于糖尿病伴有多种并发症，尤其是糖尿病视网膜病变的症状隐匿，故提醒患者需要早期筛查、定期随访、及时介入。哈佛大学医学院加斯林糖尿病中心运动医学部的经验显示，每个人都会从某种锻炼中获益，运动医学重在专业性与对人体全局的掌控，不必一次完成运动，可以分次进行；生命在于运动，运动在于科学。

面对中国的老龄化问题，独生子女政策带来的"4+2+1"家庭模式，以及日常生活中难以辨识的正常人的老龄化与疾病导致的失智问题，作者写下阿尔茨海默病这一章。通过 2 位典型患者的诊治过程以及对 10 位有关人士的专访，作者对这一疾病的总结如下：阿尔茨海默病不仅威胁中美两国，而且其发病率在全世界均与日俱增，需要寻求全球的解决方案。家庭成员要注意识别阿尔茨海默病的早期信号，让患者享受人生的最后时光。共同创造的记忆，谁也抹不去；珍惜现在的每一刻，因为昔日不再来。阿尔茨海默病患者逐渐丧失了尊严，也是亲属沉重的负担，患者不仅需要精神慰藉、悉心照顾，也有生理需求，哪怕是八十高龄，这一点不容忽视。

在该书的收官之篇，作者讨论了必须面对的艾滋病问题，不仅亲自采访了 11 位艾滋病患者，包括感染艾滋病病毒超过 30 年、世界上生存期最久的感染者，还记录了就这一疾病与首席科学家、普通医生以及志愿者等 11 人的思想交流。作者认为，艾滋病病毒不是一切痛苦根源的挡箭牌，患病不等于向生活停止索取，感染者仍旧可以做生活的强者。没有人终其一生纯净无瑕，如果不好的事情已经发生，并不意味着好事就一定不会到来；但如果没有健康，生活就会失去真正的快乐。作为感染者，历经生活中的悲剧，一定要有所借鉴，就怕最后一无所获，那才是真正的悲剧。让自己笑，逗别人乐，幽默感对活得长久很重要。作为专业人士，更重要的是帮助感染者唤起自身内在的力量，减少对感染者的歧视，医生团队的领头人至关重要。拥有一位可以长期信赖的医生太难，医生要加强学习并懂得尊重患者。从该书中可以看出，艾滋病病毒就在身边，并不是多性伴侣或对感情随便的人才会感染，保护自己是每个人首要的责任。随着科技的进步和诊治水平的提高，艾滋病已被定义为一种慢性疾病，感染者有着漫长的人生，艾滋病改变的不仅是生命而且是人生。通过多学科协作，必将明显提高艾滋病病毒感染者的生存质量。正如一位患脊髓灰质炎的艾滋病领域志愿者所言，我希望见证，终有一天，艾滋病病毒就像曾经的脊髓灰质炎病毒一样，只成为一段记忆。

古往今来，人类最强烈的欲望不是功名利禄，不是爱恨情仇，而是求生。在求生进而拥有健康而美好的人生面前，其他诉求都显得苍白无力。我们在亲人的欢笑声中诞生，又在亲人的悲伤中离去。生命是一段旅程，就像一个不断疗伤的过程。科学的进步，使我们得以凭专业导航，借时间疗伤，用坚强自救。通过阅读该书，笔者真正领悟到人生的真谛：每个人都有责任让这个世界变得更加美好，只有充满对生活的热爱，保持健康向上的态度，才有可能使生如夏花之绚烂，死如秋叶之静美。

残酷的现实　未尽的人生

——《此生未完成：一个母亲、妻子、女儿的生命日记》

在广大人民群众的物质生活水平大幅度提高之后，对健康的需求就日益高涨，医疗保健书籍的热销、养生讲座的人满为患、健康体检中心如雨后春笋般出现、琳琅满目的各种补品令人目不暇接就足以为证。然而，在广大医务工作者之中，却存在着与大众截然相反的现实：日常繁重的医疗工作使他们不堪重负，"看病难、看病贵"的舆论压力让他们不敢懈怠，崇高的职业素养使他们忍辱负重；尤其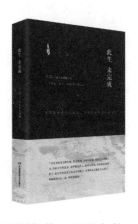是对我们这些已知天命者，自恃拥有得天独厚的医疗便利条件，对不良的生活习惯执迷不悟，对众多同伴的积劳成疾熟视无睹，总以各种借口无视健康的重要和生命的可贵。最近，一位同行好友将于娟用生命写成的《此生未完成：一个母亲、妻子、女儿的生命日记》一书送给笔者，读后自己的心灵受到震撼，潸然泪下，感触良多。该书是 2009 年 12 月于娟被确诊患乳腺癌后，用生命写下的病痛的苦楚、人性的感悟、求生的意志。在一年多的病中日记里，她反思生活细节，并发出"买车买房买不来健康"的感叹。虽然几经生死，但她仍与命运顽强抗争，在人生最后的日子里，于娟完全放下了生死，抛弃了名利权情，去反思和写作。所有的浮躁沉淀了，所有的伪装剥离了，所有的喧嚣远去了，所有的执着放下了。纵观全书，并没有虚无缥缈的理想和空洞的说教，只有一个平凡的女子，是一个普通的女儿、妻子、母亲对健康和生命最单纯的感悟。经过与顽疾的殊死拼搏，于娟最终于 2011 年 4 月 19 日离世。留给世间的，是自己在生死的边缘用生命写下的对后人有益的病中日记。读书，要读的是别人的思想，相信在这个凄婉的故事里，我们不仅会为她的英年早逝而扼腕痛惜，更会反思自己的人生。

文笔娟秀的才女

该书作者于娟于 2000 年本科毕业于上海交通大学，2007 年获挪威奥斯陆大学经济学硕士学位，2008 年获复旦大学经济学博士学位。她是一名讲师，生前执教于复旦大学社会发展与公共政策学院，曾荣获复旦大学优秀青年教师称号。虽然她的研究方向是环境政策和能源政策，但其文字直指生命和心灵。该书再现了一个普通人未完成的一生和创造的生存意志与生命奇迹。于娟以诚挚的文字，讲述了病中所见的人和事，病痛的苦楚，她对生命的感悟，对父母、丈夫、儿子割舍不去的亲情，也追述了那些散落在她身后的时光，她与姥姥之间的动人故事，她在挪威的求学经历，她的童年及周边朋友的故事。在与病魔抗争的过程中，微博"复旦教师抗癌记录"和博客"活着就是王道"记录了她生命最后的旅程。在她的生命日记中，她反省了自己不良的生活习惯和生活细节，以生死经历总结出许多富有哲理的人生观点。尽管走向死亡的过程是如此黑暗，于娟却通过自己的努力让这段不归之路变得充满阳光。书中令人深省的语句俯拾皆是，比如，如果不能和别人比生命的长度，那就去比生命的宽度和深度吧！作者不仅以优美的文字记录下了她生命的痕迹，也在告诉生者：要好好活着，保持乐观、豁达的生活态度，爱护身边的每一个人，要感恩生活，善待生命。

医学无助的痛楚

发病伊始，于娟的身体就频繁出现常人难以忍受的疼痛。最初检查结果显示可能为血液系统疾病或癌症，曾怀疑为多发性骨髓瘤，最终病理分析确定为乳腺癌骨转移。正因为如此，她突然明白疾病被发现时已经为晚期，蚀骨是骨转移，断肠与腐心是化疗体验。于娟的亲身经历显示：无论多高的受教育程度，无论医学治疗手段如何日新月异，西医很多时候的束手无策势必导致庸医的大行其道。人在很多时候，尤其是面对生死的时候，会辨识不清真相，会误判，会被骗。求生的愿望使得于娟及其家人对民间治疗癌症的秘方深信不疑，稍有医学常识的人都能识别以下无效的神奇配方：中药+饮食控制+富硒水+富硒茶，100天后就能够让癌细胞消失。然而在她滴米未进仅40天后，在朝夕相伴的病友已经到达天堂之际，她出现咳嗽及吐血的症状，继而气喘心跳加速，生命危在旦夕，被接回上海抢救。

乐观豁达的强者

鲁迅说过：真的猛士，敢于直面惨淡的人生，敢于正视淋漓的鲜血。于娟真的很坚强，在没有确诊前，她每日呕吐几十次，几十次地痛到晕厥，但在得知患乳腺癌时，她居然高兴地笑了，因为乳腺癌相对而言不仅更好医治，而且治疗效果更佳。经过6次的化疗，终于可以暂时出院。她是一个非常阳光的人，即使在死亡阴影的笼罩下，这阳光依然灿烂。在被确诊患有乳腺癌之后，一个男性亲戚只知她得了重病，发来短信说：如果需要骨髓、肾脏器官什么的，我来捐！丈夫念给她听，她哈哈大笑说："告诉他，我需要他捐乳房。"当然，在这生死关头，于娟不可能只是傻乐，她对人生有深刻的反思。她谈道：家属其实比患者更痛苦，患者苦的是肉，家属苦的是心。患者有内疚，但不要让这种内疚成为患者与家属的隔膜和更深重的负担。虽然生病使生命变得惨淡，但是有更多美好的东西让我们不离不弃，让我们选择一起坚持，共同战斗。战胜病魔延续生命的渴望使她感悟到：人生中遇到关键的人和珍贵的事，要积极争取，可以失败，但不能放弃。凭着对生命的热爱，于娟写道：无论任何地步，我都不会选择自己走，哪怕，万劫不复的痛。经历 14 次化疗的冲击，她依然恪守"我手写我心"的初衷，靠着顽强的毅力记录着自己认为是孤本的人生。在病痛和治疗的摧残下，她仍能写下如此灵动的文字，面对步步紧逼的死神依然谈笑自若。她的言谈举止使笔者感到的不只是钦佩，更是感动，在她已被疾病折磨得变形的躯体里，仍蕴藏着如此活泼的生命力。正如尼采所言：凡是不能杀死你的，最终都会让你更强。

现身说法的教师

在思考自己为何会得癌症的同时，于娟时刻没有忘记教师的职责和使命，她想到怎么去做一些有意义的事，让更多的人了解癌症，并远离它。于娟一直就想把她患病以来的所见、所闻、所思写出来，她说："我做不了什么，能做的只有无所畏惧了。"她以"活着就是王道"为名开了博客，病情稍有缓解，就开始在博客上大量写作。于娟在电脑前待的时间极长，争分夺秒地将自己的感悟与世人分享。她告诫读者：学会和医生交流，是患者和家属的第一课，最好让患者与医生直接对话。对患者而言，家人的应之若素、处之泰然其实堪比良药仙丹。她说："得了病我才知道，人应该把快乐建立在可持续的长久人生目标上，而不应该只是去看短暂的名利权情。名利权情，没有一样是不辛苦的，却没有一样可以带去。""生不如死、九死一生、死里逃生、死死生生之后，我突然觉得一身轻松。不想去控制大局小局，不想去多管闲事淡事，我不再有对手，不再有敌人，我也不再关心谁比谁强，课题也好、任务也罢，暂且放着。世间的一切，隔岸看花、风淡云清。"这就是她真实的内心感受，是用生命写就的日记。在与疾病抗争的日子里，她用时一年多在病榻上陆续记录下自己的亲身经历，文章很快引起了巨大的反响，她乐观、豁达的人生观深深感动了无数人。她的义举受到许多媒体、社会各界以及广大网友的关注和热议，其博客的访问量已超过700万次。在人生最艰难的时刻，她找准了自己的位置，用生命践行着教师的使命。她的文字不仅关系到癌症和养生，更关乎灵魂和理想。

挪威森林的遗愿

当年于娟去挪威学习环境经济时，被挪威郁郁葱葱的森林所震撼，经过在异域他乡两年深造学成归国前，她许下了"把挪威森林搬回家"的愿望。于娟回国后，一时忙碌把这事放在了一旁，在查出患了癌症后重拾旧愿，把它郑重地交给了妈妈。"挪威的森林"基地选在于娟山东老家的一片荒坡上，母女俩的愿望就是把这片荒坡变成"万亩林"，并希望能申请中挪合作的能源林研究示范基地。然而，这个风华正茂、拥有留学经历和博士学位的复旦大学青年教师，在与晚期癌症抗争16个月之后终于撒手人寰，就在我们为她的离去叹息时，复旦大学和中国旅挪专家学者联合会都已决定支持这个能源林项目。于娟的家人也表示，《此生未完成：一个母亲、妻子、女儿的生命日记》一书的版权收益将用于支持能源林建设的公益基金，而于娟就葬在这片能源林中，待到山花烂漫时，她一定会含笑九泉。

掩卷遐思，时间是个矢量，碎在身后便永无更改。人之一生，犹如远行，背负行囊马不停蹄，从生到死，奔波劳碌也注定要回归尘埃。人总是在失去的时候才会懂得珍惜，于娟虽在人生中最美好的而立之年驾鹤西去，似流星划过苍穹，但她至少璀璨过，而她留下的日记必定会唤起我们更加积极地追求健康快乐的生活，这比什么都重要。

聚北大杏林精英之力　行专业护心科普之道

——《呵护心健康》

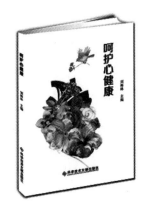

恰逢盛夏，正值众人因天气炎热而非常倦怠之时，意外收到北京大学第一医院刘梅林教授的心血管科普新作《呵护心健康》的校样，她希望笔者能认真学习后对该书谈谈自己的读后感悟。平心而论，笔者虽是医学院校科班毕业，并已经在为人作嫁的医学期刊领域服务于杏林逾三十载，但对心血管这一日新月异的前沿领域的最新进展却所知甚少，就医学科普而言也是十足的门外汉。然而，作为相交多年的老友，恭敬不如从命，只好勉为其难。承蒙刘教授的不弃，给了笔者一个先睹为快的学习机会，拜读之后，笔者不仅开阔了视野，获得了心血管领域的最新知识，而且更为钦佩刘教授所领衔的团队为心血管疾病科普所做出的艰辛努力。

热心科普的业界精英

作为一位多年来从事心血管疾病的临床、教学及科研工作的聪慧女性，刘梅林教授不仅对冠心病、血脂异常、高血压、高尿酸血症、血栓性疾病的诊治有着极为丰富的临床经验,而且尤其擅长老年心血管病的诊疗工作。其科研的主攻方向为动脉粥样硬化性疾病的临床及发病机制研究,近年来研究成果颇丰:完成了科技部重大新药创制科技重大专项"参元胶囊治疗冠心病的新药研究"并获得国家专利,主持国家国际科技合作专项项目"评估阿司匹林疗效的基因诊断系统研发","十二五"国家科技支撑计划项目"特殊人群治疗风险及策略的临床转化医学平台研究"。参与多项行业共识和指南的制定,作为主要执笔人完成了"中国血脂异常老年人使用他汀类药物的专家共识""老年高血压诊断与治疗的中国专家共识""中国女性心血管病预防专家共识""绝经期女性血脂管理专家共识"等。作为第一作者或通讯作者在国内外发表专业论著逾 200 篇,并主编多种心血管领域的教材。作为相识多年的挚友,笔者以为"能者多劳"这一词语在刘梅林教授身上得以完美体现。除了日常繁忙的临床诊疗工作外,她在多达数不清的心血管专业学术组织任职,还是超过 10 种专业杂志的副主编或编委。尽管临床和科研任务繁重,但长期在日常工作中宣讲健康科普知识,她因而成为一位热心科普的业界精英。她不仅积极投身各种有益于普罗大众的健康公益活动,更是对心血管领域的健康科普情有独钟,曾主编并出版过《健康心策略:心血管疾病的预防与治疗》等多种通俗易懂的科普图书。今天,她带领自己的北京大学第一医院团队,涉猎广泛地汇聚当今国际上最新的科研成果,精心打造《呵护心健康》一书,更是彰显了一位学界精英挥之不去的科普情怀。

呵护人心的博爱之举

近年来,随着国人物质生活水平的大幅度提高和饮食习惯的改变,我国心血管疾病的患病率呈持续上升趋势,患病人数约为 2.9 亿。毫无疑问,如今心血管疾病已经跃升为威胁人类健康的头号杀手,是普通人群中致残、致死的首要原因。我国的最新资料显示,心血管疾病导致的死亡人数远高于肿瘤及其他疾病所致的病死率，每 5 例患病死亡者中就有 2 例死于心血管疾病。此外，由于国人普遍不太重视疾病的预防，加上不良生活习惯的影响，以及我国医患对慢性病管理和疾病康复知识的匮乏，导致中国医疗"只卖汽车，不建 4S 店"的情况比比皆是，从而使得患有心血管疾病相关危险因素的人群正在迅速增加，心血管疾病的防控任务日趋艰巨。如果不进行及时有效的预防，必将导致心血管疾病患者的数量持续增加。作为在临床从事心血管疾病诊治逾三十载的专科医生，刘梅林教授在救治大量患者的工作中积累了丰富的临床经验，同时也目睹了无数心血管疾病导致的人间悲剧，对心血管疾病给患者及其家庭带来的痛苦感同身受，更深刻地感悟到"大医治未病、防患于未然"对心血管疾病预防的意义所在。为了以实际行动呵护心健康，刘教授偕自己年轻有为的专业团队，以通俗易懂的语言、引人入胜的方式，将全球最新的研究成果与北京大学第一医院长期的临床实践经验相结合，领衔撰写了这本科普作品，冀以传递心血管领域预防为主的博爱之举。平心而论，该书并非鸿篇巨制的学术专著，而是一本由心开始以呵护大众健康的医学科普手册。作为有志于从事心血管疾病科普的白衣天使，作者旨在通过传递国内外心血管领域学术进展的前沿知识，帮助公众树立心血管疾病防治的现代理念，从而有助于每位公民都能成为自己健康的第一责任人，以实际行动践行习近平总书记"没有全民健康，就没有全面小康"的号召。

深奥学识的通俗科普

通过认真学习，笔者深刻感受到刘教授领导的这支博学识广的高素质科研团队的独具匠心，他们不仅对临床和科研工作倾心投入，对心血管科普工作情有独钟，而且乐此不疲地沉浸其中。这本集知识性与趣味性于一体的科普新作，不仅为广大病患传授心血管疾病防治的现代理念，而且介绍了许多简便易行的强生健体之道。从认识心血管系统及动脉粥样硬化性疾病开始，以通俗易懂的语言向读者介绍了心脏这一人体发动机和维持生命的通道——血管系统的构造及功能,通过描述人体衰老相关的心脏变化,提醒人们动脉粥样硬化性疾病是危及人类健康的无声杀手。本着"大医治未病"这一预防重于治疗的理念,该书在内容编排上也颇具匠心。开篇不久,作者就将预防疾病的重要性放在凸显的章节,向读者传递了保持健康生活方式是防患于未然的重要措施这一理念,并给出维护人类健康最基本的治疗方法,包括戒烟限酒、降低体重、适度运动及合理膳食。除此之外,该书还系统地介绍了临床常见的心血管疾病及其相关的异常,涉及高血压、血脂异常、糖尿病及糖尿病前期、高尿酸血症、冠心病、心功能不全、常见的心律失常、心房颤动、卒中、深静脉血栓、肺栓塞、阻塞性呼吸睡眠暂停低通气综合征、心血管病相关的心理疾病,以及需要与心血管病相鉴别的常见疾病。除了百姓日常经常遇到的疾病外,作者也非常细致地介绍了心血管疾病治疗中所涉及的多种常用药物。为了使读者对心血管及其相关疾病有更全面的了解,对心血管疾病常用的检查方法及其相关的适应证,该书也进行了言简意赅且通俗易懂的介绍。书中的内容几乎涉及了临床常用的检查方法,包括常规心电图检查、运动心电图试验、运动心肺功能检查、动态心电图、动态血压监测、超声心动图、冠状动脉 CT 检查、颈动脉超声检查、外周血管超声检查等。为了丰富读者的相关知识,该书也由浅入深地向读者介绍了心血管疾病介入治疗的前世今生,包括冠心病的介入诊断和治疗技术的发展与现状、心脏电生理检查、射频消融治疗、起搏器植入术、植入式心脏复律除颤器。最后,对一些常见手术如冠状动脉搭桥术等的适应证和禁忌证也做了详尽的介绍。如此深入浅出的心血管知识科普,不仅有助于广大读者了解更多的医学知识,有利于医患更好地沟通,而且有助于患者及其亲属做出最后的知情同意决定。

惠及大众的护心之道

依笔者愚见,对学识渊博、医术精湛的专家而言,从事驾轻就熟的医学临床和科研工作与撰写大众喜闻乐见的科普作品,在本质上差异巨大,而且即使投入相同的精力，其获益依旧存在天壤之别。窃以为，这也就是为何热心投入医学科普创作的名医大家鲜见、导致我国医学科普创作中有"高原"无"高峰"、缺乏精品力作的根源所在。非常感谢刘梅林教授及其率领的这支高水平且乐于通过科普创作奉献爱心的团队，他们以实际行动积极响应"以促进大众健康而营造和谐社会环境"的号召，在日常繁忙的治病救人之余，牺牲自己宝贵的休闲和度假时光，携手同行、和衷共济，通过不懈的努力而呈现给普罗大众一部科普精品力作。不仅如此，这本兼具科学性和可读性的图书也不失为一本难得的促进心血管健康的科普读物和健康宣教的辅导教材，有助于在医疗信息泛滥的当下为大众健康指点迷津。回溯历史，尽管无数的史料可以证实医学与文学同根同源，弃医从文而成绩斐然的人中骐骥也层出不穷，但窃以为对该书的作者们而言，出生杏林加之精力有限，依照出版专业的工匠精神来要求，书中白璧微瑕之处一定在所难免，敬请广大读者不吝指教。

掩卷遐思，或许由衷的敬佩之情无以切实言表，感慨中妄言难免。但无论如何，值此新书问世之际，对这一惠及大众和有助于健康中国建设的爱心之举，笔者依然要由衷地深表祝贺。

生如夏花的深刻领悟　死若秋叶的坦然面对

——《死亡如此多情：百位临床医生口述的临终事件》

在中国的传统文化中，一直在探讨"如何吃得对、保养好、活得长"，自古就避讳谈论死亡，缺乏对死亡的认真思考，几乎没有针对死亡的认知教育。但在人类向死而生的过程中，有尊严地离去是生命质量中不可或缺的一部分。

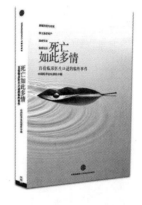

有幸读完中国医学论坛报社编的《死亡如此多情：百位临床医生口述的临终事件》一书，感触良多。《中国医学论坛报》和"选择与尊严"公益网站联手采访百余位医生，请他们亲口讲述在行医生涯中最令自己难忘的临终事件。编者采用叙事手法，将临床医生印象最深刻的生死话题，归纳为选择、爱与情、医患、坦然面对四章，如实记录了生死现场的千姿百态，让读者感触人生的残酷与温情交织。讲述者动之以情，晓之以理，为普罗大众补上了死亡教育这一人生的必修课。读者借此可以重新认识身体和心灵、痛苦和疾病，以及生命和死亡。

笔者以为，该书是一本特别的故事书，编者在生死抉择中，用唯美的笔触描述了感人至深的人间真情，不仅有助于读者认识生命终结时人的尊严，更会因死亡不可避免而珍惜当下。该书在问世 5 年间 18 次印刷，不仅是一部由百位医护人员共同完成的感人至深的文学作品，而且无疑是真实叙事的扛鼎之作。正如韩启德院士在序中所言，这是一本描写生、死、情的好书，希望医患双方都来读，从而使医生更加懂得患者，对医学是"人的医学"有更深刻的理解；使患者更加懂得疾病，理解医者。只有了解疾病、参悟生死，才能更加珍惜生命，热爱生活，过好生命中的每一天。

生如夏花的深刻领悟

该书用叙事手法描述了医者亲身经历的临终故事。记者们在工作之余奔赴临床一线，如实记录了医生的心声。该书中讲述医生难忘经历者，从未及而立的年轻医生到年近古稀的人中骐骥，从默默无闻的医疗新兵到名闻遐迩的杏林大家，其中不乏凌锋、贾继东、顾晋、缪晓辉等在中华医学会长期任职并与笔者多有交往的医界名流。书中记述的每一个故事都真实发生并令讲述者终生难忘。正是医生饱含深情的回忆，为读者还原了一个又一个感人至深、令人潸然泪下的生死现场。通过阅读，我们对生如夏花的生命价值有了更深刻的领悟：生命对每个人只有一次，我们无法延长生命的长度，但可以拓宽生命的广度。一定要珍惜生命，因为生命不只属于自己，也属于深爱我们的每一个人。人的生死，实际上是可以选择的，但是必须由本人决定，而非他人。医生没有为患者死亡做主的权利，他们有时只能无奈地被动接受。以死亡作为终结，确实令人伤感，但我们必须明白，艰辛生活中出现的各种生如夏花的璀璨，不过是权衡各种利弊而得到的相对满意的结果。

医学难免有缺憾。我们不得不正视当前医疗技术的局限性，接纳医疗技术的不完美。从医学技术角度出发，医生应该为治疗疾病而竭尽全力，但从理性角度出发，适时放弃也不失为一种正确的选择。有时是治愈，常常是帮助，总是去安慰——这一特鲁多医生的墓志铭，是所有医生都耳熟能详的座右铭。它不仅揭示了医学所具有的局限性，更谦卑地指明了医生的最高价值：医者仁心，满怀对患者的同情、关怀和慈悲，为短暂而脆弱的生命带去更多的安慰。在医疗过程中，难免出现充满爱心的真实谎言。医生坦言，充分交代病情是组织抢救的重中之重，宁肯说得重些让家属做好思想准备，也好过亲手给他们制造出不切实际的梦幻泡泡，最后又亲手将它戳破。尽管没有理由放弃任何一条生命，但当明确再无法延长肉体生命的时候，尽量满足患者和家属的精神需求，也许是对患者和家属最好的慰藉。亲属和医生的双重身份，似乎让一些医生开始真正感受患者的内心，思考除了职业操守之外的某种东西。对于生死，应该学会坦然接受，自然面对，用冷静的心态看待患者的死亡，用平和的心态满足患者的心愿，用温暖的心绪弥补患者的遗憾。

死如秋叶的坦然面对

笔者认为，生活就是生下来而活着的这一段时光，生命是一种偶然的机遇，而死亡是必然的。医院从古至今一直就是"坟墓的接待室"，医疗的贡献就是在人们前往死亡的道路上维持秩序，将插队的人揪出来回归本位。现代医学所做的一切努力，就是不让患者顺利地猝死。生而为人，或许每个生命都是一个传奇，在历史的长河中都会留下自己的痕迹。尽管死亡是生命的终结，但同样需要尊重。或许只有在生命即将结束的时候，人们才会真正认识到：所有的功名利禄、酸甜苦辣都不过是过眼烟云。驾鹤西去应该是生命中最宁静、庄严、璀璨的时刻；勇敢面对死亡，临终前保留自己的尊严，获得死如秋叶的恬静之美，是为生者在未来的岁月静好中勾勒出的美丽生命愿景。

鉴于此，在向死而生的人生之旅中，选择坦然、从容面对死亡是一种积极的生命态度。一句暖人肺腑的话语，一份性命相托的责任，让人即便面对冰冷残酷的死亡，也毫不畏惧。很多时候，我们改变不了事实，就得改变对待事实的态度。如果回避、否认事实，就必然焦虑、恐惧、烦躁不安，倒不如乐观、顺应、从容对待。人的一生或长或短，重要的是生命旅途中的风景，我们应该珍惜的是现在，而不是抱怨过去或忧患将来。

人对生死的态度，都取决于对生命和人生价值的理解。一个人如果对生的价值和意义有了正确的认识，对死也就了然了。通过阅读该书，读者可以反思自己的人生态度，通过重新审视生命以洞悉其真谛，以便更好地度过余生，这或许正是逝者对生者的最大期待。对晚期肿瘤患者而言，医生习惯采用所谓善意的谎言，这样姑且能掩盖其长期住院的原因，却永远无法掩盖越治越差的事实。平心而论，笔者更欣赏那些能坦然面对死亡的患者和医生，他们其实也纠结延续生命和尊重患者意愿两者到底哪一个更人道，也在思考到底是否应该采用最新科技和医疗技术对患者进行痛苦而无效的过度抢救。现代医学是人类自己创建的文明中一部分，它代表着人类不仅是在适应自然，而且是在用智慧改变自然赋予我们的命运。正如该书中所言，我们每个人总有一天要面临死亡，把死亡想透彻和明白，活着的时候就多了一份自由和洒脱，当死亡来临时，则能坦然、从容和淡定！希望每一个人的人生都能如泰戈尔的诗歌所言：生如夏花之绚烂，死如秋叶之静美。

面对死亡的千奇百态

死亡不只是一种自然现象，它掺杂着各种繁杂的因素，诸如经济条件和家属意愿等，是各种因素博弈与平衡后的结果。该书中每个故事都是一段感情，在最深的残酷中展现最真的亲情。很多人认为医生见多了生死，因此冷漠，其实每位医者心底都有被触动过的生死故事，但那些曾经的悲伤、痛苦、自责、无助、放弃等种种情感不能总是背负在心头，因为他们要继续理性地工作。有些疾病难以治愈，医生能做的仅仅是尽量减少患者的痛苦，陪伴患者让他们安静地离去。

该书记述的就是临床医生难以忘怀的人生故事，是生命即将走到终点的患者及家属与医生之间发生的往事。通过医生的回忆，讲述患者对生命的领悟和直面死亡的态度，有助于读者思考人生。该书涉及的患者中，包括尚在襁褓中柔弱的婴儿，涉世未深的懵懂少年，年富力强的业界精英和步入耄耋的垂垂老者，尽管他们大都没有留下姓名，但他们的故事却具有触动人心的力量。面对死亡，每个人的反应千差万别，有人恐慌，有人平静；有人只想到自己，有人更多地考虑他人；有人怨天尤人，有人充满感恩；有人为多活一天可以放弃一切，有人选择有尊严地离去。至于患者家属的表现更是各式各样，宛如人生的万花筒：有的悲痛欲绝，有的无端无奈放弃，有的气急败坏，有的失去理智，有的宽恕感恩，也不乏平静接受者。总之，面临死亡时，最能见人心、最能反映一个人的修养、品格和思想境界。

该书中令人潸然泪下的案例俯拾皆是，窃以为面对死亡无论做出何种选择，都与对错无关。凌锋身为游刃于险象环生的神经外科、挥斥方遒的杏林豪杰，从刘海若抢救成功，到帮助作家史铁生遵循其意愿用再生的方式选择死亡，她满怀对生命的敬畏之心，切实践行着永不轻言放弃的行医之道。在回忆自己公公的文章中，她对生命的尊重令人印象深刻，老人患重病后住进自己工作的医院。面对亲人，她以尊重老人自己的意愿就是最大的孝顺、就是尊重生命的尊严为准则，毅然放弃最后"程序化""冰冷"的医学技术"表演"，使老人在95岁时按照自己的意愿安详而有尊严地羽化西去。遵照老人生前的意愿，在自家院子里种下一棵银杏树，直接把他的骨灰埋在树下。

国内著名感染病学专家缪晓辉因父亲的去世令自己刻骨铭心，作为国内感染学界的翘楚，亲生父亲患无法控制的肺部感染，主动放弃了备受折磨的生命。尽管作为医者他留下永久的遗憾，但他却尊重父亲的选择。该书中那些无名患者留下的各种令人难以忘怀的案例不胜枚举：不顾严重急性呼吸综合征（SARS）危险的妻子，冒死陪伴临终的丈夫；为救回濒临死亡的丈夫，妻子强烈要求把自己的血输给他；身为人父，在得知3岁的儿子患艾滋病后，经过科学地求证和反复权衡利弊，最后理智地放弃了治疗；对 11 岁患原发性肝纤维化后导致成植物人的男孩，医生出于良知，在家属的同意下，关掉了他的呼吸机，尽管这一举动有悖法律，但患儿或许会由衷感激这位能让他早日平静安详步入天堂的医者。死是一种必然的结果，让逝者走得更有尊严，痛苦更少，或许是生者应尽的一项义务。

勠力同心的医患深情

在疾病和死亡面前，医生和患者都是由生命串联到一起的朋友。依托人的同理心，能带来医患之间更多出于本能和本性的理解与信任。许多人不敢面对生命的逝去，可这毕竟是生命的必然，情到深处，便生死无别。医学不是一门纯技术，而是人类情感的延伸和人性善良的表达。悲天悯人、敬畏生命是医生必备的基本职业素养。富有同情、充满关怀必定是医者的使命所然。医者应该视患者为亲人，而患者则要信任和体谅医者。时至今日，在治疗手段上无论如何选择，绝大多数癌症患者最终都将面对死亡。许多患者或家属认为医生的职责就是把病治好，否则就是失职。其实有许多的疾病并不在医生的掌控范围内，部分疾病虽然最终医治成功，但医者并不完全知其所以然。化疗的痛苦和疾病的折磨，如何选择医疗方式和接受死亡的过程，让每位患者和家属都处于进退维谷的两难之中，高昂的医药费和日渐消瘦的患者也考验着他们的情绪；如果放弃治疗以平静地对待死亡，亲属又伴随着心有不甘的遗憾。该书中提及的顾晋教授坦言，姥姥离去时他所获得的感悟是，面对病重的患者，合理的安慰比虚假的鼓励更贴心。因为不论外人感觉如何，患者对自己病情的判断最为真实。善意的谎言有时是徒劳的，患者需要的是心灵的安慰，而不是虚假的鼓励。

大多数人都不敢面对死亡，甚至有些忌讳。而医生这个崇高的职业，每天必须面对生死离别。尽管从中看尽了人间冷暖，却还要满怀信心地生活。面对家属由于失去亲人而撕心裂肺地哭泣时，他们也会痛心疾首地自责，但他们不能在患者家属面前流露自己的情感。死亡对他们而言，并非

"司空见惯"后的"麻木不仁",而是他们必须恪守自己的职业操守,用理智战胜感情,用丰富的专业知识冷静地对待每一位患者。

作为医者,应该坦然面对生命的逝去。尽管心中的痛楚难与人述说,但这却与治疗成功的喜悦一样,是这个崇高职业无法回避的切身体验。能让医患双方的遗憾与伤痛降到最低限的,可能正是医生用全部身心所诠释的那一句"我们已经尽力了"。平心而论,面对死亡时医生能做的实在有限,但在技术手段回天乏力之时,他们也处处流露出自己的真情、真心、真意,通过饱含深情的临终关怀给患者及其家属送去感人至深的温暖。人的亲情和对家庭成员的哀思,常常希望通过医学途径来实现,作为医务工作者,必须秉持科学的原则,很多时候不可能按照患者及家属的心愿去做。当前技术崇拜的盛行,使得医者常常忘记自己面对的不仅仅是疾病,更是有思想和情感的人。从该书的案例可见,凡是患者尊重医生的,都唤起医者对患者更深的情谊与责任。一位与医护人员感情深厚的患者,由于不接受气管切开使用呼吸机,护士们便夜以继日地轮流替他捏皮球做辅助呼吸,一直坚持了 34 个小时。

和衷共济的医患携手

千百年来,医学一直在试图用最先进的科技,去寻找最古老的生命问题的答案,希望用不完备的信息做出完美的决定,因此不确定性、不精准性及不全面性正是人类社会必须面对的未来。对普罗大众而言,很多人对于医生这个职业缺乏必要的了解和深刻的理解。该书使我们的临床医学更加富有韧性,更加充满温情,这将大大有助于患者的诊疗,从而有效减轻患者的痛苦。通过书中医者满怀深情的口述,读者更深层次地理解了医生这一职业,深切感受到他们在救死扶伤的过程中所承受着的巨大压力。作为治病救人的天使,他们比常人要更多地目睹死亡,对于死亡的告别方式,会有更深的觉悟和理解。对于清醒的临终患者,安慰和帮助其实占据了绝大部分,医生让患者不痛苦、自然安详地离去就已达到一定境界。医疗救护中所采取的措施，都是无关对错的人间往事。

该书中虽然不乏负面的例子，但更多的是正面、善意的家属和患者，窃以为编者旨在传达正能量，毕竟当下不缺乏令人失去信心、心寒的故事。笔者以为，该书的宗旨就是希望能加强医患之间的沟通，从而使更多的患者及家属对医生多一份信任、多一分理解、多一份尊重。我们应该致力于让更多人知道，在临终放弃过度抢救是一种权利，需要被认识和维护。人们可以通过填写生前预嘱，最终实现符合个人意愿，有尊严地死去。

读完该书，相信读者不仅会认识生命终结时何谓尊严，更会因为死亡不可避免而珍惜当下。笔者由衷敬佩那些能够坦然面对温暖消逝的患者，他们并不畏惧死亡，只是与亲人难舍难分。在知道自己来日不多之际，他们会提前安排好各种事情，甚至写好"告别辞"，给自己设计一个葬礼。但愿在未来的某一天，当死亡降临时，大家都能够从该书中的故事里汲取知识，获得力量，坦然面对人生，从而有尊严并优雅地离去。

睡眠奥秘的条分缕析　科学合理的调控技巧
——《睡眠的奥秘与调控技巧》

　　人生有 1/3 的时间是在睡眠中度过的，睡眠是关系到普罗大众身心健康和幸福的重要因素，也是人健康的晴雨表，但与睡眠相关的知识并非路人皆知。随着医学科学的突飞猛进，睡眠科学正作为一门新兴交叉学科在全球范围内迅速发展。虽然我国近年来睡眠研究已取得明显进展，但是公众甚至广大专业的医护人员并没有充分认识到健康睡眠的重要性，因此亟须加强对全民健 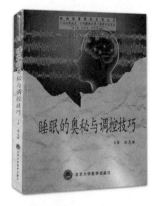 康睡眠知识的普及。人为什么要睡眠？睡眠究竟有哪些生理功能？为什么有的人睡得好，有的人睡得差？睡眠究竟受到哪些因素的影响和调节？睡眠障碍是如何发生的？如何治疗睡眠障碍？有幸读到上海长征医院神经内科赵忠新教授主编的《睡眠的奥秘与调控技巧》一书，在全面更新自己有关睡眠知识的同时，不仅对以上问题获得满意的答案，而且在轻松愉悦的阅读过程中探寻到睡眠相关的科学奥秘。在睡眠已经成为日趋严峻的健康难题的当下，阅读该书不仅有助于对睡眠障碍患者的诊疗，而且对医务工作者更新知识、提高技艺亦大有裨益。

日趋严峻的健康难题

睡眠质量是关乎每个人身心健康的重要因素，我国目前约有 5 亿人存在不同程度的睡眠障碍，各种睡眠疾病达 90 种之多，知晓率、治疗率、控制率都比较低，但造成的社会危害巨大。2018 年第 18 个世界睡眠日的主题为"规律作息，健康睡眠"。《中国睡眠诊疗现状调查报告》《2018 中国互联网网民睡眠白皮书》发布的数据显示，我国睡眠障碍患者中接受诊治者不足 2%。工作压力大是影响睡眠质量的"罪魁祸首"，以金融业、服务业、政府机构的工作人员睡眠质量最差。70% 的互联网用户受其影响，56% 的网友认为自己有睡眠问题，包括多梦、持续浅眠、早上醒来头脑昏沉等。近 90% 的网友睡前玩手机，平均时间为 65 分钟，58% 的"95 后"年轻人睡前玩手机均值达到 80 分钟。专家表示，手机、电脑等自发光性质的阅读器所放射出的蓝光能增强人的警觉性、兴奋性，上床前玩手机会延迟入睡时间，影响恢复脑力的睡眠过程，第二天早起就会觉得仍然很疲劳。无须讳言，睡眠障碍也将日趋成为严重的公共卫生和社会经济问题，而我国睡眠学科的发展还远不能适应民众高速增长的医疗保健需要，因此提高公众健康素质已成为一项重要和紧迫的任务。

作者指出，睡眠障碍已成为综合性医院神经科门诊中仅次于脑血管疾病的第二位病因，而长期失眠可能是疾病对人体的早期警告。在门诊和住院患者中，失眠患者的事故发生率较对照组高 4.5 倍，工作缺勤人数中有睡眠障碍者占 41.4%。陆林院士等的研究发现，在自我报告存在睡眠障碍的老年人中，抑郁症发生的风险显著增加，且持续存在的睡眠问题会加剧老年人抑郁症的发生、复发及症状的恶化。睡眠障碍也是阿尔茨海默病发生的危险因素，而充足的睡眠有助于保护大脑，有利于降低阿尔茨海默病的发生风险。因此，专家们呼吁应针对性地采取措施，包括保持良好的作息规律，按时睡觉和起床，不要熬夜，利用早上的时间学习和工作，在下午和傍晚健身效果将更好。

睡眠知识的全面科普

作者指出，科学普及的前提是科学，但是伪科学等在健康领域曾一度盛行，因此亟须提高全民科学素质和健康素养，大力提倡健康的生活方式。有关睡眠的知识包括科学和常识问题，睡眠障碍与健康生活方式和重大疾病防治密切相关。我国的有关医学团体在动员广大医师重视和宣传睡眠科学、提高科学认知、强化学科建设、规范质量技术等方面发挥了重要作用。该书旨在把许多不为人知的新理论、新技术、新方法，通过具备一定科学素养的普通人能够听得懂、信得过、用得上的科学语言，使广大公众更加了解健康睡眠的真谛和其中的无穷奥秘，该书作为"十二五"国家重点图书出版规划项目，可见其意义非凡。该书不仅对我们认识模糊的睡眠知识进行了全面科普，而且对睡眠障碍错综复杂的来龙去脉进行了条分缕析的诠释，解码了睡眠相关的科学机制。该书的内容包括睡眠的基本知识、睡眠与梦、常见的睡眠障碍、影响睡眠的因素、科学管理睡眠的方法、睡眠障碍的药物治疗以及睡眠的客观评估与自我测试。作为一本高水平的医学科普佳作，作者在写作和编排上可谓独具匠心。在提出每个问题的伊始，就率先给出一个有针对性设计并令人印象深刻的案例回放，然后紧扣案例，使用通俗易懂的短文介绍有关知识，并配有专业美术工作者精心绘制的插图，随后在醒目的"科学贴士"方框中给出可供参考的资料或重点提醒，在每篇文章的最后，将其内容高度提炼总结为通俗易懂且朗朗上口的小诗，有助于读者加深记忆。这种引人入胜的写作手法，不仅有助于读者更好地理解晦涩难懂的科学知识，而且能在轻松愉悦的氛围中带给读者良好的阅读体验。

梦的解析以颠覆认知

作者不仅全面系统地介绍了林林总总的睡眠知识、形形色色的睡眠障碍与不断迭代的诊疗手段，尤其给笔者留下深刻印象的是，做梦并非是简单的"日有所思，夜有所梦"。该书中给出的最新研究成果和对梦的科学解析，颠覆了我们固有的错误观念和自以为是的认知。最新研究显示，梦是对情感与生活环境的反应，是有意义的精神情感产物，能反映重要的心理变化，对心理有明显的影响。内容丰富的梦境与大脑活动相关，做梦可以增进记忆、激发灵感，也与躯体的健康密切相关。有关研究显示，人一生平均做梦的时间有 6 年之长，睡眠中做梦占据约 1/5 的时间，而且每个晚上做 4～6 个梦是正常的。因此，做梦对于维持人体健康是必要的，有非常特殊的地位和作用。不仅如此，梦是在睡眠中周期性出现的一种复合体验，是人清醒状态精神活动的延续，是一种自发性产生的幻觉，而在睡眠中却被当作事实存留在记忆中。睡眠的过程不是简单的静息状态，而是始终伴随着复杂生理变化的不同睡眠分期。人体的睡眠分为慢波睡眠期和快波睡眠期两种不同的时相，快波睡眠期的做梦就是记忆信息的再现，是大脑对相关信息进行重新处理、加工和巩固的过程，有利于形成新的神经联系，从而提高学习和记忆的效果。做梦对脑功能的恢复有益，可以为大脑神经提供一种经常性并有益的刺激，使中枢神经系统调整到一种准备状态，同时又是对觉醒活动状态的模拟。毫无疑问，梦也是心理健康的安全阀门。

科学合理的调控技巧

现有的研究证明，睡眠是一种主动的神经调节过程，但又不是由特定的神经结构所引起的。睡眠的起始和维持都需要多种神经递质共同作用，通过复杂的神经环路进行系统化的调节。生物钟是指生物形成并保持 24 小时为周期的节律，最主要受到地球自转产生的昼夜明暗变化的影响。生物钟同眼睛、心脏一样被 DNA 所携带的遗传物质所编码，随着人脑的不断发育而逐渐形成正确的活动规律。人们入睡的过程是瞬间完成的，其用时短于 1 秒钟。由时差而引起的睡眠紊乱，被称为时差综合征，这是因为乘坐高速航空器在比较短的时间内穿越 2 个时区以上，到达目的地后机体生物钟还没有调整到目的地的时钟，仍然是按照出发地的速度运行，引起了昼夜规律的失调，造成机体生理功能的紊乱。随着生活节奏的日益加快，人们越来越喜欢牺牲睡眠时间去应对学习和工作的压力，可结果往往事与愿违。例如影响生长发育的生长激素，其分泌时间是不平衡的，80%的生长激素在人体睡眠时分泌，其分泌峰值位于入睡后的最初90分钟以内。作者还对睡眠的益处进行了全面的总结，睡眠是消除疲劳、促进生长、恢复体力及精力的主要方式。睡眠中人的心跳变慢、血压下降，呼吸频率减慢、机体耗能减少，有利于合成代谢，有助于各脏器的生理功能得到恢复和调整，因而，睡眠质量与健康和长寿息息相关。睡眠不仅有利于体力恢复，也是记忆巩固的过程，它对人体正常生理功能的维护起着非常重要的作用。

该书不仅对健康长寿的奥秘进行了探究，而且针对林林总总的睡眠障碍，从专业的角度给出了科学合理并易于遵循的调控技巧。对一般人而言，最佳起床时间是早上6点左右；最佳饮水时间是起床后、餐前1小时及睡前；最佳工作时间是上午10点到下午3点；最佳午休时间是下午1点左右，但睡眠时间最好不要超过30分钟；最佳锻炼时间一般在下午4点以后；最佳睡眠时间是晚上10点左右。

医者感悟

群星璀璨的内镜黄埔 一代宗师的镜路人生

——《镜路人生：Peter Cotton 教授 60 年内镜之旅》

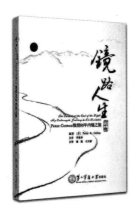

在最近的学术会议上，笔者获赠李兆申院士主审的《镜路人生：Peter Cotton 教授 60 年内镜之旅》一书，读后感触良多。彼得·科顿教授是世界著名的消化内镜学家，他将毕生心血付诸消化内镜学领域，系内镜下逆行胰胆管造影术（ERCP）的正式命名者与重要奠基人之一。该书是作者的人生回忆录，记述了他从踏上学医之路开始，近一甲子的心路历程，从英国的圣托马斯医院、米德尔塞克斯医院，到美国的杜克大学医学中心、南卡罗来纳医科大学。作者从青年时代初涉内镜诊疗领域写起，收尾于将 ERCP 技术在全世界推广的辉煌成就，贯穿其整个行医生涯。ERCP 技术经历 50 多年的发展，如今已成为胰胆疾病最重要的治疗手段。他以自己的耄耋人生见证了 ERCP 技术从筚路蓝缕到誉满全球的发展历程，以追忆往事的平铺直叙向我们述说了一代消化内镜学大师传奇而又朴素的精彩人生。

在该书中文版付梓之际，身为中国人民的老朋友，科顿先生专门写了《致中国友人》一文，追述了他与中国近半世纪的深厚情缘，表达了他对中国的热爱和对中国医学事业未来的美好祝福。作为科顿教授惺惺相惜的挚友和杰出的学生，李兆申和沈祖尧两位院士欣然为该书的中文版作序。掩卷遐思，在全球喜庆 ERCP 技术问世 50 周年之际，阅读该书的读者一定会开卷获益，正如李兆申院士所言："细细品读，我们不仅可以看到这位世界最著名的 ERCP 专家在学术领域所取得的丰硕成果，更能领略到他在'做人、做事、做学问'上所秉持的严谨、坚韧与友善的人生态度。他是一位技术精湛、待人和蔼可亲、对内镜演示充满信心的学者，他为今天中国 ERCP 事业的辉煌做出了巨大贡献。期待更多的中国消化内镜医生可以从该书中汲取充分的营养，在了解 ERCP 技术发展经历的同时，能够取得思想上的升华，携手推动中国 ERCP 和消化内镜事业走向更加辉煌的明天。"

辛勤播种的人中骐骥

科顿教授是闻名于世的消化内镜学家，美国南卡罗来纳医科大学教授。他于 1939 年出生于英国，1963 年毕业于剑桥大学和伦敦圣托马斯医学院。1971 年将 ERCP 从日本引入英国，1986 年离开英国，赴美国杜克大学任职。1994 年任职于美国南卡罗来纳医科大学至今。由于科顿在消化内镜领域的杰出贡献，2004 年被美国消化内镜学会授予最高荣誉鲁道夫·申德勒奖。他发表论文 900 余篇，主编消化内镜学经典专著《实用消化内镜学》《高级消化内镜：ERCP》等 10 余部，其中《实用消化内镜学》在世界范围内好评如潮，已经出了 6 个版本，被翻译成 7 种语言。科顿教授从 1971 年开始来中国传道授业解惑，膝下弟子无数，可谓"桃李满天下"。昔日的学生已然成为今日的学科带头人，他的弟子沈祖尧院士坦言："他是胃肠病学有史以来非常杰出的内镜诊断专家，能令弟子如沐春风，经他耳提面命者，无不为他精湛的技艺、发人深省的认识及其博学多闻、泱泱大度的学者风度所折服。多年来，他待人以诚，对后学者知无不言而又和蔼可亲，他的鼓励、忠告和隽永的妙语令无数的年轻医生为之倾倒。"

科顿指出，治疗内镜的发展缩小了内外科之间的距离，现在复杂治疗越来越多，强大的消化病中心对于外科一定大有裨益。内镜新技术的研发过程细致而有科学性，并且与外科合作紧密。科顿认为，保持专业之间的平衡性和整体性永远都是一种挑战。消化学会与内镜学会的分裂是不利的，会降低内镜治疗的基本水平，还会破坏在教学和科研上与同行之间的合作。直到现在，科顿教授始终觉得内镜技术是一个工具，尽管其作用非凡，但也只是消化内科医生的一个工具，不能代替医生。因此，应该了解患者的整体情况，不要把视线局限在患者身上的某个细节。令科顿引以为荣的是，他终生都与其他专业的优秀团队携手共事，尤其是外科和影像科。他通过跨学科合作建立并管理着消化疾病多学科联合诊疗中心，其重要目标和需求之一，就是无论身体上还是精神上，都需要将所有的利益相关者紧密联合起来，从而有助于为患者提供友好和经济高效的护理服务，为医生提供所需的培养和研究平台。这一联合诊疗中心在全美都享有很高的声誉，连续十余年入选全美消化病三十佳医院，而且信誉评分均接近满分。

群星璀璨的内镜黄埔

正是在科顿的杰出领导下，他工作过的英国圣托马斯医院、美国杜克大学医学中心及南卡罗来纳医科大学均成为全球内镜医生培养的重要基地，他曾邀请到许多蜚声国际的内镜专家前去传经送宝，从而使他的团队被誉为"培训内镜操作大家的摇篮"。科顿所在的培训中心的优势就是，将内镜方面的教育与培训延伸至全世界，世界各地的有识之士源源不断地慕名前来，在这个多元文化的熔炉中能够感受到每个人的热情与能量，而在这里收获的友谊也值得大家一辈子珍藏。如今在全球群星璀璨的内镜大家中，很多人都出自这所名副其实的"黄埔军校"。科顿的学生梁永昌于1984年学成回到香港，并在香港中文大学建立了如今举世闻名的消化内镜中心。在科顿教授的悉心指教和曹世植教授的精心组织下，经过科顿、梁永昌等国际大师和中国香港钟尚志等同道在全国各地坚持不懈地开展内镜操作的"手把手"培训，为中国培养出一大批钟爱内镜的可造之才，他们如今已成为中国内镜操作的中流砥柱。正是这些同道的不懈努力与以李兆申院士为首的中国内镜专家的鼎力配合，中国的消化内镜技术发展一日千里，技术娴熟的 ERCP 操作高手人才辈出，使得该技术在华夏大地上日臻成熟并被广为普及。

饮水思源，我国现在已有千余家医院能开展 ERCP 手术，每年进行的 ERCP 操作量超过 20 万例，这一成绩的取得，业界公认一代宗师科顿、曹世植教授等人功不可没。出于对内镜培训事业的挚爱，科顿将这本回忆录带来的所有收益都会注入"彼得·科顿内镜培训基金"，为美国和海外的消化内科医生赴南卡罗来纳医科大学进修高级内镜技术提供资金支持。科顿的终极目标是提供可以共享的设施和支持性的基础设施，以促进多学科合作理念的传播。他梦想中的消化系统疾病诊疗中心能够开展全方位的内镜检查和腹腔镜技术培训，从而培养出在内外科中间地带的新型职业者——消化系统介入治疗师。

如数家珍的陈年往事

也许很多非消化科的读者并不知道 ERCP，但是这并不妨碍我们循着一位世界级大师的足迹去探寻全球消化内镜的发展之路。阅读该书也为我们了解消化内镜医学打开一扇大门，并通过作者如数家珍地叙述那些难以忘怀的陈年往事来追寻科顿的人生之旅。作者指出，现代意义上的内镜诞生于 20 世纪 60 年代，经历了 20 年的发展，在 20 世纪 80 年代日渐成熟。内镜操作的数量迅猛增长，应用范围不断扩大，随之而来面临的就是无数的困难与挑战。1971 年 6 月，科顿将 ERCP 技术从日本引入英国，他们的第一篇 ERCP 论文 6 个月后刊登在《柳叶刀》上。令人难以置信的是，他们研发的第一台胃镜竟然是侧视的，而非现在用的前视镜。随着科技的进步，正是前视镜的快速发展使得食管、十二指肠和胃等部位的检查成为可能。1971 年，科顿领衔成立了英国消化内镜学会。1974 年，在墨西哥城召开的国际会议上，他提议的名词"ERCP"正式被国际组织所接受。科顿首创了现场演示教学培训班，并于 1976 年进行了第一次现场演示。同年，他们通过计算机实现了首次的多中心 ERCP 审核。由于早期经费捉襟见肘，有几年科顿在英国完全靠每 6 个月为美国人办一次为期 1 周的 ERCP 学习班来维持科室的正常运转。

作为一位内科出身的内镜大家，科顿倡导合作与共进，反复强调应该感念外科，志在整合，为此他们组成了一个杰出的团队。他一直认为手术演示应该由熟悉当地环境的本土医生团队完成，因为这能证明一个团队合作的重要性。科顿不仅强调团队合作的重要性，而且将趣味性融入一流的医疗工作中，在轻松的氛围中以寓教于乐的方式进行病例讨论和读片。关于如何掌握新的内镜操作技术，作者介绍了循序渐进的实践心得：首先，完成"我做到了"；其次，做了很多（比大多数人更多、更好）；最后，开始思考"我为什么这样做"，有时候是"我真后悔这么做了"。尽管 ERCP 技术日趋完善，但科顿语重心长地提醒我们：ERCP 和乳头括约肌切开术仍然会引发严重的并发症，如胰腺炎、出血和穿孔，所以它们基本上仍是消化病学家所做的最有风险的常规手术。

刻骨铭心的雪泥鸿爪

科顿出生于医学世家，他的父亲在穷乡僻壤独自从事全科医学很多年，整天忙于诊所工作，儿时的耳濡目染使得他从小就对医学抱有浓厚的兴趣。接近 20 岁的时候，他决定从医，前 3 年在剑桥大学国王学院学习，后 3 年在伦敦圣托马斯医院及医学院接受临床训练。科顿是一位勤于动手的能工巧匠，从父亲给他的木工和工程启蒙开始，一直延续到后来做飞机和船模。内镜操作成功的喜悦使其发现了自己的爱好，他非常享受通过自己的双手做一些有挑战性、充满乐趣、可能有价值的事情。科顿在该书中不仅详细记述了自己与 ERCP 的第一次亲密接触，他所实施的第一例内镜下乳头括约肌切开术，而且准确记录了刻骨铭心的历史时刻：1971 年 5 月 12 日，他在日本成功完成了自己的第一例 ERCP 操作；2011 年 5 月 13 日，他完成了自己封镜之前的最后一例 ERCP 操作，为自己从事 ERCP 技术 40 年画上了完美的句号。作为内镜操作的高手，作者还在书中别出心裁地介绍了内镜在日常生活中的多方面应用，如使用内镜给各种动物取异物，用内镜检查旧的小提琴内部是否有损坏，借助内镜观察汽车发动机的内部构成等。其中内镜最为称奇的功能是协助警察解救人质，通过内镜从窗台边窥探餐厅里劫持人质案件的事态发展。

有人质疑科顿教授的国籍，他在该书的最后给出了明确的回复："官方而言，我现在是美国公民。我虽已身不在英国，但我心依然是英国心。此生能同时品味到这两个国家的精妙之处，我深感荣幸。"时至今日，尽管封镜之后，烈士暮年的他心有不甘，但充满乐观主义精神的他以"这不是退休，仅仅是换一段行程，变一种步速"的想法聊以自慰。科顿坦言："回首人生，我感到非常开心，因为我们培养了许多来自不同国家的消化病学和消化内镜学专家，其中的一些人回国后成为学科带头人，我希望他们能够把真理薪火相传。"

医生与企业合作共赢

尽管医生和医疗企业之间的关系常常饱受诟病，同时也受到政府相关部门更为严格的审查和监管，但批评的声音往往针对的是制药企业。科顿坦言，顶尖的内镜医生和相关医疗器械公司之间是一种相互促进的合作关系。内镜配件生产公司的成立得益于治疗性内镜的发展。内镜医生和医用仪器及配件生产商之间的通力协作，促进了内镜领域的不断发展，如奥林巴斯公司一直是美国消化内镜学会的重要合作伙伴，它为美国乃至世界的内镜培训中心提供支持；库克公司热衷于教学，在早期提供了很多奖学金，并通过赞助研习会与内镜医师结下了深厚的友谊。随着时代的发展，目前的医商关系正在改变，并且变得日益重要。现在绝大多数的医学院校意识到专利和许可证潜藏的巨大利益，而且医商之间的关系也变得愈加重要和正规。科顿在美国的"阿波罗计划"中亲眼见证了这一转变。这项计划正是源于几位来自五大学术机构的好友对未来共同的梦想，通过与器械及配件公司勠力同心的鼎力合作，他们最终梦想成真。经过多年的努力，科顿团队用自己的理念和奥林巴斯公司的成功产品顺利获得大学的理解和批准，在成立了拥有专业的管理团队和工程师的独立公司——阿波罗内镜外科公司之后，这个项目真正开始全速运行。

近年来，中国由李兆申院士领衔的医工结合产品——磁控胶囊内镜的大力发展，取得了令人瞩目的成绩，这与科顿倡导的理念不谋而合，并与他们的实践有异曲同工之妙。究其奥秘，科顿一语中的：医药生产企业和内镜医生之间专业且符合道德规范的协作尤其重要，可以为内镜领域的持续创新提供专业指导和动力源泉。

浪迹天涯的杏林大家

作为一位声名显赫的国际内镜大师，科顿所救治的患者中，不乏显贵名媛，但高尚的情操和医生的良知使得他在治病救人时，对帝王将相与普罗大众一视同仁。他的从医生涯无异于以学术交流、培养人才、救治患者为导向的环球之旅。作者坦言，写这本书的动力源于朋友们的提议，应该记录下自己在世界各地做讲座，以及现场演示所积累下的经验，以此与大家分享。他先后走访了50多个国家和地区，书中记述了旅行的酸甜苦辣，还包括不少奇闻逸事，无疑也经历了不少有趣或难以忘怀的事情。该书不仅深入浅出地讲述了消化内镜的有关知识和发展历程，更生动地描绘了世界各地的风土人情，其中还闹出不少"笑话"。尤其刻骨铭心的是"9·11"恐怖袭击发生之时，科顿乘坐正在飞回美国途中的飞机，被迫临时降落在加拿大，在经过89个小时的旅途之后，最终平安回到自己的家中。

毋庸讳言，该书是一幅图文并茂的史诗画卷，以一个外国人的视角看20世纪70年代的中国，描述幽默诙谐，不乏风趣。书中图片精美，形式题材各异，最多的图片是涉及人物的珍贵历史事件和肖像照片，也有学术质量高、画面清晰的内镜下照片图，还有与患者谈话时用来展示相关解剖结构的示意图。当然，还不乏极度夸张、令人忍俊不禁的幽默漫画，也有令人羡慕的风景如画的户外彩照，充满亲情的家庭欢聚留影，以及作者自己独享的世界上绝无仅有的汽车牌照的照片。科顿的汽车牌照为"ERCP 1"，凸显了作者对 ERCP 的情有独钟。

作者在年逾古稀后蓦然回首，令其引以为豪的是，内镜已经成为安全有效的治疗手段，是世界各地消化病学家不可或缺的诊疗工具。作为"浪迹天涯"的学术大家，他对中国情有独钟并赞誉有加。1978 年他首次造访中国，1979 年在英国接待了以陈敏章教授为首的进修团队。通过自己 40 年来对中国的无数次访问，加之与中国同道建立起来的深厚情谊，他动情地写道：近几十年来，中国发生了日新月异的变化，但我对这些变化并不感到意外，因为在我所到之处，都能感受到中国同行充沛的活力与高尚的医德，正是这些品质为中国医学事业的进步带来了不竭动力。

内镜未来的大胆预言

在该书的扉页上，科顿的题词"仅以此书献给在我人生之旅中倾情相助的人们，施助者不胜枚举，但我们彼此心有灵犀，向大家致以最诚挚的谢意"。作为具有深谋远虑的不世之才，科顿对内镜的未来给出三个预言和一个请求。他坦言，首先，我们的内镜会变得越来越智能化。未来的内镜一定能够识别它们在患者体内的位置、时长、何时以何种方式从体内清除，甚至它们能控制自己的方向。最终，它们甚至能依据庞大的知识储备做出诊断，至少是给出诊疗建议，并能在关键时刻提供视频片段。胶囊内镜可能会快速发展，以后就能通过它们来采集病灶组织样本并进行远程治疗。未来的内镜医生将舒适地坐在办公室或者在家里操控机器人，并借助激光完成肠道疾病的治疗。其次，技术的进步，尤其是胶囊技术和机器人工业的快速发展，将加快实现由"非医生"完成手术，即由经过专业培训的护士和技术人员完成手术。最后，思维方式的转变会使我们的专业朝意想不到的方向发展。因此，我们要保持头脑灵活，抑或是准备好随机应变。他的请求是，保持并加强对质量的苛求，在内镜操作过程中把它作为核心内容。我们需要坚持以"做正确的事，并把他们做好"的原则来更好地完成工作。科顿正在尝试通过报告单和行业标准等途径来提高内镜医生的责任意识。他指出，导致一些不良事件的原因不外乎两种，一是手术指征比较模糊，不足以判断潜在的危险；二是术前和术后没有与患者进行充分沟通。他认为，只要了解风险程度，掌握规避风险以及风险出现时的控制方法，就可最大限度地降低不良后果的严重程度。

掩卷遐思，科顿对学问一丝不苟、对生活充满热爱的杏林大师形象跃然纸上。无论何时，我们永远都不会忘记曾经多次来中国传经送宝、推广ERCP技术的科顿先生。正如沈祖尧院士所言："科学是一门不断衍生的学问，而在将来，技术也会迅速地发展。我们昔日的认知，有可能再站不住脚，而我们今天的作为，也很容易会被淘汰。但伟大的良师和他们的教泽，势将永垂不朽。"

行医生涯的雪泥鸿爪　充满爱心的刀下留人

——《刀下留人：志在行医的日子》

在最近的学术会议上，笔者有幸见到了阔别多年的老友、香港中文大学医学院前院长钟尚志教授。在学术交流和忆旧之际，获赠了他的《刀下留人：志在行医的日子》一书，该书记述了他在三十载的行医过程中的不凡经历与人生感悟。医疗和疾病，是每一位读者都关心的话题，但经验丰富的医生以轻松有趣的笔触叙述自己行医治病的经历之作，问世者并不多见。该书为读者打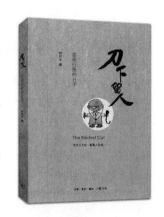开了一扇有趣的窗口，通过 50 则轻松风趣的小故事，将作者多年习医、行医、教学的甜酸苦辣娓娓道来。内容涉及多种常见疾病的诊治经过，表现出医生与患者面对疾病、死亡的生命态度，也透露出医生这个圈子中鲜为人知的人间万象。阅读该书，读者可以通过在刀光剑影里救人于水火的精彩故事，窥探到作者极富传奇的人生经历，分享他成为一代名医的心路历程。在古典小说中，一句"刀下留人"救回无数忠臣烈士、义夫节妇的性命。掩卷遐思，现实中作为内镜医生的钟教授，从初出茅庐到国之大医，浪迹天涯，为我们演出一幕幕刀下人生戏，冀求从病魔手中抢回患者的生命。不仅如此，手术之余的他笔耕不辍，更希望以赤子之心和自己的亲身经历，启迪年轻一辈的后起之秀，并尽一己之力为医患之间的和谐共赢添砖加瓦。笔者以为，该书不仅有助于专业人士的医技精进，更难能可贵的是，对普罗大众也颇有益处；不仅体现出作者在医学理论上通达古今，更反映出他博览群书、海纳百川的胸怀，无愧于李兆申院士对其的评价——钟爱医术，尚崇医德，志在育人。

弹丸之地的内镜泰斗

钟尚志，香港著名外科医生，享有"香港内镜之父"美誉。早年毕业于香港华仁书院，1980年学成于爱尔兰皇家外科学院。1984年加入香港中文大学医学院，并拓展内镜手术，令威尔斯亲王医院的内镜中心蜚声国际。39岁时成为香港中文大学最年轻的外科教授，1995年当选为香港中文大学医学院院长。钟教授一直热心推动治疗内镜的发展与革新，引进许多崭新的医学技术，包括使用肾上腺素注射以治疗溃疡。他亦是香港首位实施腹腔镜胆囊切除术的医生。发表超过200篇有关胃肠病学、治疗内镜及外科手术方面的学术论文。因20世纪90年代与沈祖尧院士合作研究胃溃疡及幽门螺杆菌，2001年获得"2001年度杰出领袖选举创意奖"。2003年严重急性呼吸综合征（"非典"）肆虐时，钟教授恪守医者的良知仗义执言，向传媒披露疫情已进入社区，为广大市民所称颂，成为抗击"非典"的英雄之一，与沈祖尧院士共同获得"2003年杰出领袖奖"。2004年，他辞去香港的一切职务，只身远赴巴布亚新几内亚，在摩尔斯贝港唯一的急症医院担任外科部主管及医学院外科系教授。2007年回到香港，享受着闲云野鹤的惬意人生。

该书分为磨剑十年、壶边拾趣、生死之间、南游纪实四个部分，通过50则小故事，记录了作者行医生涯中的趣事、怪事和憾事：有些令人忍俊不禁，有些令人目瞪口呆，有些却使人黯然神伤，甚至不忍卒读。尽管文章篇幅短小，但内容依然不由自主地流露出笔者的妙手及仁心，同样充满了对生命的体悟和温柔，理解和不弃，以及对"医乃仁术"的执着追求。作者坦言：该书收录的故事，跨越了自己求学、行医、讲课的生涯，已覆盖了自己踏足过的五洋七洲，大体上能尽量忠于事实，真切地记录当时的感受和心境。作者希望将这些小故事送给有志于悬壶济世的年轻人，勉励他们千万不要因为眼前一时的挫折而忘却了终身的理想。作者铭记老师的教诲："书本上写的不一定对，我说的也可能是废话，但从患者身上学到的一定是真实的。遇到棘手的临床难题，不知如何抉择时，可试想患者是自己的至亲，那就往往会有意想不到的突破。"

医者之道的肺腑之言

钟教授认为，他非常幸运，入行的时候，恰巧碰上内镜治疗发展的黄金时代。当时香港中文大学医学院刚成立，内镜治疗横跨内外两科，只要把文章写好，不愁没有发表的地方。他的老师曾告诉他如何分配时间：医生的工作分科研、教学、临床3个范畴，科研8小时，教学8小时，临床8小时，加起来刚好就是24小时。医学到底是科学还是艺术，他认为要在众多医疗方案中为病者选出最适合者，就一定要有广阔的社会接触面及敏锐的观察力才能做到，而这就是医学最引人入胜的地方。科学研究有一个极重要的传统，就是有什么心得或成果绝不可"秘而不宣"，必须毫无保留地与同道们分享。任何新的概念或方法，亦需在会议上交流及期刊上发表，再经其他研究者反复试验证实，才会被广泛接纳。论文课题，最重要的要求就是"新"，发现前人未发现的新知识是科学的真谛。在西方医学的词汇中没有"家传秘方"这四个字，这是西方国家与中国很不同的地方。作者坦言，读书最有效的方法就是把课题向大家讲解一次——学，然后知不足；教，然后知因。

作者认为，实验室研究是九十九分失望，外加一分惊喜。但实验报告一旦获得同行的认可，在文献刊登时那份喜悦和成就感，就绝非笔墨所能形容。为了医学的发展，动物实验不得不做，但一定要把动物受的痛苦降到最低。外科医生之间有这样一句话：如果同行找你开刀，只表明你已经成名；当手术室的护士介绍亲人给你诊治，这才是"得道"。为患者介绍多种选择，只会使他们眼花缭乱，不知所措。钟教授一贯的做法，是按患者的情况和要求，替他们选择最合适的手术。他坦言，仅将选择权推回给患者，是不负责任的态度。他提醒年轻人要记住，当上外科医生后，才发现写感谢信、寄心意卡或送小礼物给医生的，多半是在诊疗过程中出了纰漏、出现并发症的患者。他提倡医者要重视患者的心理改变，指出排解哀愁最有效的方法，往往是做一点切实的事来分心。

医路人生的真情实感

钟教授除了医术高超外，医德的高尚也秀出班行。他曾在爱尔兰读了6年医学院，当年和他一起的实习生，每星期轮值当班的时间常常超过100个小时，真可谓"苦其心志，劳其筋骨，饿其体肤"，但他认为这是年轻医生把在医学院学到的理论付诸实践的绝好机会。钟教授认为，外科医生粗豪爽快，过的是刀头上舔血的生活。内科医生文静，喜欢慢慢地解决问题。消化道的手术一向都是外科领域，治疗性内镜的引入，却令内科医生不用进手术室，也有机会接触消化道疾病的手术治疗，更加深了内科医生与外科医生之间的矛盾。但作为心胸开阔的一代大家，他坦言，在自己的心目中，内镜只是仪器，是替患者治疗的工具，是外科抑或是内科无关宏旨。他倡导的以患者为中心进行分工而不是以医生分科来工作的理念尤令笔者佩服。为了提高内镜操作水平，在曹世植教授的带领下，钟教授曾不辞辛劳地到各地讲学和做手术演示，为提高中国内镜技术水平做出贡献。

钟教授认为人与人之间，身体接触是表示亲善的最好办法。经验表明，如果患者能与医生有力地握手，就表明他们能承受大手术，这简单的测试比很多昂贵的检验还有效。外科医生的一举一动都直接影响患者，效果如立竿见影，抢救或手术成功的满足是外科最吸引的地方；当然万一手术失败了，失落感也会同样强烈。该书中，作者行医生涯里五味杂陈的真情实感随处可见，手术失败后，他羞愧地缺席了逝者也是同行的葬礼。手术成功了，看到患者重新翩翩起舞，他满心欣喜。为挽救患者自掏腰包去救治，眼看有机会痊愈者，因为怕影响外形改变而放弃治疗令其扼腕叹息。历经千辛万苦，启用半个地球的资源调动飞机去抢救位于海南的急症患者，却让死神捷足先登了。在缺医少药的地区毫无怨言，用最原始的望闻问切技巧来诊断疾病。作为闻名遐迩的传道授业解惑者，他坦言，到其他医院示范内镜，比在自己医院操作难度不止高十倍，在不熟悉的环境里，没有默契的麻醉师和有经验的助手，还要边做演示边进行讲解，这些都会平添操作时的压力。

工匠精神的实践典范

钟教授认为，外科医生的秉性是坐言起行，绝不会议而不决，决而不行，要有雄狮的心、老鹰的眼睛和贵妇的手。如今医生越来越依靠科技，气胸、肺积水、肺炎，一经 X 光线检查就一目了然，诊断也准确和客观得多。尽管如此，钟教授依然坚信仔细地倾听患者的病史，是准确诊断最重要的关键。问病史看似容易，却是一门易学难精的艺术，有经验的医生可能靠询问病史就已经能诊断疾病了。临床体检和各种辅助检查不过是证实医生的临床诊断而已。决定动手术与否的关键，不是看实验室的检查报告以及各种辅助检查的结果，而是依据患者告诉我们的病史及进行体检时的临床发现。在磁共振扫描时看到椎间盘退化的比例在 20 岁时有 39%，到 80 岁时高达 84%；发现椎间盘突出的比例 20 岁时有 29%，到 80 岁时高达 43%。因此，扫描上看到的是老化的表现，与背痛的症状没有必然的联系。

钟教授坦言，伤口的处理是外科最基本的功夫，要旨是使伤口尽快愈合，如果不留疤痕就更好，痊愈的最大敌人是细菌感染。外科医生能做的，只是提供最好的条件让组织自己愈合，吻合口有没有出现渗漏靠天意，我们只能尽人事。外科医生最怕的就是开腹以后却找不到出血点。在众多的内镜手术中，胆管取石的难度可算是首屈一指，风险也比其他的手术高。

对休克的胆管炎患者，要尽快完成手术。胆囊不用切，尽快放 T 形管做引流，先保住患者的性命，这是最重要的。只要胆管压力减小，败血症的情况就能被控制，就算取不尽残余结石，以后再处理也无妨。作为医学大家，他在书中直面坦承自己刻骨铭心的失误：年轻时他主刀的一台疝气手术，就是因为在手术中打结不牢，导致患者腹腔内大出血，最终通过开腹探查后才止住血。因此提醒晚辈：手术后患者情况出现变化，首先要考虑的就是手术本身是否有问题。用局部麻醉做手术的要诀是动作要轻，局部麻醉做疝气可以说是对基本功的一个考验，亦是一次提升技艺的锻炼机会。

镜路人生的深刻领悟

作为毕生主要从事内镜操作的人中骐骥，钟教授对镜路人生有深刻的领悟。他坦言，最常见的疾病才令医生束手无策。来势汹汹的急症不一定是最严重的，症状不明显往往能杀人于无形。要知道实习医生水平如何，只需看他面对患者食管静脉曲张出血时的表现即可。尽管绝大部分内镜医生娴熟的技法是靠苦练得来的，但他始终认为仁心比仁术更重要，而最要紧的是要有承受压力的能力。我们的思维和记忆不是单向的，而是立体的。要把知识化为己有，先要弄清楚每一条资讯在整幅图画中占的地位。凡事要从简，从最简单之处开始抽丝剥茧，由浅入深。成为好医生，一定要培养敏锐的观察力，更要好好地利用所得的资讯。医生问病要求患者打开心扉，尽诉心中情。年轻的医生要耐心倾听患者的故事，这很重要。许多医生与患者谈话时常常是居高临下，钟教授建议找把椅子坐在患者床边，定会有意想不到的收获。与患者倾谈 3 分钟，却能令对方觉得你已经给了他一整天，这就是临床的艺术。

钟教授认为，行医最重要的是获得患者和社会大众的信任，而医生的诚信是良好医患关系的基石。医生替患者诊治，一贯都是凭着自己的专业知识和经验，为患者选择最经济实惠的诊疗方法。其实临床情况千变万化，如果一味按照指南照本宣科，临床的决策就丧失了灵活性，绝非患者之福。

钟教授总结出遇到紧急情况下的三部曲：停下，思考，再行动。抢救患者要谨记 ABC：A 是气道，保持气道通畅是首要工作；B 是呼吸，提供氧气及排除呼吸系统的问题；C 是循环，止血及迅速以静脉输液补充血容量。在胃肠镜检查的过程中，退镜的时间如果能达到 6 分钟，便能有效提高息肉的发现率。钟教授认为，改革开放以来，中国的经济发展一日千里，医疗方面的进步也日新月异，很多大城市的教学医院已达到或超过国际水平，有个别的科目甚至比发达国家的更先进，位居领导潮流的位置。但经济挂帅的洪流，却给凭着为人民服务的信念而入行的医务人员带来了莫大的冲击，导致人文精神的衰退。钟教授坚信，尽管科研和技术的发展日新月异，但患者的诉求、病情的发展、临床的表征，以至望闻问切的诊断手段却是千古不易的。

闲云野鹤的惬意人生

2004 年，已知天命的钟教授辞去一切公职，开始了"以身示教、治学育人"的另一种传奇人生。他在地球上"最后的蛮荒之地"巴布亚新几内亚工作了 3 年，那里有 800 多个部落，800 多种语言，高山远隔，交通与通信都亟待发展。这是他人生中最充实、最富挑战的日子，最令他难忘的是当地人的笑容，他们拥有的物质比我们少得多，但他们的笑容却远比我们在街头看到的更加灿烂。初到条件艰苦的非洲，他就曾告诫自己，不要埋怨仪器不足，手术成功与否与仪器优劣并不挂钩，没有计算机扫描与磁共振也不要紧，诊断可以靠望闻问切，只要肯想办法，没有先进的仪器也可以治好患者。为此，他进行了不少新奇的创意：以果汁瓶做胸腔引流，用钓鱼线做成外科缝线，以木工用的电钻做骨科手术。他认为，只要明白了基本原理，加上一点横向思维，敢于尝试，自然就能以土方法解决问题。由于缺乏可供医生实习的患者，他就以自己的躯体作为临床实习的道具，赤裸上身供学生进行体检训练，借此取得非常好的教学效果。

钟教授对自己的祖国怀有深厚的情感，曾坦言，没有祖国，就好比人没有父母，没有家。中国第一颗原子弹爆炸成功，是香港人最扬眉吐气的时刻；香港回归祖国的那个晚上，是他一生中最高兴的时刻。援助非洲返回香港以后，钟教授比以前更加淡定地享受生活，对很多事情淡然处之，内心非常恬静安然。他现在的身份是作家、渔民、潜水教练、帆船爱好者、马拉松运动员、滑翔伞爱好者、公益慈善家、乐队乐手（他会吹萨克斯管和打架子鼓），医生反而成了他的业余爱好。

回眸人生，钟教授认为浮生若梦，应珍惜眼前人。人生最宝贵的东西，如健康、时间、爱情、友谊，都有一个共同点，就是金钱买不到，一旦失去再难找回。钟教授坦言，通过出版这本记载他多年来一心一意教学生涯的苦与乐，以及在世界不同角落的门诊部、急诊室、病房及手术台上遇到的奇人怪事之书，如果能为在经济效益、工作指标、医患纠纷等层层重压之下的年轻医生们带去会心的微笑，并为他们心中那一团热情工作之火加一把柴，就不枉该书的出版了。

手术台上的生死故事　救死扶伤的心路历程

——《打开一颗心：一位心外科医生手术台前的生死故事》

读完英国著名外科医生斯蒂芬·韦斯塔比所著的《打开一颗心：一位心外科医生手术台前的生死故事》一书，感触良多。作者毕生从事心外科事业，在长达半个世纪的行医生涯中，为超过 12 000 颗心脏做过手术，不仅手术技艺精湛，而且成绩卓著。他通过回顾亲身经历的一些经典案例，剖析了作者救死扶伤的心路历程。书中不仅揭示了人世百态，介绍了世界各地的风土文化，展现了一名外科大家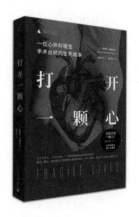眼中所见的悲悯与仁爱，而且通过对医疗制度、伦理和医学教育的反思，令读者深受启发并获益匪浅。

该书不仅是作者特立独行终生的纪实文学，也是医生和患者的真实人生，更是作者涉足世界各地时亲身感受当地风土人情的万花筒。平心而论，该书无疑是一部兼具叙事魅力、医学知识和人间奇迹的佳作，通过字里行间的朴素描述，一位医术精湛、充满自信又敬畏生命的外科泰斗形象跃然纸上。

钟情心脏的外科泰斗

韦斯塔比为世界一流的心外科及人工心脏专家，他极有天赋，具有大脑半球双侧优势，在手术中能够"左右开弓"，天生就是外科医生的材料。他一生参与过 1 万多台心外科手术，其中不乏极为精彩、险象环生的经历，也有开创性的术式。韦斯塔比出身于工薪家庭，受幼年时看过的医学纪录片所鼓舞，也被亲人的离世而刺痛，7 岁就立志学医。经过不懈的努力和矢志不渝的追求，终于将自己历练成一名举世闻名的业界翘楚。在古稀之年回首往事，韦斯塔比用文字记录下无数难以忘怀的感人瞬间：他曾为面试的成功而激动地徜徉在伦敦的街头，竭尽全力救治先天性心脏病或气道重度灼伤的小儿，为患者和家属的焦灼与渴望而孤注一掷，为对抗次日手术的焦虑而深夜在沙漠里欣赏夜空，为治病救人而果断切削垂危的心脏，为挽救生命而与教条的医务主任对抗，"擅自"为患者安装人工的"电池"心，在命悬一线的攻坚手术面前还能讲出令人忍俊不禁的冷笑话。

作为心脏外科的拓荒者，他实施了很多敢为天下先的手术。然而，长期的开刀导致他的右手明显畸形，始终蜷曲着，最终迫使他放下手术刀，百般无奈地离开自己钟爱的手术台。尽管依依不舍，但他仍心存感激，因为他坚信，人生不可能完美无缺，不要因结束而哭泣，要感恩它发生过而欣喜。贯穿于全书的不仅有对医疗的反思，更不乏关于医疗伦理道德的哲思：当医疗制度和挽救性命相冲突时，医生该何去何从？手术风险巨大，患者和医生该如何权衡利弊？医技高超的医生是否也有无法完成的手术？医疗的成效、界限究竟在何处？相信这位人中骐骥的经历、态度和思考，也必定引发我国医者的反思。通读阅读，作者果敢、自信、乐观、热情的性格，病患或从容或苦楚的人生经历、焦灼而又顽强的求生欲望，均呈现在读者目前。

心脏外科的魅力揭秘

稍有医学常识的人都知道,心脏外科绝非普通人可以掌握的学科,"打开心脏"不仅是心脏外科医生的入门手艺和标准动作,也是一项高难度、高风险的职业操作。在紧急救助的场景中,心脏外科常常经历着惊心动魄的生死时刻。作为在"心路历程"中救死扶伤50余载的心外科名家,在展现手术的神乎其技之余,作者也借病症、病患和自己的学术游历,讲述足迹踏遍全球的惊险手术故事,回顾自己"浪迹天涯"的学术之旅。作者的行医轨迹从英国到南非,再到沙特和澳大利亚,所擅长的是采取一切精湛的技术手段,排除万难地去挽救每一个鲜活的生命。

作为英国心脏外科的泰斗,他的职业生涯中就充满了惊险奇遇:主动脉瓣严重畸形的马术爱好者因妊娠而凸显危机,没有脉搏、测不出血压的电子心脏人,实施两颗心脏并联工作的手术方案,人工肺技术等。时至今日,我国的同行对书中提及的相关技术已非常熟悉,但可惜国内仍缺乏更先进、耐用的人工心脏设备,使得面对众多晚期心衰患者,心脏外科医生仍旧陷入难为"无米之炊"的困境。笔者相信,随着国际交流的日趋紧密和中国医疗器械制造业的飞速发展,必将会制造出更先进的国产设备,以造福中国的患者。

千奇百怪的从医经历

该书记述的是一位优秀的心外科医生半个世纪精彩绝伦的职业生涯,从大学时期溜进手术楼偷偷观摩手术开始,一直到他右手畸形被迫告别外科生涯。我们常言,人生如戏,但读者会发现作者所经历的人生远远胜于任何引人入胜的剧本。他开创性地使用分叉管救了患者性命;采用"保持初心"策略实施了世界首例"康复前过渡治疗";在对先天性动脉瓣不全的孕妇实施手术同时保全了大人和孩子;对因年迈不符合移植手术条件的患者尝试安装了仿生心脏,使患者成为活生生的"电子人",并在植入心脏泵后健康地生活近 8 年，成为英国存活时间最长的人工"心脏移植"患者；挽救 6 个月大的婴儿无疑是令人叹为观止的奇迹：当千方百计抢救 4 小时无效后，韦斯塔比依据物理学定律切掉孩子布满瘢痕且肿大的左心室壁，从而使心脏缩小，使她获得新生。

该书中的很多故事都前所未闻，有些尤为令人印象深刻，完全是意外百出，使人"脑洞"大开。例如，被贩卖的脑部受伤的母亲，尽管自己无法言语，但为了救其患有心脏病的婴儿，带着孩子四处东奔西逃；带有某种心脏肿瘤基因的妇女，因心脏连续 5 次长出肿瘤，接受了 5 次心脏手术，最后还是坚强地活了下去；历经千辛万苦成功完成手术的患者，居然在某次外出时忘了带备用电池，从而使得接近完美的外科手术前功尽弃而死亡。作者认为，医者在专业上取得进步所必备的品质是，不懈的努力、横向思维，以及直面鲜血的勇气。把真相告诉患者之前先确定医生知道真相，而且患者确实想听。外科医生最害怕的不是手术的失败，而是手术过程完美无瑕，但术后却因一些无关痛痒的小疏漏而功亏一篑。如书中的例子所示，几经手术团队千方百计挽回的生命，却因为术后没有得到悉心的照顾或因护士不敢实施电击等导致患者命丧黄泉。

切身感悟的行医之道

作者不仅是一位医术精湛、"铁石心肠"的执刀者，也是一位悲天悯人、热血澎湃的救赎者。在书中，学院派医学的一丝不苟与典型的英式幽默交相辉映，为读者展现出的既是一部催人泪下的系列人间悲剧，也是一部让人忍俊不禁的外科医生成长史。作者的记录从筚路蓝缕的入门开始，在自己的第一次心脏手术中，就出现了使用骨锯撕开右心室的失误，急于止血时慌乱中几乎没有找到出血部位。作者也记录了自己很多独步英伦的医学新创，如参与英国第一例心脏手术。身为外科泰斗，为了便于读者理解，他对每个病例的介绍都写得很详细；同时也坦言为何某个方法不行，有何危险；如遇到突发情况，如何撑过困难期以及手术后突发恶化又应如何处理。作者在行医中切身悟出的行医之道包括：当术中出现意外时，要紧的是立即采取补救的行动，而不是推卸责任。纠结于患者的死亡是一个危险的错误，我们必须从失败中学习，争取下一次能有所改进。如果沉迷于悲伤或者悔恨，只会带来无法承受的痛苦。这些来自实践中的感悟确实令人获益匪浅。作者坚信，医生从职业上而言就是利他的，直面难以想象的风险与挑战，竭尽全力把每一个命悬一线的患者从死亡线上抢救回来是医者的天职。越是看到人类在疾病面前的苦痛、挣扎、希望、绝望，就能越深入地探测到医生内心那些犹疑、偏执、茫然和冰冷的自我否定。

作者认为，做医生要么积极思考，要么退出。窃以为对医者而言，思考是必需的，但积极却是需要对生命怀有敬畏之心，要付出自己全部的精力乃至生命。要想成为医界翘楚，首先，要具备完善的医学知识和临床经验；其次，心脏手术必须倚仗技术，不带情感，身心都要坚强冷静，具备强壮的体魄、冷静沉稳的内心、随机应变的态度；再次，共情是一个好医生必备的素质，是富有同情的医疗的关键，要胸怀大爱，勇于创新。韦斯塔比认为，医学是需要温度的，真正的医学大家内心深处都无比善良，他们可以牺牲自己的光阴、家庭甚至自己的健康，夜以继日、奋不顾身地抢救患者。正如狄更斯所言，拥有一颗永不变硬的心，永不厌烦的脾气，一双手触碰人时永远不会伤害别人。然而，作者坦言，医生所必须面对的除了失败，还有法律和伦理设置的禁区。在当今英国的医疗环境下，已很难甚至不可能培养出当年那种优秀的医生了。我国著名心血管病专家胡大一教授对此深有同感，或许这正是医学教育和医药卫生体制改革需要深思的问题。

医疗管理的观念革命　护佑生命的工作清单

——《清单革命：如何持续、正确、安全地把事情做好》

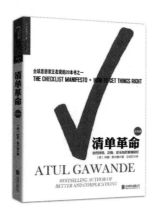

最近读完《清单革命：如何持续、正确、安全地把事情做好》一书，大有醍醐灌顶之感。作者阿图·葛文德为哈佛大学公共卫生学院及医学院教授、世界卫生组织全球病患安全挑战项目负责人、美国麦克阿瑟天才奖得主、《时代周刊》2010年全球 100 位最具影响力人物榜单中唯一的医生，也是美国最优秀的医学专栏作家。作者认为，现代世界的复杂性已经超出了人力所能控制的范围，任何一个需要从业人员掌控大量知识的领域都难逃厄运。时至今日，要想挽救一个患者的生命，需要数十位医护人员正确实施数千个治疗步骤，任何一个步骤的疏忽都可能置人于死地。

人类始终渴望终结错误，再造安全的生存空间。为了实现这个目的，葛文德为我们提供了一个简洁易行的清单工具，通过在医疗领域的实践，掀起了一场"清单革命"。作者的实践已经证实，使用清单，就是为大脑搭建起一张认知防护网，从而弥补人类与生俱来的认知缺陷。作者还总结出使用清单的四项原则：权力下放、简单至上、以人为本及持续改善。他还告诫读者，清单不是写在纸上的，而是印在心上的。清单不是僵化的教条，而是实用的支持体系，将有助于在复杂的世界中拯救我们的生活。时至今日，我们别无选择，清单正在逐步改变我们的生活，变革这个复杂的世界。

醍醐灌顶的观念转变

为什么应该在 90 分钟内完成的心脏急救检查成功率不到 50%？我们到底能掌控多少？作者认为，知识的确拯救了我们，但也让我们不堪重负。人们所掌握的知识的数量和复杂程度已经超过了个人正确、安全和稳定地发挥其功能的能力范围，因此，作者为清单赋予了伟大的责任。作者认为，现代世界要求我们重新审视称为专业技术的东西：专家会犯错，他们也需要帮助，但是否接纳清单，取决于他们是否承认这一事实。他指出，人类的错误可以划分为"无知之错"与"无能之错"两大类。我们犯错误，或许是因为没有掌握相关知识导致的"无知之错"；或许并非因为没有掌握相关的知识，而是没有正确使用其所导致的"无能之错"。"无知之错"情有可原，"无能之错"罪不可赦。在信息爆炸的世界中，各种扑面而来的信息令人目不暇接，知识早已让我们不堪重负。然而，不可否认的事实是，信息会掩埋知识，而知识会摧毁智慧。我们的身体能够以 13 000 多种不同的方式出问题。在重症监护病房，每个患者平均 24 小时要接受 178 项护理操作，而每项操作都有潜在的风险。

身为凡人，每个人都会犯错；无论我们进行多么细致的专业分工和培训，一些关键的步骤还是会被忽略，一些错误依旧在所难免。尽管个人免不了会犯错，但团队犯错的概率明显低于个人，因此应摒弃个人的单打独斗，不再听命于唯我独尊的大师，而是依靠团队的智慧来解决复杂的问题。为此，葛文德领衔在全球范围内开展了一场捍卫安全与护佑生命的清单革命。作者坦言，清单革命的宗旨就是防止相同的错误一再发生，从而避免为那些错误付出沉痛的代价。"关键点"比"大而全"更重要——清单从来都不是大而全的操作手册，而是理性选择后的思维工具。抓取关键，不仅能保证基准的绩效，更是高绩效的保证。一张看似不起眼的小小清单，竟然能让约翰·霍普金斯医院原本经常发生的中心静脉置管后感染的比例从11%下降到了0；15个月后，更避免了43起感染和8起死亡事故，为医院节省成本200万美元；同时，还让医院员工的工作满意度上升了19%，手术室护士的离职率从23%下降到了7%。这张看似并不起眼的清单，已经在全世界2000多家医院得到积极推广且成效显著。由此可见，该书不仅为医院管理者提供了一个强大的思维工具，更带来了一场深入人心的观念革命。

简捷高效的行事原则

作者详细论述了一个检查清单在对急诊患者进行抢救时的巨大作用。作为一名外科医生，为了提高抢救患者的成功率，避免不应该犯的医疗错误，严格规范那些应该采用而没有采用的措施，把纷繁复杂的抢救过程程序化，最简捷高效的行事原则就是使用清单。尽管作者的陈述看似啰唆，但在复杂行业中使用清单这种革命性的思想却意义重大。该书用大量事例证明了看似枯燥乏味的清单所起到的重要作用，并生动地展现了作者有趣的想法：不起眼的清单能让平凡的人做得更好，使用清单，大有裨益。智者曾言，每当雪崩发生的时候，每一片雪花都认为自己没有责任。一旦遇到危机，每个人都在等待救世主，但中央集权的解决方案只会让人等得望眼欲穿。由于极端复杂问题往往不可预测，解决这类问题超出了个人能力的范围，所以事无巨细都由核心层来决定的做法是注定要失败的，人们需要行动和适应的余地。中国传统文化中凝聚着许多从容的智慧，在生活节奏日益快捷、社会分工日趋多元的现代社会，作者提供了一个简便易行的清单工具，让古老东方的从容智慧在现代社会找到了一个载体。将决策权分散到外围，而不是聚集在中心，让每个人担负起自己的责任，这才是让清单奏效的关键所在。

毋庸讳言，从来没有全面的高效，也不可能用一张清单涵盖所有情况，冗长而含义不清的清单是无法高效并安全执行的。清单要素的遴选必须坚守简单、可测、高效三大原则。清单并非一成不变，就算是最简单的清单也需要不断改进。不仅如此，清单的力量也是有限的。在高风险的复杂情况下，专家的胆大心细才是最重要的。如果缺少了勇气、睿智和随机应变的能力，医生仅靠清单是难以成功治病救人的。每年，全球至少有 700 万人发生术后残疾，至少有 100 万人死于手术台上。如果我们把不同阶段的清单合并成一张清单来执行，是否可以减少残疾和死亡？作者在全球选择了医疗水平参差不齐的 8 家医院进行试点，通过对清单进行动态的持续改进，取得了令人瞩目的骄人业绩：让 4000 例患者的术后严重并发症的发病率下降了 36%，术后死亡率下降了 47%。正是作者的亲身体验，才能将手术中突然出错的恐惧描写得如此活灵活现；源于自己皓首穷经的不懈努力，才能把专家正在为减少医疗风险所做出的努力描写得那么清晰，令人身临其境，感同身受。为此，作者总结道，尽管简洁和有效永远是矛盾的联合体，但只有持续改善，才能让清单始终确保安全、正确和稳定。

言简意赅的清单宣言

在过去的岁月中，作者亲自领导并参与了世界手术安全清单的研发和实施工作，并投入了大量精力。在该书中，他与大家分享了这段不寻常的经历，并全力呼吁医护人员使用最简单却被证明很有效的清单来改变工作方式。先哲曾言，医院是人间悲剧的天堂，是坟墓的接待室。要想挽救患者的生命，仅有高超的医术和责任心是远远不够的，还必须拥有精湛的医术和处理复杂局面的有效方法。幸运的是，作者提供的有效方法并不复杂，它可以简单到只是一张工作清单，它是让人把事情做正确的必要方式。乍看之下，清单并不算高科技，但绝非多此一举。清单的本质在于沟通，它的实施离不开划定角色，遵照流程。遵守清单，就是洞悉那些微小但却至关重要的缺陷或漏洞，以防患于未然。正是因为有了清单，临床医学才有了被称为质量控制标准的统一操作规范，从而避免了因为医生的个体化差异所造成的损害。

作者总结出编制清单的六大要点：设定清晰的检查点，使用者能根据清单列出的项目执行检查程序；编制者需要在操作-确认和边读边做中做出选择；清单应言简意赅；清单的用语要做到精炼、准确，使用众所周知的专业用语；清单的版式很重要；清单必须在复杂的现实中接受检验。作者坦言，世界本来就没有完整的生命清单。医生与木匠的相同之处在于都有一份流程清单，不同之处在于前者不可重来，而后者可以再造。尽管他们都可以通过清单管理减少错误的发生，但医学的清单是用不可重来的生命书写和完善的。

平心而论，该书是一部高水准且趣味横生的学术科普著作，不仅论据和论点都很有说服力，而且有助于改变我们对世界的看法。该书中不仅充满了有趣的故事，而且文字优美，通俗易读。作者用生动的描绘和有力的证据，呼吁医生采用清单这一看似稀松平常的工具来提高工作成效，从而有助于护佑健康、挽救生命。该书涉及的领域远不止医疗行业，读完该书后，你或许会想要尝试最为平常的工作：制作清单，而且一定会从中获益良多。掩卷遐思，葛文德最终对清单的真正含义给出了清晰的答案：如何让复杂的知识结构真正发挥作用，有效避免"无能之错"。

颠覆式创新奥秘探究　医疗改革的宏伟蓝图

——《创新者的处方：颠覆式创新如何改变医疗》

《创新者的处方：颠覆式创新如何改变医疗》为美国哈佛大学商学院教授、"颠覆式创新之父"克莱顿·克里斯坦森等耗费10年创作的经典之作。该书采用了哈佛商学院在20年研究中总结出的、在各行业实践中获得成功的管理创新经验，把颠覆式创新理念引入美国医疗行业研究。作者立意高远，思路清晰，诊断精准，指导明晰，为远远称不上健康的医疗保健体系

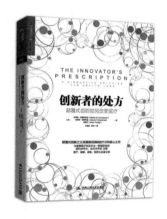

开出了一剂强效良药。为了使读者更好地了解该书的脉络，作者在引言中给出全书的一些基本结论概要，并在之后的章节里从尽可能多的角度对这些问题和解决方案做了更深入的分析。

该书充满真知灼见，每章都有新概念和新启示，同时探讨了医疗保险公司、制药企业、医学院和政府机构在医疗改革中所起的作用，从社会性视角深入剖析了医疗保健行业的未来之路，指出医疗机构需要量体裁衣，选择合适的商业模式进行创新，为构建健康医疗体系指点迷津。笔者以为，这部来自大洋彼岸的医疗改革的扛鼎之作，集创新经验之大成，睿智地把

握住美国医疗行业的命脉，揭示了创新技术行业的奥秘，是医疗保健事业进入崭新时代的里程碑。该书内容趣味横生、发人深省，无疑有助于对全民健康与医疗行业进步感兴趣的人士开阔眼界，学习借鉴，以便用坚实的理论武装自己，从而更好地指导各自的医疗保健实践。

医疗改革的迫在眉睫

作者开宗明义，坦言医疗保健已经成为美国的绝症，正面临巨大的危机，需要采取颠覆式创新，并通过剖析美国 4 个令人担忧的现象作为佐证：医疗保健费用的增长高于整体经济的增长，导致越来越多的美国人无法负担所需费用；未来 20 年，不断攀升的老年医疗保险开支将会削减政府预算中除国防以外的所有其他支出；医疗成本的压力，正迫使一些对美国经济发展最重要的公司丧失世界市场竞争力；如果政府为退休职工提供医疗保健的合同承诺所产生的政府负债被迫公布，美国几乎所有城镇都要破产。不仅如此，加拿大全民免费的医疗系统也同样陷入困境。

作者指出，美国医疗制度的高成本源于按服务项目付费这一失控的反应堆。当医疗服务提供者通过提供更多的医疗来挣更多的钱时，供给本身就决定了其需求。据估计，50%的医疗保健费用是由医生和医院的供给而非患者本身的需求所决定的。尽管一些国家似乎在普通和专科医疗之间取得了更好的平衡，然而预算上的限制使人们需要等待很长时间才能获得专科服务和高新技术治疗，而让患者等候绝不是向他们提供医疗服务的最佳表现。

作者还对综合医院所面临的各种难题进行了深入剖析。希望该书能帮助我们理解美国医疗保健一蹶不振的根本原因，这样才有助于追本溯源，找出解决方案。作者认为，如今很多人总是在重复讨论医疗保健的话题，是因为他们在理解导致这些问题出现的根本原因时缺乏共识，缺少相互交流的共同语言，最令人沮丧的或许是缺少一幅能得到全体改革者认同和信任的规划蓝图。人们拥有大量的历史数据，并已习惯依靠确凿的数据来达成行动共识。因为缺乏有关未来的数据，也就无法得到令人信服的向导，以指导改革者弃暗投明。

颠覆式创新势在必行

该书作者的撰写方式独辟蹊径，没有通过研究医疗保健来解决该行业的问题，而是利用管理创新的通用模式来检验这个行业。这些模式源于哈佛大学商学院和哈佛大学肯尼迪政府学院对此类问题长达 20 年的研究，它们已被有效地运用到国防、汽车、金融服务、电信、计算机硬件和软件、公共教育以及钢铁等诸多行业中。这些模式被用来帮助整个国民经济保持竞争力和繁荣，也被用来助推企业创新。在该书中，作者首先用这些模式来阐明医疗保健变得如此昂贵和难以获得的根本原因，随后有的放矢地运用这些模式来解决具体问题。作者指出，颠覆式创新就是将复杂、昂贵的产品和服务转变为质量更高、成本更低、更方便获取的产品和服务，包括 3 个组成要素：技术推动，尖端技术的用途就是简化问题，使得解决问题的方法规范化和常规化；商业模式创新，就是以盈利的方式把精简的解决方案提供给消费者，使这些方案既能被支付又方便使用；价值网络，是一种商业微观生态环境，所有内部公司具有持续创新且相互增强的经济模式。

一般而言，商业模式有 3 种：专家主导、增值服务及辅助网络。专家主导是指专家们凭借专业直觉分析和解决问题的技能，找出复杂问题的原因；增值服务模式，医疗中许多确诊之后的治疗手段属于其范畴；辅助网络模式，许多慢性疾病能否被治愈，关键在于通过辅助网络模式纠正患者的日常行为。在医疗保健行业中，辅助网络模式通过使人们保持健康来盈利，而专家主导及增值服务模式只有在人们生病时才能盈利。作者一针见血地指出，当前的医疗保健体系让许多机构的颠覆性技术陷入困境，本质是它们通常将两三种商业模式混在一起，导致运营成本高昂。鉴于此，我们需要一个有竞争性、负责任、以消费者为中心的体制，并且能清晰地量化所花费用的价值。在还无法得到未来数据的情况下，作者希望该书可以为寻求创新和改革者提供一幅蓝图，以精确地描绘未来的形势。同时，讨论了如何通过创新来降低医疗保健成本，提高它的质量和覆盖率，最终使得医疗本身价廉、方便可及且质量又好。

直觉医疗与精准医疗

作者认为，医疗行业充斥着各种新技术，但只有那些推动精确诊断、进而达到精准治疗目标的技术，才可能给该行业带来颠覆。该书中介绍了为何如今医药科学看上去依然更像一门艺术，一个重要的原因在于我们缺乏对各种疾病根本病因做精确诊断的能力。对任何疾病，只有实现精确诊断后才可能被治愈，然而在今天的医疗中猜错的方式依旧盛行。

大多数医生将直觉医疗与精准医疗混为一谈，为此，作者给出了明确的定义和解释：直觉医疗为只凭症状进行诊断、疗效不确定的医疗手段。直觉医疗从出现起，便高度依赖高水平、高智慧的医生及其专业技能和专业判断。医生的受教育背景、相关的人力资源供给、从业者的薪酬模式以及他们对前沿医疗的跟进都在很大程度上影响其专业技能和诊断水平。精准医疗为知晓病因、可对疾病精确诊断，进而依靠基于规则的疗法达到预期疗效的医疗手段。对某种疾病的精确诊断是实现精准治疗的必要条件。从直觉医疗到精准医疗的跨越，是技术因素为现存医疗服务模式带来颠覆的主要路径。直觉医疗和精准医疗并非完全对立，它们之间的区域被称为经验医疗。经验医疗虽然能预测成功概率，却无法保证疗效，作者使用术语"经验医疗"而非"循证医疗"的原因是，疗效得到证实的程度随着时间以及疾病的不同而有所差异。要达到精准水平，技术必须在3个前提方面取得交叉性的进步：一是理解疾病的病因，二是厘清它们之间的因果关系，三是有能力对病根进行有效治疗。随着时代的发展，科技进步能带领我们穿越直觉和经验医疗，最终达到精准医疗的阶段。

医疗改革的宏伟蓝图

作者坦言，在医疗改革的宏伟蓝图中，未来大多数医生在工作中提供医疗服务的能力更加依赖程序和设备，而不囿于个人能力。作者基于自己的经验给出了对慢性病管理的颠覆性方案，提醒我们对疾病实现精准医疗最有效的监管是关注医疗效果，而非医疗投入或过程。让医疗保健成为所有人都有能力支付而又方便可及的服务，并不只是医疗行业才面临的挑战。作者指出，在医疗改革的大潮中，制药行业也将发挥关键性的作用。以往对制药行业而言，相比治疗，诊断是利润极其微薄的业务，这种趋势在未来将被扭转。

作者预测制药行业将会出现 5 个重大的变化：精准医疗的出现，预示着制药产品线的分化；医药企业不经过医生和医院，直接向患者推销产品的趋势更加普遍；诊断在未来变得比治疗更加有利可图，患者愿意为精准的诊断支付高额费用；伴随着利润最大化的变动，大多数主要的制药公司开始解除一体化，逐步将药品研发、生产及临床试验管理外包；仿制药竞争者正在颠覆那些研发、制造和推广专利药品的企业。作者研究基础深厚，全书结构清晰，尽展妙招高见，预见医疗保健体系的未来，尤其是提出：高品质出自合理的整合，而低成本出自专注化带来的成本锐减等理念，有助于有识之士发现新的成长契机，发展出具有可持续性的医疗保健体系。在全球聚焦医疗保健体系改革之际，阅读该书必将使读者开卷有益。

数字医疗的前世今生　值得借鉴的他山之石

——《数字医疗：信息化时代医疗改革的机遇与挑战》

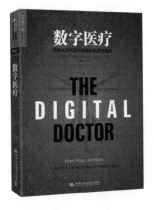

　　长久以来，科技进步一直被视为医疗改革的利器、治疗一切医疗弊病的良药。然而，当人类进入数字化时代，临床医生开始广泛使用计算机提供数字医疗服务时，人们才发现技术的日新月异不仅给我们带来意想不到的麻烦，甚至还可能造成致命的失误。读完美国著名医生作家罗伯特·瓦赫特的新书《数字医疗：信息化时代医疗改革的机遇与挑战》，不仅使自己耳目一新，而且大有醍醐灌顶之感。该书讲述的是一个数字化凭借微小的希望打破和重组医疗的故事，是这个让人痛苦、具有历史意义又充满危险的医疗转型时代行医治病的真实写照。瓦赫特正是通过精心选择的美国医疗卫生信息化进程中的上百个人物和故事，以他特有的医生特别是临床安全专家的视角，生动准确地记述了这一伟大变革发生的起因、艰难的成长经历以及日趋发展壮大的过程。作者从技术应用、医患关系、工作流程、支付模式、医院文化、医务人员间的沟通等方面剖析了医疗改革所需要突破的六大瓶颈，并提出了分四个阶段走向数字医疗时代，以便为医疗安全保驾护航。尽管书中的场景和故事都发生在美国，但我们几乎对所有事件均感同身受，无疑是值得读者借鉴的他山之石。该书的写作轻松活泼、引人入胜、寓教于乐，对很多生命攸关的主题能做到既严肃认真又趣味横生。笔者以为，无论是医生、患者、软件工程师还是决策者，一定都会开卷有益。

浴火重生的真实写照

作者指出，该书讨论的问题毋庸置疑是全球性的。因为我们都在为一个共同的目标而勠力同心地奋斗：如何使医疗卫生服务变得更好、更安全、更方便、更便宜。书中讨论的是在医疗信息化初期，我们所面对的种种问题。作者以叙事性的写作手法，结合历史研究和调查报告，通过几十个令人印象深刻的故事，细致入微地描述了医疗行业的数字化转型，深刻地呈现出令人信服的研究结果。书中向读者展示了过去近15年医疗信息技术发展的艰辛历程，无疑是医疗卫生服务体系与数字化成果连接的权威记录。瓦赫特不仅拥有深厚的医学造诣，而且对一日千里的技术发展有着深入的了解。他知晓数字技术具有的强大力量，也意识到要将它们融入复杂的高风险医疗环境中所面临的巨大困难，医疗机构对信息化的排斥显而易见，因为这个环境中充满了不喜欢接受电脑指令的人。尽管未来医疗的信息化肯定会发生期待已久的"颠覆式创新"，但今天它只在三个方面产生了明显的颠覆性：医生与患者的关系、临床医生间的专业交流和工作流程，以及评估和优化医疗质量的方式。我们之所以感到失望，部分是因为除了医疗领域外，其他行业的信息化技术普及度都相当高。作者也毫不怀疑医疗卫生的信息化终将从青涩的青春期走向成熟区，变得硕果累累，我们现在只需要让它少受些挫折、顺利成长。

洞见未来的医改先锋

作为患者安全和医疗健康行为的领导者，在科学创新和医疗信息化的实践中，作者极富洞察力和公信力，是带领我们前行中不可或缺的先锋。他关于数字医疗的远见卓识，已经对医疗政策的制定产生了一定的影响。作者坦言，经过十余年的磨合，硅谷的科学家们终于开始理解发展好医疗信息技术的艰难，了解并重视医护人员想法是多么重要。要想成功地实现医疗信息化，需要技术团队与医疗团队和衷共济地通力合作。作者认为，医疗卫生信息化需要经过四个发展阶段：第一，实现整个医疗卫生服务体系的数字化；第二，不同的医疗信息系统间实现互联；第三，充分发挥医疗大数据的价值；第四，创造技术工具，完善医疗制度，建设医疗机构，改进医院文化，在前三个阶段的基础上提升大众健康和改善医疗质量。今天美国即将完成第一阶段，正在解锁第二阶段，为第三阶段奠定基础，也初步涉及第四阶段。目前的电子健康档案供应商已经拥有了大量的医疗数据，并与医院、诊所建立了稳定的关系，但他们通常缺乏后续阶段所需的专业知识。真正的机会潜藏在第二到第四阶段：整合医疗卫生信息系统，将大数据和人工智能技术应用于医疗数据数字化中，进而创造能够改善医疗质量的新工具和新算法。作者毫不怀疑数字医疗的发展尽管道路坎坷，但必将日趋成熟，从作者身上，我们看到的是既有理想主义情怀又有脚踏实地作风的乐观实践者。

电子档案的利弊剖析

作者通过生动的故事和尖锐的分析，分析了医院、诊室、药房等复杂环境中电子健康档案的利弊。瓦赫特指出，电子健康档案不仅是医疗史上最具颠覆性的创新，而且将成为医疗改革的工具，它为我们节省了大量现金的使用。尽管逐渐普及的电子健康档案为人工智能系统和形成大数据提供了大量素材，但医疗大数据要体现其价值，不仅需要数据量大，还要考虑数据本身的质量。时至今日，通常我们会把电子档案带来的问题归咎于拙劣的软件、并不严格的落实、荒谬的规则和糟糕的因果联系等。作者坦言，数字化给医生带来孤独感，计算机和医学很难成为相处融洽的伙伴。实行电子档案以后，医生只有 12%的时间与患者交流，而超过 40%的时间在处理与电脑相关的事务，电子健康档案已经成为医生抱怨、不满的最主要源头。不仅如此，作者也目击了医疗数据泄露的严重后果。一些医院因黑客侵入信息系统而被迫停业，甚至遭到敲诈；更有甚者，这些人还会侵入患者的静脉注射泵、心脏起搏器和重症监护室的监视系统。作者坦言，要想实现美好的未来，不仅需要掌握医疗和技术，最重要的是要了解患者及其需求，还需要投入更多的思考和人文关怀。在"以患者为中心"的时代，患者积极参与对自己的健康医疗数据的访问和自我管理，也必将是大势所趋。

痛定思痛的经典案例

美国每年有 10 万人因医疗过错死亡。该书记录了医疗行业从模拟阶段向数字化转型中发生的一例痛定思痛的经典案例。采用了最先进的电子处方系统后，作者所在的加州大学旧金山分校医学中心，这是美国的一家顶级医院，竟然会给一位青少年开出了常规用药 39 倍的量。16 岁的患者因患有一种会导致终身反复感染的罕见遗传病，每天要服用 15 种药物，本来应该服 1 片复方新诺明，护士却监督他服下 38.5 片药物。究其缘由，医生开出的是 5 毫克/千克，按体重计算应该是 193 毫克甲氧苄啶，而 1 片复方新诺明中含有 160 毫克甲氧苄啶；药剂师核准时要求医生改为 160 毫克甲氧苄啶，医生未加思索就将 5 毫克/千克改为 160 毫克/千克，即 38.5 片复方新诺明；随后由于报警系统的疲劳，核查人员未对 160 的单位进行核对；总价 700 万美元的药房机器人"忠于职守"地照方抓药；值班护士尽管心存疑虑，但出于对计算机系统的高度信任，严格执行了医嘱；患者由于平时大量服药，对这种异常情况也习以为常。正是以上这些，导致患者最终在服药 6 小时出现昏迷后呼吸暂停，幸亏抢救及时才起死回生。

作者通过这个贯穿全书的经典案例反复提醒读者，患者安全不仅关乎技术，更重要的是如何管理。我们需要睁大双眼从失败中汲取教训，从而努力避免因转型而产生的医疗伤害。如果要实现医疗信息化，就必须加强医护、医患之间的沟通，而不是简单地让机器取代医生。

正本清源的开山之作

作者在序言中坦言，撰写该书的目的是帮助人们理解为何我们误解了医疗信息技术，并引导人们思考如何让其回归正途。要想让它不偏离轨道，就需要在医生和计算机科学家之间、护士和决策者之间、患者和企业家之间构建一种新的协作模式。作者指出，数字医疗早已不是医疗数字化那么简单，它关乎社会、经济、普罗大众的健康与寿命。一方面，全球的健康医疗体系都面临着在普惠、低成本、高质量三个变量之间获得最佳平衡的难题，都在从按数量计费转向按质量计费的模式过渡，所以"价值医学"似乎逐渐成为一种全球共识；另一方面，医疗在公益性与营利性、开放性与隐私性、科学性与人文性、垄断与创新等诸多方面都存在矛盾的对立和统一。

该书真实地呈现了在技术推动下医疗转型的新纪元，讲述了美国医疗信息化改革背后的那些扣人心弦的故事和政治风云，从华盛顿的医疗改革大背景到数字化进入人们生活的小细节，作者向我们展示了信息技术将如何改变临床医生和患者的日常生活。不仅如此，作者还分析了数字医疗的社会背景、阻碍进步的力量，以及今天借助技术创新全方位变革医疗健康行业的可能性。从阅读中，你将会窥见数字医疗的美好未来。

智能时代的数字革命　未来医疗的远见卓识

——《未来医疗：智能时代的个体医疗革命》

埃里克·托普是美国著名心脏病学家、无线医疗领域的先锋人物、享誉全球的医疗预言家。他昔日的佳作《颠覆医疗：大数据时代的个人健康革命》曾在全球广受好评，笔者也有幸受邀为该书的中文版作序，并著文推介过该书。最近读到他的新作《未来医疗：智能时代的个体医疗革命》，大有醍醐灌顶之感。书中涉及的主要内容为未来医疗的本质，数据革命成就个体化医疗，重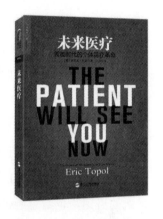
塑医疗生态体系，为读者展示了医疗领域创新的憧憬，分析了在开放的大数据时代，无线医疗技术将从医疗服务、医患关系上颠覆自古以来的家长式医疗模式，实现"以患者为中心"的个体医疗革命。该书作者认为，以高科技应用为代表的新型医疗模式，将赋予患者更多的自主权，为个体获取医疗数据、积极参与医疗管理、降低医疗成本、实现疾病预测及预防，并最终走向医疗民主化之路奠定基础。互联网医疗正在让我们走进民主医疗时代，而托普对此有敏锐而深刻的认识，他清晰地捕捉到当今医疗界所面临的挑战与发生的分裂现象，明确指出，医疗的颠覆终于来临，这次变革不仅将提高医疗结果，还将提升每一位患者的体验。该书还充满了医学新知和引人入胜的故事，展示了如何利用信息技术让你成为自己的医疗健康专家。无论你是想了解医疗领域的前世今生还是希望洞悉未来，该书都能为你答疑解惑，不失为一本了解医疗发展的精品佳作。

重塑医疗的生态体系

医学发展到现在，虽然不少医院的宣传理念是"以患者为中心"，但是在庞大而复杂的医院和一流的医生面前，患者依然无法控制自己的命运。托普比任何人都更能看清这场传统和创新之间不断激化的斗争，一边是技术和信息授予患者更多的权利，一边是墨守成规的医疗清规戒律。他从技术革命引燃社会关系巨大变革的犀利视角出发，预言了智能硬件、互联网平台、基因组学、人工智能等新兴学科的飞速发展，即将对传承千年的家长式医患关系和医疗系统沉疴带来颠覆性的变革。在传统医疗中，医生是上帝，拥有至高无上的解释权和裁决权，面对疾病，患者总是被动接受。以往在就医过程中最司空见惯的一句话——医生现在过来为你看病，将变成过去式。在互联网时代，传统的医生行医模式将面临挑战。在信息获取的壁垒越来越小、大数据分析越来越精细的时代，医生的知识结构、医患的沟通方式、医疗干预的时机都发生了微妙的改变。这种改变，给医生带来新的机遇，也给患者带来了更优质的医疗服务。海量个人健康数据结合互联网的洪流，将使我们有机会真正成为管理自己健康的主人。尽管未来患者仍需要医生，但医患之间的关系将被彻底颠覆。在大数据开启的智能时代，医疗领域将发生颠覆性的变化，以高科技应用为代表的新型医疗模式，将赋予患者更多的自主权，以患者为中心的民主医疗时代即将到来，患者将成为自己身体的首席运营官。无论白天或黑夜，患者可以通过智能手机 APP 随时联系非常有名望的医生，双方在屏幕两端进行交流，医生通过安全的在线视频为患者诊疗，而患者不需要排队苦苦等待。

未来医疗的深刻认识

托普不但拥有世界一流的医术，而且以独特的视角向我们全景展现出未来医疗图景，阐述了正在高速变化的医疗本质。在他之前为医疗设置颠覆目标的基础上，托普继续探索了智能手机、大数据、数字化医疗数据监测设备、普适计算机技术、不断广泛覆盖的网络等是如何结合起来颠覆医疗领域的，这些改变已远远超出了原先期望的降低医疗支出与提高医疗质量的承诺。托普精确定位了移动医疗的下一个风口；引领医疗变革，开启以患者为中心的民主医疗新时代；通过深度解密全球性感女星安吉丽娜·朱莉的医疗决策，拉开了根据个人健康数据信息系统（GIS）做出医疗选择的序幕。在不远的将来，我们每个人将拥有自己的医疗 GIS，它将包括你的全基因组序列、传感器数据、医疗记录、扫描影像等。这样我们每个人都将可以根据自己的 GIS 信息做出重要的医疗选择，并根据情况和需求订制个体化的医疗方案。

未来的医院可以不直接接触患者，数据监控中心的工作人员经过医疗培训会成为合格的"住院医生"，医护人员的照料会给患者一种亲切感。患者对医疗数据可随时调取，并且完全可以在家中享受医疗服务。对于今天的医学领域，我们每个人被藏起来的宝藏不是黄金，而是信息。在该书中，托普定义了新时代的医疗，患者的地位在逐渐演变，随着数字化医疗技术的迅速普及，患者的话语权得到了提升。随着智能手机将在医疗领域起到主导作用，消费者将在未来医疗模式中扮演强大的角色。在作者眼中，未来医疗的各个环节将无缝连接，消费者可以随时随地在关键时刻获得医疗服务。

创新时刻与未来洞察

目前世界范围内各个国家都在进行医疗改革尝试，但没有一个医疗体系是完美的。作者独具慧眼，坦承通过数字化医疗技术让个人数据更容易获取、连接和分享，促进患者在医疗过程中主动参与管理和决定，从而提高医疗体系的效率和质量，必将是未来改革的方向和创新的主要动力。托普指出，医疗健康领域的创新革命已经到来，他在每章节中分别通过"创新时刻"与"未来洞察"两个栏目细致地描述了这一情景。对患者而言，这是你的血液、你的 DNA 数据、你支付了费用，难道这些数据记录不该属于你个人吗？托普这些铿锵有力的主张都将在医学界掀起风波。他坚信在这个智能化手机、应用和微型传感器所引领的新时代中，患者将可以成为自己数据的主人。不远的将来，医疗数据在云端，数据跟着人走，每个人都可以像管理自己的身体一样管理自己的数据，只要他同意，数据就可以立刻分享给医生和其他医务工作者。

托普引导我们关注当今医疗领域中很重要的发展趋势：让患者成为中心。这是医疗实践、医疗产品、医疗政策进行全球化创新、发展与变革的必由之路。作者指出，患者与医生在"物联网时代，连接更为频繁"。把未来医疗、智慧医疗定义为在物联网框架下进行战略思考，是作者的精妙构思，可以预见，当深度学习、机器学习、认知计算、认知医疗风行之时，当人工智能"奇点临近"之日，个性化、定制化、普惠化的精准医疗将呼之欲出，随处可见。作为幸运者，我们见证了医学界正在经历的一场如海啸般的变革，原有的模式都将不再适宜。在这场变革中，托普既是贡献者，也是评论家，是少有的几位可以将不同领域看似毫不相关的知识融会贯通的大家。他用一种深入浅出的方式阐述了未来科技发展的复杂性，他的个人观点及对未来的憧憬造就了这本令人叹服的读物。

针砭时弊的他山之石

作者坦言，医疗正在经历有史以来最为彻底的一次变革，其中最根本的原因在于每个人都可以通过自己的智能手机产生一些个人的数据。医学的进步是为了保障人的健康，未来医疗的发展除了技术上的变革外，更重要的是患者地位的演变。"让患者成为中心""赋予患者权利"是该书的要义。"未来医疗"恰如作者的定义，是重塑医患关系，随着数字化医疗技术的迅速普及，患者的话语权和参与临床决策的话语权得以提升。正如胡大一教授在推荐序中所言，当下中国医疗服务模式中最需变革的是被动式、碎片化和断裂的医疗服务链。医疗信息不对称，患者处于被动状态。放眼未来，移动医疗将奠定创新医疗服务的基础，而移动医疗技术的进步恰恰赋予了患者积极参与甚至主导医疗的权利，患者可以翻身做主人，实现托普所期待的民主医疗。要做到这一点，就必须有数据作为武器。任何医疗行为都是依靠数据进行决策的，没有医疗级别的有意义数据，移动医疗也只是水中月、镜中花。在民主医疗中，不再是"天赋人权"，而是"数赋人权"；不再是专家独大，而是医患平等；不再是封闭禁锢，而是开放透明；不再是隔离患者，而是解放患者。

作者坚信在不远的将来，患者主动参与，医生协助指导，通过技术的突破来打破原来的"家长式"医疗管理方式，将医患双方变成协同合作的平等伙伴，将医疗服务延伸到医疗机构之外，这就是民主医疗的真谛。无论是医生还是患者决策，都需要患者自己积极参与，充分了解和掌握自身数据，并与医生共同做出判断，完成医疗服务闭环。不仅如此，有效的移动医疗不但需要数据与设备，还需要易用的软件，更需要了解患者的心理，加强医生与患者之间的人性化交流。医学是一门饱含人文情怀的自然科学，终究还是需要人与人的沟通，而不是人与机器的交流。笔者相信，托普这些针砭时弊的真知灼见对当下我国的医疗改革和医患关系的改善一定会起到有益的作用。

真实医学的探案故事　临床思维的训练佳作

——《死亡晚餐派对：真实医学探案故事集》

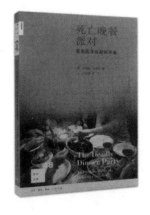

　　在一般人的印象中，医生看病就是按照自己已有的知识重复"操作"而已，几乎难以出现引人入胜的精彩时刻。然而，美国著名医生兼作家乔纳森·埃德罗的《死亡晚餐派对：真实医学探案故事集》一定会彻底颠覆读者以前的认知。埃德罗为医学博士，哈佛大学医学院教授，拥有深厚的医学专业背景，在哈佛大学医学院的教学医院急诊室服务了20余年，并担任该中心的急诊医学主任。埃德罗也是闻名遐迩的医学专栏作家，经常举办多种医学讲座，撰写了许多脍炙人口的医疗侦探故事，其获奖作品《牛眼》揭示了莱姆病的医学之谜。

　　《死亡晚餐派对：真实医学探案故事集》的全部故事都是作者的亲身经历及从临床同行间收集精选来的真实案例，格外触动人心且具有极高的可信度。通过书中典型的医学探案故事，将看似普通的病症，逐一找寻可能的病因，在满布紧张悬疑的线索中，详细推理、分析、实验、调查，故事情节完全可以媲美福尔摩斯探案集。这些故事生动有趣，获得《纽约书评》

《纽约客》等媒体的一致好评。此外，该书的病例故事并不复杂难懂，很多都与我们的生活习惯密切相关，不仅普及了医药学知识，而且纠正了很多流行健康观念中的谬误，令读者在玩味之余，又有不失实用的知识收获，并顿悟出优秀的医生就像是好的侦探。同时，该书所讲述的诊断思路和治疗方法，对于国内的医务工作者绝对会有所启发，会受到他们喜爱，这或许也能为改善紧张的医患关系添砖加瓦。

人与病原的狭路相逢

时至今日，人通常以人类为中心的观点来看待这个世界。尼采曾言，人类绝非宇宙之王，每种生物在完美的层次上皆等量齐观。作者也提醒读者，即使我们身处食物链的顶端，并不表示我们对世界和环境能够掌控。自青霉素问世以后的 70 余年间，抗生素花样翻新，多如牛毛，但细菌和病毒依旧安然无恙。原因何在？这是缘于它们平均一天繁殖 30 代。靠着这样的速率和与之成正比的变异，细菌始终具有极大的多样性。人们已经清醒地认识到，人与病原体之战是一场遥遥无期的征服之路。作者在该书中不仅描绘了细菌与人类的关系，还展现了其他动物、微生物与人类之间复杂的互动，这种互动有时会给人类带来灾难性的后果。

作者认为，每个医生及流行病学家一部分的工作就是解开谜团。人类因为某种病毒或细菌而生病，只是相同环境下竞争者间的相互作用。我们的世界是个复杂的地方，人类与环境的互动以及病原体本身都同样复杂，每个生物都在创造并实现其生态宿命。有时候研究一组案例中的群体，可以协助建立个别患者的诊断。从这些故事中学到的经验教训可以帮助我们认清有时显得脆弱的关系。该书中的许多故事可以归类为当人类遇上病原体，它们为人类和地球上的生存者之间的关系提供了非常独特的课题。不仅如此，这些迷你探案都拥有好故事的重要元素，情节、角色与布局，读者能从这些故事的教育及娱乐中获益。

刻骨铭心的典型案例

作者以"死亡晚餐派对"为名报道了一组非常典型的肉毒杆菌中毒。在这场死亡晚餐派对中，一种恶名昭著的病菌耀武扬威，让一场郊区的欢愉晚宴以灾难告终，而且几乎夺走主人的性命。这个案例显示了微生物能够造成多大的震撼，它并非直接攻击人类，而是通过精心制造的毒素对生命造成威胁。如今已知最早的肉毒杆菌中毒可以追溯到200多年前。在1793年，德国暴发了这种疾病，13个人分食一根大腊肠，结果是每个人都发病了，其中还有6人死亡。肉毒杆菌中毒，通常是因为人吃了处理不当的食物。暴发的原因可能是罐装蘑菇、烤茄子、家庭罐装蔬果、红辣椒、肉和鱼，在食物引发的标准型肉毒杆菌中毒中，症状通常在食入后36小时发作，其典型症状是瞳孔放大、眼皮下垂、呕吐、吞咽障碍与呼吸困难。现有的医学已经发现腊肠中毒的三大主要原则：毒素是由储存在无氧状态下的坏香肠所产生的；毒素会作用于运动和自主神经；毒素非常强效，极少剂量即可产生症状。但值得庆幸的是，肉毒杆菌很容易被高温破坏，如果家用罐装食物能在食用前再烹煮一次，大多数中毒就可以避免。19世纪50～60年代，肉毒杆菌中毒的致死率约为50%，到了90年代，致死率已经降为5%～10%。尽管如此，作者也提醒我们不能掉以轻心。

抽丝剥茧的探究之道

该书作者坦言，医生的职业是熟悉疾病及其疗法，关注的焦点不是化学、解剖、药学或生理学，而是疾病。虽然大多数有经验的医生都诊治过数千例患者，但还是有少数几个案例太不寻常，太有价值，因而成为医者刻骨铭心记忆的一部分。该书中的案例，很多令人难以忘怀。虽然有现代医学照护和强效抗生素，但伤寒的致死率仍然有1%。伤寒是通过食物和水传播的典型疾病，伤寒杆菌唯一的宿主就是人类。因此，每个伤寒流行病最终都可以追溯到一个人。尽管极为罕见，但蜱虫麻痹是全世界都可能发生的人畜共患疾病。一个 5 岁的小女孩来到医院时非常虚弱，口齿不清，患有双重影像，眼睛无法自由转动，还有共济失调步态，后来经过包括磁共振在内的多种现代化检查怀疑卒中，也被误诊为吉兰-巴雷综合征。最终是妈妈在她的耳后发现了一只蜱虫，才使得一切真相大白。一个让医生百思不得其解的单侧瞳孔放大的 10 岁小男孩，竟然是由于抚摸了自己家的猫，而猫曾经用了一种内含 1%阿托品的药膏。摸了猫以后，小朋友用手揉了揉自己的眼睛，就导致了瞳孔放大症状的发生。在采用无数现代化检查手段均无功而返之后，医生再次的认真问诊才使得谜团被解开。因此作者认为，在医学中 80%的诊断通常可以通过问诊确定。虽然现在高科技检查层出不穷，但问诊有助于医生判断患者出了什么问题。

正本清源的医学新知

作者指出，维持恒定的内在环境，是自由与独立生命的基本状况。人体维持在非常小范围内的物质便是血中的钙浓度。虽然女性经常说要补充足量的钙剂，以避免骨质疏松持续恶化，但高血钙症可绝对不算好事。人体多余的钙质，最终会为组织与器官所吸收，使其钙化和硬化，更糟糕的是，这种情况可能是各种疾病的征兆，包括癌症。高血钙症通常会以各种各样微妙的方式宣告它的存在，如疲倦、食欲减退、体重减轻、恶心、呕吐、胃痛、尿频、便秘与抑郁。在美国有人购买了 42 种含钙的牛奶，令人感到不安的是在 42 种标识为维生素 D 营养强化的品牌中，80%超出可接受的范围，62%含有维生素 D 不足，其他的则含有过量维生素 D。这可能对老人和儿童有害，因为对他们来说，牛奶是日常必需品。

作者也为我们列举了一些不健康的健康食品。如今，很多人都喜欢喝草本饮品。仅在美国，草本疗法每年的产值就高达 18 亿美元。一般认为如果成分是天然和草本的，那就一定安全，其实这是错误的，许多草本配方都存在严重的健康风险，有些会导致凝血问题、急性肝炎和胃肠炎、致命的心血管疾病，有些还会造成神经症状，其中的许多都是致命的。现在大多数人都知道，多摄取膳食纤维有助于降低胆固醇，因此我们已经成为一个被膳食纤维攻占的社会。然而，并非所有的膳食纤维都一样。现在认为膳食纤维主要是植物的储存与细胞壁多糖类，无法被人类消化酶水解。膳食纤维可分为可溶膳食纤维和非可溶膳食纤维两种，只有可溶膳食纤维（如燕麦麸和豆子）才能降低血中胆固醇。

引人入胜的科普佳作

作者通过典型的案例告诉我们，洗澡海绵中的绿脓杆菌也可以导致疾病。绿脓杆菌是极顽强的细菌，只要有水汽就可以在任何情况下生存。这种病菌通常出现在土壤、水和植物与动物的表皮。洗澡用的丝瓜海绵就像其他海绵一样，如果一直保持湿润，海绵是很容易聚集细菌的，因为它是用有生命的植物做成的，比合成纤维更容易留有细菌。只要鱼肉腐败了，就没有任何办法可以使它变得无毒，冷冻、烹煮、烟熏和罐装都不行。在海上捕捞获得的鱼类，重点是要快速冷冻以达到所需的温度，并以该温度保存，即使只是取出鱼的内脏而不切片，都可以缩短冷冻的时间，因为除去内脏会减少造成腐败过程的细菌。如今快速冷冻的鱼类可以无限期地保存。作者建议消费者不要饮用采用未经清洗的苹果制造的苹果汁，这样容易导致胃肠炎。造成结石的食物有很多种，在世界上某些地区，柿子是非常普遍的水果，但食用过量柿子也是造成结石最常见的原因。最近发现药物也会导致结石，原本用来治疗便秘的亚麻子外壳，如果服用过量可能导致典型的结肠梗阻。

人兽同源的开山之作　勠力同心的共病时代
——《共病时代：动物疾病与人类健康的惊人联系》

　　笔者有幸阅读了美国作者芭芭拉·纳特森-霍洛威茨与凯瑟琳·鲍尔斯联袂撰写的《共病时代：动物疾病与人类健康的惊人联系》一书，不仅"脑洞"大开，而且获益匪浅。人与动物同源这个观念对于我们来说并不陌生，古希腊神话中经常出现半人半兽的结合物，中国神话中的伏羲女娲也有人头蛇身的形象，埃及的狮身人面像更是令人难忘。而人畜共病，一直是人类社会进程中普遍引起关注和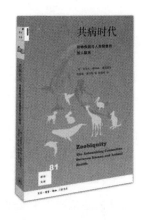恐慌的现象。在这部人兽同源学的开山之作中，作者融合了人类学、动物学、生物演化学和医学等研究成果，提出了全新的医疗理念，打破"人兽分野"的医疗局面，为读者展示了一份全面解析人和动物紧密关联的重要医学报告。作者通过崭新而独特的视角，以真实的史料和翔实的数据告诉读者，人类与动物的关系历史悠久且唇齿相依。从以往人们所熟知的狂犬病、疯牛病，到后来肆虐的禽流感、严重急性呼吸综合征、埃博拉病毒感染等，时刻提醒着我们，人和动物的疾病之间并无不可逾越的鸿沟。作者坦言，从身体到行为，从心理到社会，人兽同源形成了我们日常生存和奋斗的基础。医生和患者都需要解放思想，让思维跨越病床的藩篱，从狭窄的空间延伸到草地、丛林、海洋和天空。因为这个世界的健康并不仅取决于我们人类，而是由这颗星球上所有生物的生活、成长、患病和痊愈共同决定的。

人兽同源的开山之作

芭芭拉是医学博士，现任加州大学洛杉矶分校医学院心血管科主任，洛杉矶动物园医学顾问。她一直致力于人兽同源学的研究，了解动物的健康状况，为人类身体及心理健康的改善和治愈提供全新的视角，该书是她最具影响力的作品。凯瑟琳曾担任《大西洋月刊》编辑，为美国有线电视新闻网专栏制作人，擅长撰写生物学、进化学以及医疗健康等相关领域的文章。这本医学专家与科学记者联袂之作，既有严谨的科学性，又不乏引人入胜的可读性。在这本 350 页的书中，参考文献就占有 1/6 的篇幅，对相关文献的全面复习和对有关研究的旁征博引，彰显了作者治学之严谨。文笔优美、充满文学色彩的写作风格从该书的目录中就可见一斑，如：当怪医豪斯遇上怪医杜立德：重新定义医学的分野；心脏的假动作：为什么我们会晕倒；犹太人、美洲豹与侏罗纪癌症：古老病症的新希望；欣快感：追求兴奋与戒除瘾头；魂飞魄散：发生在荒野的心脏病；肥胖星球：为什么动物会变胖？它们如何变瘦；有多痛就有多快乐：痛苦、快感和自戕的起源；进食的恐惧：动物王国的饮食障碍；考拉与淋病：感染的隐秘威力；等等。

柏拉图曾言，人是没有羽毛的两足动物，鸟则是有羽毛的两足动物。人类与黑猩猩的基因组相似性高达 98.6%，动物与每一种我们能想到的人类疾病都有关联，鲜有例外。达尔文断定人与兽分别居于同一棵进化树的不同分枝上，并不处于分裂的两个对立面上。时至今日，尽管兽医学界也认定"现代医学之父"威廉·奥斯勒是他们的先驱，但我们所缺的是能用来描述这种兽医、医生和演化医学的整合名词。该书作者的创新之举就是试图打破耸立在医生、兽医和演化生物学家之间的壁垒，从而创造机会以探索动物与人重叠之处最需要解决的事情——治愈我们的患者。

作者坦言，如今展现在读者面前的成书内容，不仅是两位作者携手努力的心血结晶，更是许多医生、兽医、生物学家、研究人员、其他专业人士以及病患与作者慷慨分享其时间、学识与经验的成果。作者从人兽共患疾病中得出的感悟是，由于病原体并不会区别被它们选择成为家的温暖、潮湿、营养的环境，而且它们经常突变，所以今天的动物性传染病可能会变成明天的人类食物媒介传染病。关键不在于两种疾病之间的重叠之处，而是横亘于两个领域之间的鸿沟。在动物身上，看到人类的影子也许不足为怪，或许未能重视人类的动物天性才是障碍。

鲜为人知的动物世界

作者在书中为我们描述了与人类极为相似但却鲜为人知的动物世界。人类许多行为和病症的奥秘深植于动物身上，动物也会和人一样患心脏病、过度肥胖、厌食症、癌症。已有研究显示，一些古代动物化石中竟然隐藏着癌症的信息，癌症侵袭并消灭其受害者，至少已有 7000 万年的历史。家兔年纪大了很容易患子宫癌；长尾鹦鹉容易在肾、卵巢、睾丸长肿瘤；晒伤是浅色马患皮肤癌的主要原因；猫咪、野马也会突然晕倒；经常在半夜偷偷潜入鸦片种植场大嚼特嚼的窃贼，居然是小袋鼠，大角羊、水牛、美洲豹以及多种灵长类动物都会食用具有麻醉效果、能引发幻觉的物质，接着表现出对这些物质的依赖；很多动物身上出现的"刻板行为"其实很像人类的强迫症；章鱼和种马有时会自残；野外的黑猩猩会抑郁，甚至因此致死；鹦鹉喜欢拔自己的羽毛，直到鲜血淋漓，表明可能有自虐倾向；野生黑猩猩会运用工具，还会有组织地攻击敌人；动物在被掠食者逮到的瞬间，血液中的肾上腺素会猛增，对肌肉产生"毒性"，这就是所谓的捕捉性肌病。

当奋战无用、逃脱无力的时候，动弹不得或许反而能带给我们更有效的保护。晕倒是身体快速开启断路器的方法，暂停身体动作，有时甚至能够阻挡掠食者的追捕。从大千世界中我们得知，癌症非常古老，而且在动物界非常普遍。患癌的可能性只不过是活在地球上的、细胞中带有复制DNA的生物无法回避的命运。癌症的无所不在，使它成为生命中固有的一个部分。

别有洞天的他山之石

尽管动物和人类在面对同样的传染病和创伤时容易受到相同的伤害，但人类医学界对兽医学怀有一种无可否认的偏见，大多数医生认为动物及其所患的疾病有别于人类。正如达尔文所言，人类并不喜欢将动物与自己一视同仁。可是有关生物学的一切，甚至医学的基本原则，全都基于人是动物这个事实。

作者认为，肥胖是当代最严重且最具毁灭性的健康问题，是一种环境疾病。人类不是地球上唯一会发胖的动物，这些年来，全世界的宠物几乎都比过去胖了，而且这种趋势有增无减。事实上，仅住在人类周围就能让动物发胖，人们不仅要为自己日益扩张的腰围负责，也得为饲养的动物承担责任。吃垃圾食品的心血管科医生就像身为老烟枪的肿瘤学家和酗酒的消化科医生一样，是认知与行为脱节的真实案例代表。

先哲认为，动物医学与人类医学之间并没有清楚的界限，事实上也不应该有。人与动物一样，绝大多数自戕者并不打算自杀。出现这种行为最常见的三大要素是压力、孤独与无聊，当科技不仅能娱乐还能传播信息时，会使人进一步孤独，问题会变得越发严重。

药物成瘾和行为成瘾密切相关，它们的共同语言就藏在针对能提升实力的行为给予报偿的神经回路中。导致我们今天行为成瘾的智能手机、微信和微博完全结合了动物求生时最重要的几件事：社会联结、配对机会，以及有关掠食者威胁的信息。就像毒品一样，这些新的科技让我们不必做工，就能得到快感，它们将会导致新的人类心理疾病。

勠力同心以共创未来

人类与动物的关系悠久且深刻，从身体到行为，从心理到社会，形成了我们日常生存奋斗的基础。不可否认，医生与兽医之间存在由来已久的嫌恶，他们很少站在平等的地位彼此沟通。尽管服务的对象不同，但在彼此领域获得的经验却共同构建了医学的整体基础。随着现代医学的黄金时期初现，治疗人类患者显然可以赚取更多金钱，赢得更高的声望和学术地位。对医生而言，新时代几乎抹除了他们过去运用水蛭行医、配制灵丹妙药的那种不光彩的形象，医生与兽医在进入 20 世纪之后渐行渐远。如今绝大多数医生在行医生涯中从未与兽医打过交道，至少在专业领域没有互动。时至今日，值得欣慰的是，越来越多的兽医和医生已经领悟到，无论患者是动物还是人，其健康都有赖于开启常设的、双向的对话和沟通。今天医学界最令人兴奋的想法之一是，我们祖先认为理所当然、现在被几乎忘记的事情——人类与动物会患相同的疾病，被重新重视起来。美国疾病控制与预防中心指出，在造成国家安全危机的六大生物体中，炭疽病、肉毒中毒、鼠疫、兔热病和病毒性出血热这五种疾病本来是动物疾病。在没有生物能被真正隔离而疾病播散的速度如喷气式飞机一样快的世界里，所有物种都可以变成危险的前哨。为此，作者认为在共病时代，医生和兽医只有通过勠力同心的并肩努力，才有可能治疗并挽救所有物种。

触类旁通的专家　精于管理的通才

——《医院管理123：轻轻松松说管理》

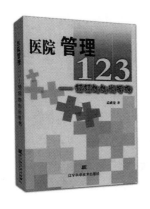

尽管同为医科毕业，又在医疗领域共同服务了近30年，但由于自己跨出校门后就弃医从文，故多年来除广交医学专家并年复一年地与堆积如山的论文打交道外，很少能够与医院的管理者坐而论道。感谢中国医院协会的搭桥，2年前偶遇孟威宏兄，闲暇之余的交谈不仅使笔者对医院管理之道初识皮毛，也对为兄管理学方面的学识自愧不如，大有相见恨晚之感觉。随着交往的频繁，相互了解与日俱增，彼此也成为志同道合的挚友。

欣闻威宏兄将有医院管理方面的著作问世，本想先睹为快，哪知自讨苦吃。收到《医院管理123：轻轻松松说管理》样书之际，为兄希望愚弟能为该书撰写序言。尽管从事医学编辑工作近30年，经自己编校过的学术文章不计其数，但对医院管理方面仍自认为不才，唯老友盛情难却，只好恭敬不如从命。

当一口气读完这本貌似浅显且轻松的医院管理之作后，笔者深为威宏兄医院管理和社科人文方面的学识所折服。作为已知天命的医学博士，他在医学专业上所取得的成就并非令众多同行所仰慕，也难以进入国家顶尖医学专家之列，但作为一位有强烈社会责任感的医院管理专家，14 年中历任三家不同级别医院的院长，以及他结合自己的医疗实践对医院管理的研究成果，足以让医学同道难以望其项背。真可谓触类旁通的专家、精于管理的通才。

相对于洋洋万言的管理学经典名著和大师们的不朽之作，这本篇幅仅 5 章 30 节的薄书略显小巧，但对于非管理专业出身的医院院长来说，真正能悟出简洁文字里所蕴含的深刻道理者，就必定能体会出作者的良苦用心，并深刻理解"浓缩的一定是精品"的含义。在该书中，作者不仅告诉医院的院长们要管什么，如何实施有效的医院管理，用哪些指标来评价医院管理的好坏，而且用接近一半的篇幅重点讨论了管理的艺术和管理者的人格魅力。可以肯定地说，前一部分或许主要是针对医院院长而言，但笔者认为，后两章对每一位笑阅它的读者一定会有所裨益。

通过虚心地拜读、潜心地学习与认真地琢磨，笔者深刻体会到作者提出的管理之精髓——悟性，只有悟性高的业务型专家才有可能成为优秀的医院管理人才，才能对医院这个现实社会的缩影有更深刻的理解和更娴熟的驾驭能力，在处理日常事务中才会得心应手，游刃有余。正是作者谦逊的为人与沉默寡言的性格，导致其为该书起了一个谦虚有余的书名，但细心的读者一定会发现，作者通过轻轻松松的嬉笑言谈道出了医院管理之精髓，也体现出威宏兄运用举重若轻，"治大国如烹小鲜"之道的娴熟之功。

近年来，随着我国改革开放步伐的加快，中国的科技实力日益增强，对医院高端设备和科研投入的不断增加，正在以"大跃进"的速度制造所谓的专家。但与这种"专家制造"领域欣欣向荣景象形成鲜明反差的是，对管理基本知识的普及和员工基本素质教育的相对落后，导致全国具备基本文化素质的人员比例明显低于西方发达国家。

生活在 21 世纪的我们，较之于前辈，受过更好的教育，具有更加开放的眼光和更宽广的文化包容。更为重要的是，我们成长在一个更加重视文化发展、更加注重个人能力培养的时代。迎接挑战是我辈必须具备的一种本能，因为没有事业理想和创造激情的人生，对我们来说只能是残缺的人生。正如作者所言：该书虽然从院长的管理视角切入，但并不是专为院长而写。无论何人，只要对人生有追求，有管理的热情和奋斗的激情，翻阅此书都将引起共鸣。

今天，我们所面临的挑战不是难以获取足够的知识和信息，而是在知识爆炸的时代，如何对其进行有效的管理。因此，掌握的知识量并不重要，重要的是掌握知识的方法。优秀的管理者总是可以从他人能够理解的角度来展开自己的诠释，使读者不仅知其然，而且能知其所以然，这也是该书的特点之一。如果读者对书中介绍的各种原理进行简单抄袭和模仿必定难以奏效，关键是要知道如何创造性地使用。窃以为，找到各种管理的规律并将其应用于现实生活中，学以致用才是读书的最终目的。相信每一位读者通过阅读该书，一定能够在轻松愉悦的氛围中收获知识，陶冶情操，真正感受到开卷有益。

人文经典

人文精神的博古论今　弘扬大爱的医学宝典

——《让人文照亮医学》

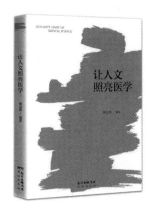

　　笔者有幸获赠广东省医学会会长姚志彬编著的新书《让人文照亮医学》，作为相识多年的同行与挚友，认真拜读后获益匪浅。该书由钟南山和钟世镇两位院士倾情作序，内容涉及医学人文的诸多方面，作者从独特的视角，主题鲜明地聚焦医学人文价值命题。在回顾医疗卫生事业发展成就和反思近年来出现问题的基础上，综合案例分析、知识推介、艺术赏析、信仰追求等内容，从基础理论、历史与现实、技术、艺术及宗教等多个维度，剖析了医学和人文的关系，以及医学的现实图景与人文精神缺失的困境，系统地指出弘扬医学人文精神的方法和路径，为广大医务工作者修身立德、仁心仁术指点迷津。窃以为，在医疗资源紧张、医患关系并非和谐的当下，作者旨在尽己所能为我国医者补上一堂人文课，其倡导用人文精神治疗医学之弊的观点值得我们深思，有助于我们在埋头仅凭娴熟技艺治病救人之余，重新审视医疗本应具备，但逐渐被漠视的宝贵人文精神，通过回归社会、回归人文，让医生这个自古以来就受人尊重的职业再续辉煌。

人文精神的本质探究

作者指出，人文即人的精神文化，亦即人性与教养，包括知识、文化、道德、信仰、文学、艺术等人类精神活动的内容。人文精神所追求的是真、善、美的统一与人类生存价值的提升。如果说科技是社会发展的动力，那么，人文则是当前社会发展的主题。医学是关于人的科学，而人文则是尊重人的价值、生命、智慧及灵魂价值的科学。医学与人文在长期的演化中相互促进。医学是人文精神产生最早的领域，也是与之联系最紧密的行业，从医学诞生之日起，人文精神便相伴而生，并护佑其逐步发展和日臻完善，而且人文精神是医学的核心价值。究其本质，人文与医学之间是灵魂与肉体的关系。人文精神是医学的灵魂，而医疗技术是医学的肉体。作为一门直接关乎人并服务于人的科学，医学除具有科学技术的一般属性之外，还有其自身的特殊性。医学与人的生命、智慧和灵魂都有与生俱来且千丝万缕的联系，这种联系是无法割舍的。所以，医学比其他任何学科都更强调人文关怀，要求医学工作者应具有更好的人文修养。

针对当下现代医学实践中出现的技术与市场崇拜，及其所导致的医疗费用不断上涨、医疗环境日趋恶化等不良后果，姚志彬希望医者在追求真理和治病救人的过程中，将人文精神渗透其中，不仅要治疗疾病，而且要关怀和照料患者，成为人们信赖的健康守护人。他倡导医生要提升文化修养，培养博物情怀和自然情感，增强绘画、书法、音乐方面的艺术修养和文化品位。尤为难能可贵的是，作者还精选了涉及人文修养的经典案例和古今中外名人志士的格言语录，通过讲述人中骐骥感人至深的故事，呼应重塑医学人文精神，引导年轻医生提高自己的人文修养。

医学人文的真心诠释

作者认为，医学精神应包含医学的科学精神和人文精神，两者的结合是现代医学成熟的标志，共同形成合力，通过弥合分歧，互补共进，从而达到在观念层次上相互启发，方法层次上相互借用，学科层次上共同整合，精神层次上相互交融。回眸历史，医学的诞生是巫医同源，而早期的医疗当属关怀的范畴。近年来，在各种深具魔幻色彩的新闻报道和不明真相网民的口诛笔伐中，医生的形象常常是在被社会需要的同时被妖魔化。随着技术的飞速进步和资本的疯狂膨胀，医学人文精神逐步褪色甚至缺失，最直接的后果是医患沟通减少，患者难以感受到医者的温暖，医患关系趋于紧张，使得医生的执业环境恶化，职业荣誉感下降，从而导致现代医学实践深陷技术至上的泥沼，在市场崇拜的迷雾中迷失方向。如何应对当下信仰缺位、人文缺失、重技术轻关怀、追求利润忽略公益的现状，避免使医学成为体形庞大但钙质不足的跛足巨人，已经成为医疗行业的当务之急。针对这一现状，姚志彬给出了制胜法宝——让人文治愈医学之弊。

作者从敬畏生命、关爱生命的角度，强调医务工作者提高人文修养和文化品位的重要性。他强调，人文精神是医学的核心价值所在，引领医学的前进和实践方向，没有人文精神，医学就失去了方向和灵魂。对医生而言，人文修养有其内在重要性，良好的人文修养有助于提升医生的职业形象和道德自觉，有助于构建良好的医患关系。此外，人文修养更有其外在重要性。医生是医疗活动的践行者，重塑医学人文精神，医生责无旁贷。随着医学模式的转换，"生物—心理—社会"医学模式的落实，一名合格的医生不仅要精通医学知识和技术，还要熟知心理学、社会学、伦理学等更多的知识。所以，医学模式能否转换成功，主要取决于广大医生对心理、艺术和社会学等知识掌握和应用的能力及程度。为了尽快摆脱现代医学的困境，作者提出必须高举人性的旗帜，重塑医学人文精神，将医学人文精神贯彻在临床医疗的各个环节，融入医生的言行举止和医疗活动之中。该书编写和出版期间，恰逢中华医学会和广东省医学会相继庆祝百年华诞，编者们也通过该书的出版表达了衷心的祝福，并希望该书的出版能为中华医学会这个百年老店的再续辉煌添砖加瓦。

弘扬人文的医学宝典

医学从诞生之日起，人文关怀便与之相伴相生，"悬壶济世，救死扶伤"是医学亘古不变的传统。崇高的道德品质、良好的人文修养、精湛的专业技术、无微不至的关怀和救人于危难之中的义举，是人们心中一直以来医者德艺双馨的崇高形象。医界先哲奥斯勒曾言"医学是一种使命，一种社会使命，一种人性和情感的表达"。医学与人的生命、生活、生存环境等密切相关，真正的医者历来强调敬畏人的生命，尊重人的价值，关怀人的心灵，呵护人的健康。医学是科学技术和艺术的综合体，人道主义和人文精神始终对医务工作者来说非常重要。

作者坦言，医生这个职业是最美好、最崇高的事业，无论医学科技如何进步，人道、人性、人文的光辉，永远是医学救助的价值皈依。尽管医生在职业生涯中时常会遇到挫折，有时还必须面对公众形象受损的现实，但我们不能气馁和沉沦，要努力做最好的自己，有意识地去维护医生的群体形象。不仅要自律、自省和自信，还要不断地学习和修为，丰富并提升自己，真正做到知行合一，用精湛的技艺和温馨的服务造福患者，并赢得普罗大众的信任和支持。姚志彬编著该书的目的，正如钟南山院士在该书的序言中所言：希望广大医务工作者不断涵养人文情怀，提升人格品质，力求在工作中多一些本真、少一些浮躁，多一些胸襟、少一些狭隘，多一些包容、少一些怨尤，重塑医者群体的良心和仁心。掩卷遐思，该书无疑是一本值得所有医疗从业者认真研读的好书。

形散神聚的佳作集萃

作者认为，现代医学的悖论为医学干预空间的缩小和期望与效果落差的加大，要想脱离现代医学的困境，需要实施制度上的变革、拨开技术崇拜的迷雾，并提高医生的人文修养。医生除了要熟练掌握医学科学技术之外，还应对自己在道德品质、文化素质、艺术修养、审美情趣和社会适应能力等诸方面提出更高的要求。在这本形散神聚、图文并茂的人文集萃中，作者不仅讨论了医学与人文关系紧密的本质、历史及现实原因，而且倡导通过尊重知识来尊重头脑的价值，从而尊重人和生命的价值。谈及尊重生命的价值时，他鼓励年轻人要有自己的信仰与追求，将医学服务的目标定位于满足人们对身心健康及生命质量的需求，重点强调了热爱生命、同情生命、敬畏生命的理念，并通过实例告诉读者灾难足以唤醒人们敬畏生命之心。

作者希望医务工作者要努力培育自己的好奇心与求知欲，因为好奇心是人类的天性与创新的源泉。他依据自己高深的文化造诣，深入浅出地对经典的文学名作与绘画作品进行赏析辅导，提供了医学与人文关系紧密的文学艺术佐证。在提升文化修养的措施中，他非常重视阅读，尤其提倡非职业性阅读，同时倡导动笔记录自己的各种感受，以滋养精神家园。除此之外，作者还建议读者通过参观博物馆与美术馆、集邮和瓷器收藏、旅游、摄影等培养博物情怀和自然情感，将枯燥乏味的生活融入使人心旷神怡的自然山水之中。在这本充满正能量之作的前言中，作者满怀深情地写道：路漫漫其修远兮，且行且珍惜，请珍惜医生崇高而美好的职业生涯。作者的希冀为我们指明了努力的方向，让我们与之共勉。

医者宗教的不羁之思　博古通今的人中骐骥

——《瓮葬》

在各种信息扑面而来的当下，阅读经典之作其实非常难。为此，笔者花费了三周的业余时间，反复研读了一本已经出版 400 余年的哲学类书籍，它就是由英国著名医生兼作家托马斯·布朗爵士所著的《瓮葬》。该书精选了三篇布朗的文章，包括脍炙人口的《医生的宗教》《瓮葬》，以及他写给朋友的一封书信。此外，还将约翰逊博士的《布朗传》作为导言放在这三篇文章之前，这篇传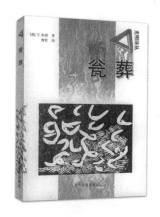记详细叙述了布朗的生平，介绍并评价了布朗的所有作品，以便于我们了解这位我国读书界的"陌生人"。布朗的文风可以用"大瑕大瑜"来比喻：它强劲有力却疙疙瘩瘩，它深刻却晦涩，它震撼人心却不柔美。他颐指气使却不循循善诱，他比喻生硬且有生拉硬扯之嫌。他曾言，生命是束纯净的火焰，我们依靠自己内心看不见的太阳而存在。

掩卷遐思，令笔者钦服的是，17 世纪西方学人宽容的和解精神——关于怎样和谐地安顿宗教与科学、理智与情感，避免偏执与苛刻，在他的书之间，偶然与设计，肉体与灵魂，时间与空间，无知与知识，物质与形式，黑暗与光明，变异与恒定，无不充满着对立与统一。时至今日，笔者不禁怀疑，在经过几百年现代科技的加持下，人们是否丧失了心灵与记忆的富饶丰盛，换来的是丢掉人文精神、丧失情感的理性荒漠。

博古通今的人中骐骥

布朗为英国著名医师和作家，英国哲学家和联想主义心理学家。1605年10月19日生于伦敦，1682年10月19日去世。他在爱丁堡大学获得医学学士，任道德哲学教授，后来在牛津大学获医学博士学位。他的讲稿《人的心灵哲学演讲集》，在他离世后不久即出版。他继承苏格兰的传统并把它转化为联想主义，对联想主义心理学的发展起了促进作用，并把联想主义改称为提示原则。布朗学富五车，对学术的探究焚膏继晷。在鉴往知来上超乎常伦，而且理解力甚为广博。他通晓天上可见的所有星辰，在这方面在当时难以有出其右者。关于地球，他的地理知识极其丰富而准确，简直像是成天之命来总督整个地球。他还是一位极具好奇心的植物学家，同时博闻强记，拉丁诗歌中的所有警策之言，他都可以背诵。布朗性格怪僻，常有新奇的想象，他的散文以文辞华丽著称，代表作包括《医生的宗教》《瓮葬》等。《医生的宗教》一经出版，就由于怪论之新奇，情操之高尚，形象之联翩，引文之博泛，以及出语精微，文风有力，立即博得普罗大众的青睐。

先哲曾言，高明之士放纵其想象，即使以玩物为心，也绝不会无益于知识的。在无关轻重的话题上施展学问与才气，有时也会产生绝妙好辞。布朗在行医的同时，依照自己的兴趣进行哲学研究和考古。1658年，布朗研究了从瓦尔兴恩原野中出土的几十只骨灰瓮，他认为这是古罗马人的遗物，于是写出《瓮葬》一书，流传甚广的诗歌《爱情》就出自该书。生活在17世纪的他，以时而怪僻、时而平淡的性情，借着鞭辟入里的分析，理解那个时代的宗教纠纷和思想谜团，并以一种有力但却疙疙瘩瘩的文风，表达自己的见解与感情。他是一个平和而高贵的热心者，大有狂想家的气质；他是一个幽默家，因为他在最平达、最深刻的见解中总是杂有一些特立独行的成分。布朗曾忧思，在人心离这类幽默感越来越远的当下，这样的努力会不会显得更加无用。总之，他是一个有头脑的人，而更加有趣的是，他的头脑又总是曲里拐弯的，即使在他最平淡、最深刻的见解中，也总是有一些属于思想或表达风格上的怪诞不经之成分。

医者宗教的不羁之思

回眸历史，在鲜为人知但永垂史册的业绩中，一个人所展现出的品质，不管历时多久，人们都可以蹑迹以求，并加以评判。布朗以一个医生的身份提出了自己的宗教观点，其特色不在于宗教思想，而在于他对宗教问题的理解与感受。他有中世纪经院学派的较真、讲逻辑的习惯；作为一名医生，他经受了实验科学以及当时其他新兴科学的洗礼，但在信仰上，他又偏于保守。他的作品中平达与怪癖俱下，绿叶与树瘿齐生。布朗认为，知识的田野已被踩得过实，难以萌生新的事物。在这撰述缤纷的时代，贫瘠的主题是最适宜于想象的；一个话题讨论过多，便限制了想象，使人的所思所想难出前人的囚笼。在他的书里，每一则神话和典故，都仿佛一面魔镜，足以照耀出内心的某些层面，以及我们从昏昧走向成熟的每一个脚印。他偏爱用罗马神话中的双面神詹纳斯作比喻。其实，布朗本人正是一个詹纳斯式的人物：一张脸朝着过去，有中世纪的古怪、狂热与迷信；另一张脸面对将来，有着 17 世纪发展起来的情理态度与科学精神。他习惯以科学的态度，通过分析巫术或以信仰的规矩来解释科学。

布朗认为，任何有始有终的时间，绝不逊于无尽的绵延。相信凡眼可见之物并非信仰，只是耳目的导劝。但凡坚笃的信仰，诚然都有一面利刃，即信仰之剑。人若怕摔得重就不会飞得高。以为智不及人，因此在拒绝或接受信条时，唯他人之马首是瞻，这是多数人的通病。有德行是少数人的特权，德行是对自己的奖赏，是在黑暗中的诚实，在无旁人时的守德有信。应该以知识启悟热情，以恕道调和正信。美丑相依，善恶相生，尽管他们也相克相伐。所以，他从不对恶行加以嘲讽，而仅仅满足于忠告或轻责。

因为天性高尚和有能力为善的人，受几句冷嘲可能会流于恶道，而稍加劝诫，也许就归于善途了。责难别人，终归是不恰当的，因为没有谁真正了解别人。所以他平素一向言不妄发，行不苟且。布朗指出，当遇到争论，尤其是当自己力寡于人时，敬谢不敏是明智之举，以免因为自己的暗弱而使真理蒙受耻辱。

看惯生死的放诞之言

作为一位看惯生死的医者，布朗对生死有着深刻的认识。他坦言，死亡是一切疾病的灵丹妙药，除了死亡，真不知道还有什么药能包治百病。与死亡之确凿无误会发生的是其时间、方式和地点的不确定。假如对来生幸福的理解能像我们对今世快乐的领悟这样准确，那活着就是一场苦难。人的痛苦，无过于疾病的折磨，除了苦难没有尽休的人，天下再无命苦者了，死亡远不及通往死亡的漫漫长路可怕。抱怨苦难的人，忘了自己还有一死可供解脱，尽管最弱的手臂，也有力量取走我们的生命，但是即使最强的手臂，也无法夺去我们的死亡。只要死是我们力所能及的，那么任何灾难都无法对我们施其淫威。严格说，除了死亡，世界上没有什么东西是不朽的。时间的黑暗长于白昼，凡是没有开始的，也一定没有终结。既然每天都以死的提醒物来追逐我们，而时间自己也在变老，让我们别抱永生之恋，所以长存永生就只是一场梦，只是愚蠢的期望。人类可资慰藉的事情只有一桩，即人必有一死——比起长生不老更加幸福。蔑视死亡，自是勇者之举；而在生比死更可怕的时候，真正的无所畏惧则是敢于活着。布朗坦言，继死亡而来的，是快乐的世界，继坟墓而来的，是天国的花园。

人生前死后事的种种偶然性，在布朗眼里，只能用命运的无常来解释。因此，他想到了当世之人："可谁又知道自己尸骨的命运，或者说，自己要被埋葬几次？谁又能料见自己的骨灰是否会星散四离？"他在该书中写道，"我生性羞涩，交往、年纪和游历都未能使我颜厚心冷；但我却有一份中庸之性，是我在别人身上很少见到的，那就是对于死亡，我是羞耻甚于恐惧。

它是我们天赋中的瑕污和耻辱，能在转瞬之间，使我们形丑貌陋，从而惊吓我们的密友、发妻和子女。地里的飞鸟和走兽，以前出于自然的恐惧而听命于我们，如今却完全忘记了臣道，并且啄食我们。每念及此，我便心中飘摇，真想沉没于深渊，省得死去被人看到，让人怜悯，受那些惊异的眼神"。正如约翰逊在《布朗传》中所言，《瓮葬》的主旨，不过是人终有一死，不必计较人间的得失、生死、荣辱，一切皆属偶然，即《圣经·传道书》中所说，"一切都是虚空"而上帝永恒之意。但最能益人神智的，倒是布朗引领读者穿行的那些知识与典故的迷宫。《瓮葬》前部主要写古代和各国有关丧葬的风俗习惯和信仰，以及由此引起的议论与考证。有的民族以为火葬有净化作用，印度婆罗门教以自焚为最尊贵的死，而古代迦勒底人则认为火葬玷污神明。他以秀出班行的博学，论述了古代民族的丧葬礼俗，铺叙了他们处理离世之人的不同方法，并对骨灰瓮里的物品细加考探。在布朗的所有作品里，能见其博闻强记的，当无过于此书。《瓮葬》不过是一部遣兴之作，而布朗却让美国作家爱默生从书里嗅到"每个词语，都散发出坟墓的气息"。布朗这种行文基调，仿佛此时窗外祭祀亡灵的烛光烟火一般，难免让人恍惚。不仅如此，从书中可见布朗的英国式幽默与狡狯：基督教徒常常为了入殓的离世之人如何摆放而大伤脑筋，聚讼不休，而烧成骨灰放进瓮中，就可以免了这些口舌之辩。

充满睿智的人生哲思

作为一位名垂史册的不世之才，布朗有关各种生活经验的认识和人生的睿智思考在该书中俯拾皆是，无不闪耀着智者的光辉。他坚信乐而失于淫，哀而流于伤。对他而言，举止稳重是天性，而非矫情。关于人生的经验，布朗谈到，请不要忽视梦想。善待地球，不要愚弄自然母亲。深刻理解所有的规则，合理地更新他们。无论何时发现自己做错了，竭尽所能去弥补，而且动作要快。如果失败了，千万别忘了汲取教训。记住三个"尊"：尊重自己，尊重别人，保持尊严，对自己的行为负责。欣然接受改变，但不要摒弃个人理念。记住，有时候不是最好的收获也是一种好运。过一种高尚而诚实的生活，当年老时回想起过去，就能再一次享受人生。相信上帝，但是别忘了锁门。在待人接物上，他总结到，熟记生活告诉你的一切。永远不要以貌取人。慢慢地说，但要迅速地想。用一种明确的方法解决争议，但不要冒犯。与他人分享知识才是永恒之道。给别人比他们期望得更多，并用心去做。无论何时说"对不起"，请看着对方的眼睛。无论什么时候打电话，拿起话筒的时候请微笑，因为对方能感觉到。不要让小小的争端损毁了一场伟大的友谊。不要轻信听到的每件事，不要花光所有积蓄，不要想睡多久就睡多久。当别人问你不想回答的问题时，笑着说您为什么想知道。

布朗指出，数学上的计算能力和心智上的分析能力截然不同。擅长国际象棋的人，十有八九是赢在心智的专注力，而非心智的敏锐力。相反，国际跳棋要比较的是个人的心智敏锐度。心智敏锐度的高低，决定了每个国际跳棋手下棋技法的巧妙程度。他在《医生的宗教》中痛斥骄傲这一罪恶，指出骄傲是仁德的死敌，万恶的先祖，骄傲之所以为恶，正在于它使人看到了别人的骄傲，而忽视了自己的骄傲。对人类而言，遗忘是不受雇佣的，多数人只能安心于在上帝的记录簿中，而非人类的记载中找见自己，聊当只是虚度此生。让年轮，不要让妒火在你脸上犁下皱纹；要快意于被人嫉妒，而不是嫉妒别人。攀比是可赞的，羞恼是可许的，却不要与激情签约，这无论如何没有好处。苏格拉底曾言：人之所知，只在于明白自己一无所知而已。我们最好驻足于适度的无知，以理性的天赋为满足，而不要以汗水、苦力去购求今生倏忽而难凭的知识。人的言行多不是步履齐一，而往往是南辕北辙。每个人的观点，都只能从他自己的身上得知，至于他的行为，最好相信旁人的证据。善是易知的，恶是易为的。人类身上有一种堕落的嗜好，我们虽能耐下心来倾听理性的教诲，但付诸实施，却又不出自己的邪性之所欲。简而言之，人们都是怪物，所以要把人置身于兽体之上，使感官伏处于理性的脚旁。

爱情真谛的智者忠告

布朗为人精明，博古通今，对于前言往行多有深知灼见。作为一个睿智之人，他对爱情有着很深的理解，并在书中对这一人生主题进行了全面的诠释：我爱你，不是因为你是一个怎样的人，而是因为我喜欢与你在一起时的感觉。没有人值得你流泪，值得让你这么做的人不会让你哭泣。对于世界而言，你是一个人；但是对于某人，你是他的整个世界。不要为那些不愿在你身上花费时间的人浪费时间。爱你的人如果没有按你所希望的方式爱你，那并不代表他们没有全心全意地爱你。不要着急，最好的总会在最不经意的时候出现。在遇到梦中人之前，上天也许会安排我们先遇到别人；在我们终于遇见心仪的人时，便应当心存感激。失去某人，最糟糕的莫过于，他近在身旁，却犹如远在天边。纵然伤心，也不要愁眉不展，因为你不知是谁会爱上你的笑容。不要因为结束而哭泣，微笑吧，为你的曾经拥有。

有关爱情的真谛，布朗告诉人们，最好的爱存在于对别人的爱胜于对别人的索求上。相信一见钟情。无论何时说"我爱你"，请真心实意。深情热烈地爱，也许会受伤，但这是使人生完整的唯一方法。那些敢于承担最大风险的人才能得到最深的爱和最大的成就。找一个你爱和他聊天的人结婚，因为年纪大了后，你会发觉喜欢聊天是一个人最大的优点。无论是烹饪还是爱情，都用百分之百的负责态度对待，但是不要乞求太多的回报。终其一生，布朗所吝啬的只是自己的光阴，对此他总是巧加利用，很少浪费。即使从繁重的医务工作中脱身出来，他也是以读书遣日，很少游玩，或许这就是其卓尔不群、名垂千古的秘籍所在。

人性善恶的本质探究　错综复杂的心路历程

——《路西法效应：好人是如何变成恶魔的》

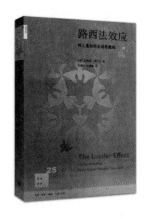

　　最近一个月，笔者怀着非常沉重的心情认真研读了美国社会心理学家菲利普·津巴多的名著《路西法效应：好人是如何变成恶魔的》。该书记述的是全球最具传奇色彩的真人实境实验，是了解人性必读的经典著作。作者从医学和心理学的角度，结合从该实验到伊拉克监狱虐囚案多年来发现的多种社会现象，深度剖析了复杂的人性，透彻分析了"情境力量"对个人行为的影响。正如作者所言，撰写该书的过程就像一个爱的奉献。多年来不断重复着"斯坦福监狱实验"，对作者而言无疑是情感的折磨。尽管时间已经模糊了记忆，但那些狱卒的恶行恶状，犯人们所受的痛苦折磨，以及作者消极容忍虐行继续的内疚挥之不去。作者坦言，在真实世界中，善恶的界限非常模糊，人性的脆弱超乎我们的想象。日常生活中，在种种社会角色剧本的规范与约束下，我们是否会像上帝最爱的天使路西法一样，不知不觉地对他人做出难以置信之事，从而堕落成魔鬼撒旦。掩卷遐思，在医患矛盾紧张的当下，作为医务工作者，通过阅读该书，获得学以致用的心理学知识，了解人性的本来面目，掌握一定的沟通技巧，必将有助于今后的工作与生活。

真实世界的科学研究

津巴多毕业于耶鲁大学，是当代著名心理学家，获得普通心理学终身成就奖，曾任美国心理学会主席。1971 年，为了探究社会环境对个人行为的影响及其程度，以及社会制度能以何种方式控制个体行为，主宰个体人格、价值观念和信念，他主持了"斯坦福监狱实验"，开启了阴暗心灵的探索之旅，并引发了全球心理学界重新审视以往对于人性的天真看法。实验中，通过专门测试挑选了征募来的志愿者，即身心健康、情绪稳定的大学生，这些人被随机分为狱卒和犯人两组，接着被置身于模拟的监狱环境中。实验一开始，受试者便强烈感受到角色规范的影响，努力去扮演既定的角色。到了第 6 天，情况演变得过度逼真，原本单纯的大学生已经变成残暴不仁的狱卒和心理崩溃的犯人——一套制服，一个身份，就能轻易让一个人性情大变。因为发生流血暴力导致形势失控，原定两周的实验不得不提前宣告终止。津巴多认为实验的结果是多种因素共同作用所致。实验开始时，拥有绝对权力的实验指导者就指定了坏人与好人，即囚犯与狱卒。囚犯的名字被剥夺，由数字取而代之，并像动物一样被铁链束缚；相反，狱卒则被授予了武器和权力，身着制服就代表了职责。我们知道，路西法曾是天堂中地位最高的天使，由于在天界造反失败而堕落成魔鬼撒旦。路西法效应就是指好人如何变成魔鬼：一个好的社会制度可以把魔鬼变成好人，而一个坏的社会制度则会把好人变成魔鬼。因此，选择一个好的社会尤为重要，这是环境造就人的典型案例。在"斯坦福监狱实验"中，作者目睹了令人震惊的情形：在特定的社会情境下，好人也会犯下暴行，这种人性的变化被他称为"路西法效应"。这一经典的科学研究表明，个人的性情并不像我们想象得那样重要，善恶之间并非不可逾越，环境的压力会让任何人干出可怕的事情。作者的重要结论是，人的行为在不同身份环境的变化中将发生改变。在任何环境中，个人的做法都不会脱离自己的情感，因为人是拥有情感的动物，这是不言而喻且无法改变的事实。

人性探究的典藏之作

该书讨论的重点是，生而为人，我们是否真正了解自己？一旦面临陌生情境，能否控制自己的行为？全书分为四个部分。第一，提出邪恶心理学的基本理论假设，并详述了"斯坦福监狱实验"的全过程。作者认为，每个人的内心深处都隐藏着善良和邪恶两种行动潜质，都可能成为英雄或变成恶魔。第二，对这一经典实验进行系统的理论剖析后发现，情境因素之所以能够影响和支配个人的意志，改变其行为方式，是因为其中发生了一系列心理运作过程，包括：人们本能地盲目服从社会权威，面对他人威胁所自发产生的过激反应，对个人行为合理性的无原则辩护，通过刻意从人格上贬低受害者来消除个人的自责感等。同时，任何处于特定社会群体中的个人，必然会形成获得群体认同的心理需要，从而面对来自群体成员的集体性压力；即使某种集体行为产生了不良后果，其责任也是"分散"的，这就导致集体中的个体在行动中只考虑眼前而不计后果，最终诱发好人作恶，走向堕落。第三，展示了伊拉克监狱虐囚案的过程，并对其中的责任主体进行了分析。面对现实生活中的各种邪恶现象，我们虽然可以从道义上对直接行为人进行指责，但绝不应该忽视更为重要的责任主体，最重要者便是"创造"该行为发生情境的社会规则与制度及其设计者和实际掌控者。第四，从理论上引申并归纳出针对"路西法效应"的防范措施。作者指出，为了防范自己做出各种恶劣的行为，人们需要自觉地抗拒情境因素的影响，主动吸纳英雄人物的心理品质和素养，培养健康与良好的自我认知。

抑恶扬善的人生秘籍

作者认为，当好人变成坏人时，他们并不自知，要么认为受害者罪有应得，或者用目的的合理性为自己采取的手段辩护：虐囚的士兵是为了获取反恐所需的情报，恐怖分子的举动是为了"民族解放"。津巴多虽然强调人们容易受到环境的影响而作恶，但他乐观地指出，只要遵循他归纳出的抵抗有害影响的"十步法"规则，人们就能顶住压力，英勇地违抗"路西法效应"。这些规则所采用的观点是各种影响力方案的集萃，并提供简单、有效的处理模式，其核心在于自我觉察力、情境敏感度、街头智慧这三种能力的发展。抵抗规则有具体步骤。第一，从承认自己的错误开始。第二，提高警觉，尤其在新情境中要加倍小心。第三，勇于为自己的决定和行动负责。第四，坚持独特性，不允许将自己去个人化。第五，尊重公正的权威人士，反抗不义者。第六，希望被群体接受，但也珍视自己的独立性。第七，对架构化信息保持警觉。第八，平衡自己的时间观。第九，不会为安全感的幻觉而牺牲个人或公民的自由。第十，反对不公正的系统。作者指出，这些规则不仅能抵抗有害的社会影响，还有助于促进个人的可塑性及公民的德行。同时，作者建议不要鼓励小奸小恶，它们可能是犯下更严重罪行的垫脚石。通往邪恶之路是条湿滑的陡坡，一旦踏上去，就很容易滑向万丈深渊。作者还在书中用自己的实验结果解释了很多实际问题，如由于对自己角色的认知，护士会过度服从医生的安排，哪怕明知医生开出的药物剂量远远大于规定的剂量；飞行事故中 1/4 的起因都是由于副机长过于服从机长的错误判断。

发人深省的经典名句

作为一部广为流传的心理学经典名著，作者通篇都在通过提供科学的研究结果和翔实的数据，提醒人们常常由于强调人格却低估情境，以致忽视了社会影响的惊人力量。一系列的心理活动过程，包括去个人化、服从权威、被动面对威胁、自我辩护与合理化，都会诱发好人变恶。作者的研究不仅一直作为教科书中的经典案例广为引用，而且书中富有哲理的哲学观点和抑恶扬善的经典名句俯拾皆是，如"人们习惯在自己的小世界中以管窥天，却常常忽略了脚下踩着滑溜的斜坡""提倡个人主义的社会如美国及许多西方国家，逐渐习惯去相信天性的重要胜于情境。在解释任何行为时，我们过度强调人格的重要性，却低估了情境的影响力""在某些恶劣的情境里，人们真的是见不得他人好。这样的偏见也意味着我们会疏于防备自己行为所造成的不利后果，因为我们总觉得这种事不会发生在自己身上""人性具有极大的可塑性，任何人身上都可能出现极端顺从和抵抗权威两种态度。人的堕落潜能乃是人类心灵复杂可能性的一部分，作恶与为善的'冲动'一起构成了人性中最根本的二元性""在强有力的系统及情境力量的支配下，普通的人，即使是好人也可能会被诱惑俘虏并做出恶行。如果接受这种观点，那么要准备好接受一个完全相反的前提：我们之中任何人都可能成为英雄，我们都期待着一个情境出现，好足以证明自己身上有些'好东西'"。在该书的最后，作者坦言，人性终究是善良的，人们可以通过一些有效的方法，利用个体努力来挑战情境与系统力量，最终通过弘扬人性的尊严来抵御邪恶。

源于杏林的科学哲思　医学美学的实践感悟

——《医学与科学的哲思》

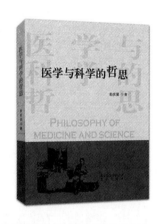

　　笔者虽与彭庆星教授相识已逾十载，但之前并无推心置腹地交谈过。2013 年，彭教授出版了他的文集《医学之美：彭庆星学术探寻之旅》，笔者有幸获得彭教授的签名赠书，为了不负先生厚意，认真捧读全书后，将读书心得写成《探寻医学之美　再现艰辛之旅》一文发表。从此以后，晚辈与先生交往日渐增多，基于相同的志向与喜好也就成为"奇文共欣赏，疑义相与析"的忘年之交。数月前，彭教授告知他将以"医学与科学的哲思"为题出版自己的文集，并责成晚辈为其新书作序。尽管笔者已知天命，在为人作嫁之路上从业逾三十载，平时喜欢舞文弄墨等雕虫小技，但为一位年近耄耋的医学大家呕心沥血之作来写序，窃以为无论学识之浅薄还是思考之肤浅均难以胜任此重托。然先生执意如此，后生多次请辞无果，只好恭敬不如从命，怀着敬佩之心对彭教授尚未付梓之作先睹为快，并将阅读中的受教和感悟笔录于此，以期在完成先生重托之际起到抛砖引玉之功效。

源于杏林的科学哲思

作为科班出身的医者，科学哲思无疑是在彭教授从业中的伴生品。该书包含的内容非常广泛，作者将其分为科学与哲学、理论生物学、卫生事业管理与建设、医学本质与医学模式、医学人才培养与教育、医学伦理学、思维方法学、医学美学与美容医学理论、演说词与祝贺词、史略与漫记、读书笔录、格言与其他等。从书中收录的文章可见，他的主攻方向为医学美学基本理论和中国特色、医学人体美概念的基本内涵、我国医疗美容产业的可持续发展、医学美学与医学人文的关系等。作者坦言，是60年前拜谒慈化寺时，海阔天空中的彩虹，令他仿佛身临"海阔凭鱼跃，天高任鸟飞"之意境，从此立下鸿鹄之志：切不可仅满足学习医学知识，应该不断努力奋进，系统自学更为广博的人类知识，力求寻觅医学与社会及人文科学相交点上的新天地。恰逢改革开放的春风吹绿神州大地之际，彭教授在科学春天的新时代中茁壮成长。他为迎接这阵迟来的春风，自觉地做了整整20年的知识储备，可谓厚积薄发、直抒心思的时机终于到了。为了以偿教书育人的夙愿，他毫不迟疑地放弃为官之道而加盟宜春学院，恪尽职守地履行起授业解惑之天职。从此以后，他潜心于医学人文的教学与科研，不断总结与概括长期积累的实践经验和知识，围绕着医学与科学的哲思而潜心著书立说，从而有今日这本文集的问世。尽管该书在文章的分类上看似繁杂，但形散意不散，有关医学与科学的哲思这一主题始终贯穿全书之中。作为医学大家，科普是彭教授毕生实践之路，他在紧张繁重的学术工作之余，撰写了大量通俗易懂且引人入胜的科普文章，书中所入选的豌豆与遗传学、生命的密使核酸、生物防治与人类健康等就是其代表作。

涉猎广泛的辛勤园丁

字里行间，一位勤于思考且涉猎广泛的辛勤园丁的形象跃然纸上，彭教授的人生是老一辈学者工匠精神的真实写照。他为宜春学院美容医学院提炼的院训为：团结创新，百折不挠，构建和谐，走向世界。30年前，他就提出应加强大学生的理论思维能力训练，探讨了医学院校专业和课程的设置，发表了大学生道德需求的考察报告。他提出大学生综合素质教育和修养的四要素：理论思维、道德文明、心理人格和专业技能。总结出成才的诀窍是：博览群书抓基础，广泛实践抓冷门，审时度势抓机遇，看准目标抓到底。任教逾30年来，彭教授先后在多所大学讲授思想品德学、社会医学和医学美学、卫生管理学、医学伦理学、医学心理学、医学逻辑学、医学哲学、医学人文学等课程。尽管非教师科班出身，但他结合日常工作锲而不舍地刻苦自学，在许多领域颇有造诣。他涉猎的范围不仅涵盖科学家的世界观、古希腊的医学与哲学，而且一直对人学、医学和伦理学进行哲思，以探讨医学和心理学的共同归属。他认为存在就是必然性的现实，20多年来的中国美容医学整体学科及其教育事业的蓬勃发展，确凿而又雄辩地证明了它是现实的、必然的、合理的和科学的。他始终认为杂志是一所没有围墙的大学，因而倾心投身到多种专业期刊的工作中去。在祝贺《医学与哲学》创刊30年周年之际，他饱含深情地将杂志誉为"抚育医学人文新学科的摇篮"。30多年来，彭教授已经在国内外报刊上发表文章270多篇，其中围绕"医学之美"主题的文章占比超过70%。如今，作者半个多世纪走过的哲思之路及其沿途的所思所想均被收录于《医学与科学的哲思》之中，"洒汗浇绿千株苗，精心育艳万丛花"正是彭教授一辈子乐于教书育人品格的最好写照。

笔耕不辍的哲思之路

作者坚信实践是科学发展的源泉，他认为李时珍编著的《本草纲目》就是高度求实精神的典范，该书不仅是祖国医学宝库的一颗明珠，也是一部朴素唯物主义的医学史诗。李时珍不仅渔猎群书并在实践中验证之，搜罗百氏拜普罗大众为师，踏遍青山向大自然探索真知，而这正是彭教授毕生实践的哲思之路。他致力于思考医学领域中的社会思维问题，研究涉及创造性思维与科学探索、医学逻辑的特征和作用、比较法在医学领域中的应用、系统思维的医学应用等。鉴于他在这方面的研究成果，吴阶平院士欣然为彭教授等主编的《医学逻辑学》作序。吴老指出：人的才能来源于实践、思考、知识三者的结合。知识重要，但知识只有在实践和思考中运用，方可转化为才能。彭教授坦言，无论在实践医学还是医学科学研究中，类比都有着不可忽视的重要作用。他通过回顾巴甫洛夫借助类比思路所获得的巨大成功，表明在各种推理形式中，类比最富有创造性功能。他还介绍了模糊医学的实质及其创造性特征，而且通过孟德尔运用模糊概念提出了基因学说的历史事实，验证了朦胧之时有征兆可寻，模糊之中有端倪可察。医学伦理学的起源、发展和未来也是彭教授一直思考的问题，他从临终关怀的医学美学思考出发，倡导让人的生命之花自然凋谢。是否采用安乐死，他认为应尊重"身患绝症"垂危者的意愿。尤为值得一提的是，在他的积极倡导和参与下，2004 年 5 月 14 日，中华医学会医学美学与美容学分会携手中华医学会医学伦理学分会联合发布了《美容医学伦理宣言》，这一中英对照的文件不仅具有深刻的现实意义、深远的历史意义和广泛的国际意义，也对国内外美容医学领域产生了重大影响。2011 年 5 月，彭教授在第 18 次世界美容医学大会期间郑重宣告：中国在美容医学的学科理念、政策法规、机构数量、机构规模、专业技术、专业教育 6 个方面均位居世界第一。如今，学科发展的史实雄辩地证明：当代中国医学美学和美容医学这两门新兴学科已在独步天下。

老骥伏枥仍壮心不已

宜春是一座宁静优雅的小城，优美的环境和深厚的文化底蕴滋养了宜春人对美的不懈追求，给人们带来生活的温馨、生命的活力和科技的青春。宜春学院就坐落在鸟语花香、四季常青的绿色之中，是家乡的山水哺育出彭教授这样身居幽谷而胸怀世界的医学美学大家。彭教授认为，人类对美的不断追求，促进了人类社会物质文明和精神文明的进步，有助于我们自身的发展。美容医学创造性地运用了医学与美学相结合的技艺和方法来维护、修复和重塑人体之美，对人类及其生活做出了积极的贡献，可谓是 21 世纪医学发展中最新最美的皇冠。回溯开疆拓土的征途，以彭教授为首的专家团队通过不懈的努力，助力我国医疗美容行业实行机构、人员及技术"三准入"制度，使医疗美容市场逐步健康有序并日新月异地蓬勃发展。2015 年，恰逢中华医学会百年华诞，他以"新兴学科的摇篮 科学创新的典范——中华医学会百年华诞献礼"为题撰文，满怀深情地回顾了医学美学和美容医学这两门新兴学科及其分会的成长历程，正是中华医学会始终如一的关怀和呵护，使得星星之火得以燎原，从筚路蓝缕启航到今日名扬世界。如今，彭教授毕生从事和推动的这一事业已经从"探索"之小路走上"探寻"之大道。尽管为了弘扬学术，他一生奔波并"浪迹天涯"，但壮志未酬且精神矍铄的他，仍壮心不已地在追求医学与科学的哲思之路上谱写着自己的无悔人生。

充满睿智的与神对话　人生之旅的授业解惑

——《与神对话》

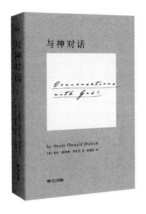

恰逢国庆长假，真是一年中品茗读书的大好时光，而今年笔者认真研读的并非一本新书，而是自己第三次潜心阅读的旧书，它是美国作者尼尔·唐纳德·沃尔什的《与神对话》。作者在书中借用"我"与"神"的对话，以层层递进的逻辑极具说服力地解答了众多关于生活与爱、善与恶、金钱与健康等芸芸众生都关心的问题，让人们憧憬美好生活，从而使读者产生脱胎换骨的感觉。几乎每位看过该书的读者都会感到极具震撼，并推荐给身边的人。该书出版后很快登上《纽约时报》畅销书排行榜，并在其上停留长达 137 周。

时至今日，该书在全球范围内已经被翻译成 37 种文字，销售 1200 万册。笔者阅读的该书来自一位编辑同人所馈赠，赠书者在扉页中题写了"一生等待的书，一世敬重的人"。尽管自认为受之有愧，但恭敬不如从命，只好通过认真领悟书中的精神实质、撰写读书心得来投桃报李，以不负友人之厚爱。

充满睿智的与神对话

沃尔什曾是电台主播、报纸记者和主编，还创办了公关和市场营销公司。正当其事业蒸蒸日上之时，突然遭遇车祸和婚姻失败，他跌入人生的谷底，过上了风餐露宿、以捡易拉罐维持生计的日子。绝望之中的他在梦中向神求教，在长达 3 年的时间中，和蔼并充满爱意的"神"回答了他的所有疑问。尽管书名带有宗教的色彩，但实际上它不属于任何宗教，而是融合了东西方众多宗教和哲学流派的智慧。作者坦言，该书的一切均源于生活，讨论了绝大多数我们曾经提出的问题，主要关注个人在生活中遇到的困难和机遇，并一针见血地指出，过度的个体主义造成的受害者心理是现代人愤怒、忧愁及怨憎的根源。现代人痛苦的部分根源还在于社会压力，个人的焦灼更多地来自人与人之间的相互比较和指责。唯有意识到个人对这个世界的现状负有责任，才有能力去改变它。

该书是写给所有人看的，因为这是"神"赐的美妙礼物，要送给真正关心问题并想得到答案的人，要送给带着真诚的心、渴望的灵魂和开放的精神追求真理的人。该书并非胡言乱语，亦非沮丧的灵性想象力的过度发挥，作者借助通俗易懂的语言，提供了一个全新的世界观和人生观。在阅读的过程中，很多读者会深受感动并潸然泪下，也会为其中的欢乐和幽默而捧腹大笑。他们的生活发生了变化，并在感到震惊中获得力量。正是由于写出了这本好评如潮的书，作者的人生重新登上了巅峰。

感受与思维胜过话语

先哲认为，真实的事物必须在思维、语言和行动上都真实。该书作者指出，"交流"胜过"交谈"，交流的含义更丰富且准确，而人们最常见的交流方式是感受。感受是灵魂的语言，最高的真实隐藏在自己最深的感受之中。此外，人们也使用思维进行交流，由于在思维交流中通常使用形象和图像，因此它远比单纯的话语交流更有效。同时，经验也是重要的交流载体。当感受、思维和经验均无法奏效时，人们只能借助话语。话语是效率最低的交流方式，它们最容易导致错误的解释，也容易令人产生误会。究其缘由，话语仅是声浪而已，它们是表达感受、思维和经验的噪声，是符号、标记、标志，而并非真正的东西。我们对某事物的经验和感受代表着自己对该事物的实质和本能的认识，话语只是表达认识，而且经常混淆认识。其实，能奉献给别人的最美好的礼物是保持缄默。

作者认为，最高级的思维永远是包含了欢乐的思维，最清晰的话语永远是包含了真实的话语，最美好的感受是我们称之为爱的感受。欢乐、真实、爱是可以相互替换的，无论其次序如何，它们之间永远是互通的。没有什么事物本身是痛苦的，痛苦是错误思维的结果，源自对事物做出的判断。移除错误判断，痛苦就会消失。因此，苦难是人类经验的多余要素，而且愚蠢和难受并不利于健康。实践中的大师从不谈及苦难，因为他们清楚地知道话语的力量，所以不出怨言。人应该秉持自己的信念，恪守自己的价值观，改变它们的理由只有一个，那就是你的真实身份让你感到不快乐。

凡人本性的深刻领悟

生活的本质决定了它不能拥有保证，否则它的目标将会落空。如果你想要生活有保证，那么你要的就不是生活，而是依照已经定稿的剧本进行的彩排。该书作者总结出凡人本性：在最深层次中，人类的所有想法和行为，都受到爱或怕的驱使，情感总是在爱与怕之间来回摆动。对于最为珍惜的东西，人们先是爱，继而是毁灭，然后再去爱。所有人类曾经做出的自由选择，都必定出自爱和怕这二者其一：爱是扩张、开放、赠送、停留、敞开、分享、诊疗的能量；怕是收缩、封闭、攫取、跑开、隐藏、独吞、伤害的能量。生活的结果是不确定的，正是这种对生活终极结果的怀疑，创造了恐惧这一自己最大的敌人。你最怕的东西将会折磨你最多，怕将会像磁铁吸铁一般让人与人如影随形。作者指出，生活不是发现的经历，而是创造的过程。生活的意义不在于抵达任何地方，而在于发现你在那里，曾经在那里，已经在那里。你永远处在纯粹创造的时刻中，因此生活的意义就是创造，创造出你的身份和本质，然后去体验它。

激情是将存在转成行动的爱，它是创造之引擎的燃料，它将观念变成了经验。激情是火焰，鼓励人们去表现真正的自我。而怨恨是破坏力最强的精神状况，会给自我造成极大的破坏。忧虑是仅次于怨恨的糟糕的精神活动，怕是被放大了的忧虑，它不仅毫无正面意义，而且是被浪费的精神能量。因此作者告诫我们：思维是创造性的，最有爱心的人就是以自我为中心的人，如果你无法爱自己，你便无法爱别人；怕将吸引相似的能量，而爱历经千秋万代，遍布天涯海角，贯穿生命的始终，存在于生命中的每刻，因此爱无所不在。如果不能成为别人生命中的礼物，就不要走进别人的生活。

道法自然的异曲同工

作者认为，事件本身并无痛苦，痛苦是错误思想的结果。当你做任何事时，都应避免贴标签和轻易判断。因为每种状况都是礼物，而在每个经验里都隐藏着宝藏。宇宙间没有好或坏的状况，一切都是现实，所以没有必要轻易做出价值判断。所有的现状都是暂时的，没有不变的东西和静止的状态，事物以何种方式改变取决于我们自己。生活的过程是完美的，而且所有的生活都源自选择，干预和质疑选择都是不合理的，谴责它更无道理，人最难做到的事情就是听从内心的呼唤。人毕生最棘手的任务是控制自我膨胀，而尴尬是在意别人如何看待自己的反应。

一般而言，人做出决定的基础并非自己的经验，在绝大多数情况下人会选择接受的是别人的决定。遇到重大问题时尤其如此，问题越重大，就越容易将别人的决定"据为己有"。合理的做法是，观察它，然后尽量帮助它寻求和做出更好的选择。作者同时揭示了事物对错的本质，他认为事物对或错，只是因为你说它是而已，其本质上没有对错，而是个人价值系统中的主观判断。创造是纯粹的选择，不受任何控制并不应任何要求的选择。服从不是创造，因而永远不能产生救赎。生活的悖谬之处在于，一旦你不再关心尘世的美好和成功，它们对你来说反而变得唾手可得，因此真正的大师是那些选择享受生活，而非过日子的人。

我为人人与人人为我

孩提时代，父母让我们认识到爱是有条件的；成人之后，我们将这种经验带入自己的爱中。当我想要你获取你想得到的东西，那么我是真的爱你；当我想要你获取我想要你得到的东西，那么我就是通过你在爱我自己。在我们被灌输的理念中，一向是适者生存，强者获胜，智者成功，但极少有人告诉我们有爱心无上光荣。

作者认为，生活始于自己的生活目标，总是关于它思维的结果。例如，医疗行业的培训目标就是让人们活着，以便他们能够体面地谢世，而非让人们感到安逸舒适。对医护人员而言，死亡等于失败；对亲朋好友来说，死亡等于灾难。作者坦言，生活没有什么可怕的，前提是你不执着于结果。别让你的爱成为黏合的胶水，而要让它成为磁铁，先是相互吸引，然后反过来相互拒斥，以免那些被吸引的人一直认为他们必须黏着你才能活下去。没有什么比这样离真相更远且对他人的伤害更大，用你的爱把你爱的人推进世界，让他们完满地体验自己的身份。

掩卷遐思，笔者确实体会到作者润物细无声的高超技巧，全书没有任何空洞说教的痕迹，而是将自己想要表达的思想和传播的理念融入风声的低吟、溪水的潺潺、雷霆的霹雳、雨水的嘀嗒，呈现出来的是泥土的质感、百合的芬芳、太阳的温暖、月亮的引力，从而令读者手不释卷，回味深长，在尽情欢乐中播撒喜悦，共享真爱。

医者之道的理论与实践　人文精神的传承与弘扬

——《医道》

在医患关系紧张、医生"压力山大"的当下，究竟如何才能恪守医者之道，传承和弘扬人文精神，构建更加和谐的医患关系，笔者一直百思难得其解。重温五年前郎景和院士赠送的《医道》一书，大有醍醐灌顶之功效。在该书的扉页上，郎院士亲笔题写：苏宁先生雅正，使晚辈受宠若惊。《医道》是作者积五十载行医生涯的深厚沉淀，集思索反刍、领悟锤炼的精粹结晶，展现其从医、治学及为人之道。全书分为人文论述、如何做医生和培养医生、访谈录、随笔与序跋、题记精选及评注五大部分，侧重树立医生的人文思想和哲学理念，同时对医学、医疗、病患的认识和态度，对科学、技术、研究的理解和应用，对同道、学生、团队的合作和相处等均有深刻的见地与精辟的论述。作者是罕见的集医学家、作家和科普作家三栖于一身者。书中说理道白，文字讲究，不乏箴言妙句，令人耳目一新；不仅善于"解剖"别人，也善于"剖析"自己，耐人寻味沉思。作者坦言：医生要全身心、一辈子关爱患者，包括医疗诊治、科学宣传，可谓一手拿刀，一手握笔，我愿意

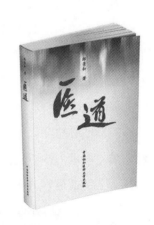

为此笔耕不辍，皓首穷经。笔者以为，这本装帧精美、图文并茂之作不是医书却胜似医书，对所有医务工作者而言，开卷后定会发挥启迪思想、指导实践的功效。

医者之道的金玉良言

作者指出，科学求真、艺术求美、医疗求善，其实医学将真善美融为一体。科学家更多地诉诸理智，艺术家更多地倾注情感，而医生则要把热烈的情感和冷静的理智集于一身。正如美国哲学家理查德所言：真理不过是我们关于什么是真的共识，它是一种社会和历史状态，而并非科学和客观的准确性。要想成为一位德艺双馨的医学大家，就必须认真处理好理论与实践、临床与科研、学科与亚学科、读写与工作、医学模式与医患关系五个方面的关系。医学有很大的局限性，在于认识和方法的局限；医学有很大的风险性，其特点是在人身上实施诊疗。因此，在局限与风险并存之中，必须求索与循证不辍。不能要求医生将所有的患者都治好，这就是医学的局限性。医学的风险在于疾病的复杂，认识局限，也包括我们的技能不够，责任心与经验不足，所以医疗服务是有很大风险性的特殊服务。一台完美的手术，技巧只占25%，而决策要占75%，决策就是思维、判断和设计，它包括很好的病例采集、诊断与鉴别诊断、手术设计、术中的应急措施与方案、术后处理及随访等。作为医者，应该做到"通天理、近人情、达国法"。医生必须有整体的眼光和宁静的心灵，心路清晰、心地善良、心灵平静是临床工作的3条基线。对老者要搀扶，对晚辈要提携，对同龄要牵手，这样才能打造一个和谐的团队。书中关于医学的哲思俯拾皆是：知识是在自己脑中塞进别人的想法，而智慧是在心灵深处倾听自己的脚步；医生不需要过分努力去维持生命，因为有的病治不好，你还不如去维护患者的尊严和生活质量；教育和医疗是体现人类社会的精神道德底线，前者要构筑精神底线，后者要修复人的身体底线。作为毕生行医的杏林翘楚，作者坦言："我深切地明了医生和医疗载负着、体现着社会精神道德底线，应该精心维护它。我一生只会做一件事：关于妇女疾病与病的消除。"

人文修养与和谐医疗

作者写该书的初衷是想编写一本医学人文的书，以便提醒医生在更好地钻研业务、提高技术、改善服务的同时，更加关注学习人文思想、树立哲学理念、建立和谐医疗。他认为，医生的唯一目的就是为患者谋幸福。医学或医疗实践总是受社会政治、经济、文化，甚至风俗习惯的影响和制约，科学与人文的双重性是医学重要与本质的特点。医生要将科学与人文交融，要有完备的知识基础、优秀的思想品德、高效的工作方法、和谐的相互关系、健康的身心状态，从而才能更好地履行医生神圣而艰难的使命。作者对医学本质不仅有深刻的认识，而且书中不乏掷地有声的独到见解：医学实际上是一种自然科学和人文科学及社会科学结合的综合学科，或者叫边缘学科。医学不是纯科学，它是人类情感或人性的一种表达方式，是维系人类自身价值，并保护其生存、生产能力的重要手段。医学是科学中的"弱项"，它总在其他学科的前拉后推下"爬行"，是永远的"落伍者"。另外，书中有关医者令人忍俊不禁的说法不胜枚举，如所谓专家就是对一般人所知者知之甚少，而对一般人所不知者知之甚多的人。外科医生什么都会做，但什么都不知道；实习医生什么都知道，但什么都不会做；病理科医生让什么都知道、什么都会做，但是太晚了。作者呼吁，我们应该回归于医学的本质和对象。正如亚里士多德所言：哲学应该从医学开始，而医学最终应该归隐于哲学。应牢记林巧稚所言，医生要永远走到患者床边去，做面对面的工作，单纯地或仅仅依赖检验报告做医生是危险的。鉴于此，医生应该保持对医学人文的眷顾，开给患者的第一张处方应该是关爱。对疾病的诊疗，要遵循科学与人文两个原则，两者不可偏颇才能正确理解医学的真谛，成为一名好医生，从而构建和谐的医疗氛围。

技术进步与人道主义

作者认为,医生的职业基线准则是"人的价值实际上大于技术价值"。其他技术科学的飞跃发展,极大地推动着医疗技术的进步,甚至改变着医疗的思维观念、路线及方法。技术发展提高了诊疗水平,同时也模糊了疾病的图景、施治的方案及目的。回眸医学发展史,百年前医学探究的重点是对人体的认识,近百年来,医学的突破是对疾病的认识、诊疗的进步。这主要还是源于其他自然科学和技术的发展与推进。科学赐予人们的恩惠显然可喜,但医生变成纯科学家当堪忧虑,会导致医生对技术进步趋之若鹜,病家信物不信人。如果仅仅把医学或医疗作为一种知识和技术,我们就会缺乏整体观念和系统认识,在医学研究和医疗实践中迷失方向、陷入误区。高效的现代检查技术和机械流程也会导致辩证统一的丧失,活生生的人可能被分割成流水线上的一个个部件。如果单纯以此做身体的检查或者疾病的诊断处理,显然是危险的。

尽管现代科学技术渗透于医学,使我们对人体微观世界的认识日渐深入,但我们必须从微观的认识中"退出来",回到宏观的认识里。实验及各种检查是为了寻求证据,但医疗决策必须考量与平衡证据、资源和价值取向三方面因素,依据实际情况,做出合理的决策,同时也要考虑社会、经济、伦理等社会人文因素。新技术的使用不当或滥用屡见不鲜,况且技术本身的技能不完善、认知不充分,对其认识和掌握不适宜,都会降低其价值,甚至造成危害。同时,作者提醒我们要警惕非医疗因素驱动造成的技术扭曲,它们不是医疗活动中正常、必要的经济考虑,而是不正常、不应该的利益惦记,医生不能成为既是救死扶伤的天使,又是辛苦恣睢的生意人。

医患沟通的娴熟技巧

作者认为,救死扶伤是人性善良的体现,进而成为文明社会的一种责任。对于医生，真正的老师是患者，患者是病理现象的展现者，医生的双眼只有在患者面前才能焕发智慧，真正使医生能力提高的是患者。医疗并不总是意味着治愈疾病，多数情况下还意味着关怀、体恤和减轻患者痛苦，因此，医生的注意力要集中到患者的体验上，而不仅仅关注疾病的过程本身。

时至今日，医生难以胜任公众太高的期望值，同时难以招架社会对医学职业风险的认识不足，相互交流的基础是医生对患者的关爱和患者对医生的信任。为此，作者总结出五项有助于医患之间良好沟通的技巧：第一，尊重与倾听：要敬畏患者，摒弃家长式的颐指气使或权威式的生硬说教，要关爱且平等地听取患者的诉求，如张孝骞所言，正确的诊断70%源于周密的、艺术的病史询问；第二，耐心与接受：对患者必须有耐心，倾听并接受他们的诉说；第三，坦诚与沟通：只有坦诚才能沟通，缺乏同情应该被认为是技艺不高的表现，术前谈话与其说是说服患者接受手术，不如说是请他审核你的决定是否符合逻辑；第四，肯定与澄清：医患对于疾病或病症的看法与认知不同，因此既要按科学的原则针对病情，又要依据人文的情理对待患者，并行不悖地巧妙处理乃医学之真谛；第五，引导与总结：在倾听患者诉求、尊重其意愿的同时，也要澄清其模糊的认识，善于引导，使之做出正确的判断和总结，从而有助于诊疗的实施。总之，优秀的医生必须是细心的观察者、耐心的倾听者和敏锐的交谈者。

拖延心理的深度剖析　行为顽疾的追根溯源

——《拖延心理学：向与生俱来的行为顽症宣战》

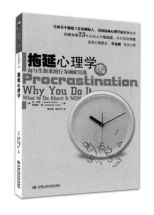

在我们多数人的一生中，拖延似乎是与生俱来且挥之不去的不良生活习惯。为了克服这一顽疾，无数"有志之士"从风华正茂到年过半百都一直重复着"无志之人常立志"的无功徒劳。究其缘由，是我们并未真正认识到拖延的心理本质。笔者有幸读到美国作者简·博克和莱诺拉·袁联袂撰写的《拖延心理学：向与生俱来的行为顽症宣战》一书，受益匪浅。尽管这是一本为普通人所写的书，但自己读后大有醍醐灌顶、茅塞顿开之悟，现将笔者的感悟记录于此，以飨读者。

心理权威的科普之作

简·博克和莱诺拉·袁均为心理学博士、美国加利福尼亚大学的资深心理咨询师，她们一直致力于为美国的学生、公司组织和公众团体提供治疗的心理工作坊和专题演讲方面的服务，终年活跃在伯克利大学、斯坦福大学等美国名校的讲坛。她们从 1979 年开始就为学生中的拖延者创设了第一个团体治疗课程，曾经出现在多个收视率极高的电视节目中，同时也是《纽约时报》《今日美国》《洛杉矶时报》等顶尖出版物的专访对象。笔者读到的是这本已风靡全球 30 年的经典之作的最新版。两位作者基于她们备受好评和极具开创性的拖延工作坊，以及从众多心理咨询领域中汲取的丰富理论和实践经验，对导致人们拖延的原因、各种不同的拖延风格进行了仔细和详尽的探索。

作者并没有在阐述治疗方法上有所拖延，为我们提供了达成目标、管理时间、谋求支持和处理压力等一系列方案来克服拖延心理。她们提供的方案极为实用并经受过实践的检验，同时，她们还考虑到工作和生活节奏不断加快的当代文化诉求，以及诸如注意力缺失紊乱症、执行功能障碍症等神经认知问题对拖延的影响。该书甚至还为生活和工作在拖延者身边的人群提供了不少实用性建议。通过阅读，笔者认为该书不仅为具有拖延习惯的人带来了希望，而且通过专业性的指导可以帮助拖延者学会如何减轻拖延，从而明显提升其良好的自我感觉。窃以为，掌握该书的精髓之后，人们除了可以获得更佳的表现和能更好地享受生活之外，还必将对自己有更深的了解。作为一本以充满激情的风格写成的科普读物，该书不仅学术观点十分鲜明，通俗易懂，而且引人入胜，不乏幽默色彩，值得各界有识之士在闲暇之余一睹为快。

拖延心理的深度剖析

自古以来，拖延就是人们常常面临的问题，也是一个可以唤起每个人不同记忆的词。从字典中可知，拖延的定义为推迟、延后、延缓及延长。先哲曾言，人们一直推迟知道最终无法逃避的事情，这样愚蠢的行为是人性的一个普遍弱点，它或多或少都盘踞在每个人的心中。近年来，美国的调查显示，70%的大学生存在拖延问题，其中 50%的人承认拖延已经成为他们的个人习惯。作者除了有个人对拖延的亲身体验之外，也有多年与拖延心理打交道的职业经历，因此可以说对拖延心理的认识了然于心。通过治疗拖延者的实践，作者精准地捕捉到了拖延的根本原因。作者坦言，拖延既非恶习，也非品行问题，而是由恐惧引起的一种心理综合征，它对生活的每一面几乎都有着致命的影响。从事任何职业的人都可能染上拖延的"瘟疫"，但智力和拖延毫无关系。对自己是否已经成为拖延者的简单判别办法就是看拖延是否让你烦恼不已。作者并没有将拖延仅看作懒惰，对有些人而言，拖延更接近于一种心理障碍，拉住了他们做事的后腿。拖延不仅是个人心理、行为和情绪上的问题，还涉及社会、文化及技术走向，生物和神经取向，以及全体人种的去向。

造成拖延最可能的原因有四种：对成功所需的能力缺乏自信；对要去完成的任务有反感心理，认定做事的过程中会遭遇很多困难，结局很惨；目标与回报相距太远，感受不到付出的意义；无法自我约束，容易冲动和分心。时至今日，网络越来越成为人们不愿意做事的罪魁祸首，而且这种趋势正在不断蔓延，过多的信息让人们无所适从。在信息泛滥的时代，杂乱无章的信息、难以做出的选择让很多人陷入了拖延的沼泽之中。总而言之，拖延是个人与自身如何相处的问题，它反映的是个人在自尊上的问题。作者通过鉴别和深究那些人们将事情拖延的潜在原因——对失败、成功、控制、疏远和依附的恐惧，加上人们的时间概念问题和大脑的神经学因素，为我们学会怎样理解拖延的冲动以及如何以全新方式采取行动做了一件非常扎实的基础工作，并提供了切实有效的行动指南。

行为顽疾的追根溯源

经济学家认为，每个人都有给未来打折扣的倾向，每个人都更容易投入眼前利益的怀抱中，做决定的时候通常缺乏理性。一个常识是，时间在不断地流逝，未来正在到来，人正在变老，自己一生中所能完成的事情总是有限的，其中最残酷的事实是每个人都终将死去。明知如此，人们为何还会寻找借口并延误做事？作者认为，拖延是由心理根源、生物因素和人生经验这三者交织在一起而形成的，导致的内在后果包括觉得自己不能胜任、悲伤、负疚、欺骗感、恐慌以及一种从来未曾尽情享受生活的感觉，其造成的最为昂贵的代价就是削弱了自信。拖延就像一棵蒲公英，具有错综复杂的根须，很难完全根除。

为了帮助人们解开拖延的纠结，作者研究了人们造成拖延的各种原因。她们认为，几种与拖延有关的身体状况都有一定的生物学基础，如执行功能障碍、注意力缺失紊乱、抑郁、焦虑、紧张和睡眠。神经科学的研究显示，人的大脑处在不断地变化中，也在不断修正；人的感受很重要，即便它处于无意识中；曾经的潜伏记忆也非常重要。在抉择和承诺中拖延是保护自己的一种间接方式，因为别人对你的立场不清楚，就无法限制你。时间是拖延者面临的最大挑战之一，拖延者最难接受的是时间是固定的、可衡量且有限的。拖延者往往没有意识到他们是完美主义者，其实他们恐惧失败，信条中包含着什么都不做要比冒着失败的风险更为安全，这些信条反映了拖延者阻止自己取得进展的思维方式。通读全书后笔者的体会是，该书作者不仅为人们解释了拖延的来龙去脉，而且用其专业所长指导人们如何通过有效的措施停止拖延。

积极人生的专业建言

该书的一个主要观念是，从自己的经验中学习是一件令人兴奋而有趣的事情——不否认，不遗忘，不判断，而是如实接受，好好利用。作者非常赞同管理大师德鲁克的观点——重要的事情先做，其他的根本不予考虑。作者指出，仅认清拖延的根源远远不够，还必须做一些事情以防止拖延症主导生活。该书不仅对拖延进行了全面的诠释，还在书中为读者呈现了克服拖延的各种技巧，从而有助于人们控制并最终克服拖延。例如，增加对成功的期望有助于减少拖延；学会接受有益于你的人和事，当你寻求支持的时候，首要的事就是选对人；拒绝那些没有意义的追求；对杂乱无序说"不"；不要试图在自己的弱项上表现优异，而要在你的强项上更上一层楼。

在读完该书并尝试了新的行为模式之后，作者希望读者克服拖延的决心不至于让人将愉悦、乐趣以及简单的享受排除在外，使人们能感受到拖延不再是主导自己生活的首要因素，并减轻了拖延症对自己的折磨。作者坦言，不要天真地认为拖延的结束可以保证快乐的到来。快乐来自于按照你的价值观健康地生活，来源于你与他人和自己内心深处的联通，还来自于能够接受自己本来的样子，来源于不管拖延是否是生活的一部分，而仍能够如实地接纳它，就如同虽然花园里长着一些蒲公英，但你依然能够乐在其中。

　　总而言之，作者不仅使得人们有机会对拖延进行近距离审视，而且窃以为该书中最有用的部分是作者对打破拖延恶习的忠告。作者指出，写作该书的目的并不是消除拖延，很多时候对一些事情弃之不理反而对你最有利。同时，作者希望读者能对自己的人生抱着宽容乐观的态度，接受自己的优点和缺点，能够与自己像老朋友一样和谐相处，由自己来掌握取舍和得失，从而通过这样的心态来减缓拖延的惯性。作者并不建议读者放弃雄心壮志和追求卓越，也不劝说我们逃避全新的挑战，只是提醒人们在将梦想付诸行动的时候，应摒弃伴随着内心冲动而来的如恐惧、羞耻、担忧以及自我憎恨的情绪。窃以为，这本富有生气的好书将有助于时间浪费者和任务逃避者走上一条自我提升的康庄大道。

儿童心理的全面剖析 俯拾皆是的经典案例

——《孩子：挑战》

在网络高速发展的当下，"低头族"越来越多，海量的碎片化信息填满了我们的生活空隙。在我们尽情享受快餐式阅读的时候，重读经典之作就显得尤为重要。尽管笔者早就过了为儿童操劳的年代，但随着女儿长大成人，儿童不可避免地又将要成为家庭的中心，在典型的中国传统家庭中，对孩子的关注永远在路上。有幸读到美国作者鲁道夫·德雷克斯和薇姬·索尔兹所著的《孩子：挑战》一书，不仅受益匪浅，而且感触良多。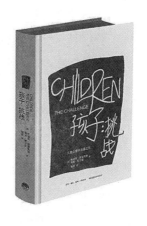

作为过来人，我们深知每一代人的成长都会碰到这种局面——当事人太懵懂，过来人又太健忘，人们一直在这个永恒的循环里寻找、追忆和思索。时光飞逝，日月如梭，尽管该书写成于 1964 年，但对持有终身学习态度的现代父母，半个世纪后的今天，读来仍然让我们如此受用，因为只有懂得，才会理解。

儿童心理的全面剖析

德雷克斯是美国儿童心理学家、精神病医生和教育家，现代实践派儿童心理学的奠基人，他开创性地将阿德勒的精神分析法和个体心理学发展为一系列实践方法，在西方教育界有着深刻而广泛的影响。作者在书中倡导：既不建议家长纵容孩子，也不建议家长严惩孩子，家长要成为孩子的合作者，有方法了解他们，有能力引导他们，不让他们成为没人管的"野孩子"，也不让他们在家里感到压抑和窒息。在该书的扉页上，作者开宗明义地道出了该书的核心理念：从"独裁的阶级社会"到"人人平等的民主社会"，现代社会正在经历着深刻的变化，民主不仅是一种政治思想，也意味着生活方式、育儿方式的改变。

如何在尊重孩子、给孩子平等自由的同时，让孩子尊重规则、承担责任、赢得合作，这是现代教育的基础课题，也是为人父母要面对的永恒挑战。作者的观念不仅使我们耳目一新，而且彻底颠覆了我们以前的育儿思想。如今都在强调给孩子自由，但真正的自由是什么？我们往往对"自由"存在太多的误读。作者强调：为了让每个人都拥有和享受自由，我们需要规则，规则会产生限制和责任；自由中含有责任，我们只有在遵守规则的前提下才能真正拥有自由。作者的这些真知灼见，不仅能指导人们反思自己的育儿方式，而且能帮助我们用科学的心理学知识了解自己的个体情绪和行为。作者告诫我们，每一位父母在面对自己的孩子时，要赢得的不是挑战，而是爱和尊重，以及相伴中的彼此成长。

字字珠玑的育儿之道

作者在该书中给出养育孩子的基本原则，尽管这是半个世纪之前的总结和归纳，但书中字字珠玑的育儿之道今日读来仍切中要害。其主要理念包括：鼓励孩子；避免奖赏和惩罚；利用自然和合理的结果；坚定而非强硬；尊重孩子；引导孩子遵守规则；尊重他人的权利；杜绝批评和减少错误；让生活有规律；花时间训练；赢得合作；避免给予过度关注；避免权力之争；不介入冲突；行胜于言；不要"赶苍蝇"；慎用取悦，有说"不"的勇气；避免冲动，采取孩子意料以外的行动；避免过度保护；激发独立；不介入争执；不被恐惧驱使；做自己的事；避免怜悯孩子；提出合理且恰当的要求；言出必行，保持一致；对孩子一视同仁；倾听；注意说话的语气；放松和从容；对坏习惯不要小题大做；一起享受乐趣；"和"孩子说话，而不是"对"他们说话；定期举行家庭会议。为了使读者有机会检验自己阅读后的收获，作者在该书的附录中罗列了 37 个用于测试的经典案例，并逐一给出了权威解释。

俯拾皆是的经典案例

该书集作者在育儿领域长达 40 年经验之大成，作者坚信所提供的这套方法能够非常有效地解决家庭冲突。窃以为，与其他经典的心理学著作相比，该书的最大特色就是通篇充满了作者精心挑选的有趣案例，这些严谨、逻辑性强和缜密的案例不仅引人入胜，而且令人忍俊不禁。妈妈给 8 个月大的丽萨换尿布时她又踢又翻又扭，妈妈经常气得轻打她一巴掌，丽萨则会委屈地哭。可能我们会吃惊，8 个月的婴儿就能用非语言的理解能力发现让妈妈受挫的方式。我们好像从来不愿承认婴儿的智力其实很高，相反，似乎更愿意把很聪明的孩子当成傻傻的，认为他们不懂，然后按照自己的想法培养他们成人。但是，任何仔细观察孩子的妈妈都会发现并承认，婴儿非常聪明。9 个月大的诺曼，父母都是聋哑人，而诺曼是正常孩子，有一天他在地上爬的时候磕到了头，他转向妈妈，张大嘴巴，脸扭成一团，泪流满面。让人吃惊的是，他没有发出任何声音。这时妈妈快速跑向诺曼，把他抱起来安抚。婴儿能够察觉周围的状况，并调整自己加以适应。诺曼没有出声，因为他能感受到父母听不到。再大一点的孩子会用使劲跺脚的方式向聋哑父母表达自己的愤怒，父母感受到震动，就会做出反应。通过分析各种案例，作者的结论为：孩子往往比我们有能力，很多时候其聪明才智胜过父母。

习以为常的典型错误

作者认为，如今孩子们出现的问题比过去多且严重，绝大多数父母对其不知所措。由于家长给予孩子无限自由，结果孩子成为"小霸王"，父母成为"仆人"。孩子享受所有的自由和权利，而家长则承担了一切责任和义务。孩子们不分时间、地点，常常做出让大人头痛甚至讨厌的事情，我们经常束手无策，越来越多的家长在育儿的过程中感到沮丧和烦躁。作者指出，孩子需要鼓励，这是一个持续的过程，重点在于给孩子自尊和成就感。缺乏鼓励，其性格就无法健康发展，就没有归属感。"塑造孩子特质"是非常错误的理念，孩子是鲜活的、充满生命的独立个体，他们与大人有同等的力量。成人的生活中充满不适和痛苦，这是生活的一部分。如果孩子们不学会忍受痛苦、挫折、伤害和不适，那么今后的生活将会阻力重重。

替孩子难过是对孩子非常严重的伤害，没有人能在脆弱中成长，成长需要力量和坚强。奖赏和惩罚对孩子人生观的形成都缺乏尊重且弊大于利，而打孩子是对其尊严的极大侮辱。试图将自己的意志强加给孩子毫无用处，惩罚难以得到持久的服从，只能帮孩子发展出更强烈的反抗和挑战。父母在发生冲突时选择退让实际上有助于维系与孩子的感情，"让他的风，无帆可吹"。绝对不要替孩子做他自己能做的事情，恐惧会降低克服困难的能力，一个人越担惊受怕，越容易招致困难和危险。"对"孩子说话，是在告诉他我们要他怎样，是在让他顺从，是我们在思考；"和"孩子说话，是我们一起思考，找寻解决问题或改善情况的良方。

终身受益的人生准则

作为儿童心理学的奠基之作，书中充满着使人终身受益的人生准则。作者指出：在人人平等的社会中，我们不能控制或命令别人，任何人在被强迫时都不会通情达理，把我们的想法强加给别人，是无法赢得合作的。平等，就是每个人都有为自己做决定的权利。由于认识的误差，成人通常对孩子与自己平等的观念深感不安。很多人对自己的价值感不明确，甚至深感自己的理想没有达成，便使用弱小的孩子来做比较，通常比较的结果让成人愉快。

作者认为，平等，并不是相等一致。虽然每个人都有能力和性格上的差异，但却有权利享受同样的尊敬和尊重。如果孩子与大人平等，他们就不会再容忍大人对他们的独裁、支配、让他们屈服的做法。当专制的情况不再，大人需要赢得孩子的合作，我们就需要用技巧鼓励而不是要求或命令孩子合作。

作者想要强调的是，现在的家庭是团队，而不再是一人领导，其他人服从。每位成员都会关注家庭的整体需求，团队会激发每位成员为整体利益而努力，共同完成对全体最好的事情。当我们说训练孩子合作时，我们自己需要率先有合作的态度。这个合作，不是妥协，而是心里有这样的想法：我要跟大家一起，和谐地朝着共同的目标努力。在我们帮助孩子学习合作时，要常常提醒自己合作的真正意义，有基本的共同规则，并且每个人都能接受。正如《圣经》中所言：人是彼此的护卫，而不是拼死竞争的对手。

探寻医学之美 再现艰辛之旅

——《医学之美：彭庆星学术探寻之旅》

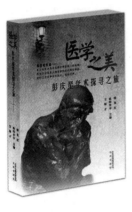

在北京的一次医学美学国际会议上，偶遇久未谋面的彭庆星教授，寒暄之余最大的收获就是得到一本他亲笔签名的书——《医学之美：彭庆星学术探寻之旅》。由韩英红、欧阳学平、文辉才主编的这本书，是一本异常珍贵的学术史料。该书逾55万字且图文并茂，收录了彭庆星教授近30年来专注于医学美学和医学哲学研究的200余篇论文，洋洋大观，引人入胜，充分展示了他的理论研究成果和美学修养。全书分为医学美学与医学人体美学的基本理论，美容医学整体学科及其事业的建设与发展，演说词、祝贺词与发刊词，序文、前言、后记、书评、读后感与学术讲座，历史回顾、唯美散记与理想追求，附录计6个篇章，不仅记载了彭庆星教授身处江西老区，筚路蓝缕创办东方医学美学研究所，广结天下有识之士，共同发起并奉命筹组中华医学会医学美学与美容学分会并任副主任委员和主任委员以来所走的艰辛之路，而且详述了他作为总编辑带领《中华医学美学美容杂志》等中国的期刊走向世界的光辉历程，更是忠实再现了彭庆星教授的学术生涯和当代中国医学美学与美容医学整体学科发展的成功之旅。不仅如此，通过对中华医学会许文博副会长倾力支持该学科创建与发展的追忆，再次凸显学会的鼎力支持在创立新兴学科中的重要作用。除了专业技术的探究之外，该书的最大特点就是将哲学、美学及人文与医学紧密相连，张涤生、陈洪铎、邱蔚六、钟世镇 4 位院士及著名医学人文学家杜治政教授分别为之欣然作序推荐，均盛赞这本由医者撰写的充满人文情怀的书籍。建议医务工作者在闲暇之余翻阅一下，定会受益匪浅。

优质生命的浑然天成

人类自古就追求自身的健康、美满和幸福，这是一种朴素的医学审美理性的表现。远古时代我国就有神农、伏羲和女娲为维护人的健康长寿创造良好环境和条件、造福万民的美好传说。古希腊的毕达哥拉斯学派已经将"黄金分割"的美学思想用于认识人体美。文艺复兴时期的达·芬奇就曾精确地测量到人的两眼间的距离与一只眼的长度相等。长期的研究发现，健美人体一直以一种优质生命体而存在。从整体审美观点看，优质生命体是一个复杂而和谐的统一体；从形式美的角度看，它具有均衡和匀称的形态，如头部是身高的 1/8，肩宽是身高的 1/4，平升两臂的宽度等于身长。从人体健美的本质看，优质生命美是人的本质力量在生命活动中的能动升华和展现，这是优质生命最本质的特征。它包括：生命是人体美的载体，健康使其增艳，疾病和衰老使其减色，死亡使其消失。达·芬奇曾说"人体是大自然中最完美的东西"，彭庆星教授认为应加上：人体是社会存在物中最高最美的形态。

医学美学的起始转归

人类文化发展的轨迹显示，任何一门新兴学科的起源，总是由一些富于创新思维并能将其付诸行动的学者所创立。其发展从来都不是少数人的各自行为，而是历代同人戮力同心的结果，是群体智慧的结晶。在过去近30年里，随着医学的发展和大众对人体美需求的增加，医学美学应运而生。回首来路，我国的医学美学不仅实现了学科的形成并与美容医学的整合，而且登上国际舞台，成为令世界瞩目的一朵奇葩。彭庆星教授不仅在我国医学美学与美容医学事业的初创、建设和发展中做出了重要贡献，而且带领中国学者走出国门，融入世界，受到国内外同行的高度赞扬。该书通过史料翔实的记载，忠实记录了彭庆星教授为创立医学美学和促进美容医学整合所付出的艰辛努力和卓越贡献，使我们感受到他皓首穷经的敬业精神和执着创业的真挚情怀，他当之无愧地被誉为我国医学美学的开创者之一。彭庆星教授认为，医学美学是一门研究医学在维护、修复和塑造人体健美，以增进生命美感为目的的创造性活动中关于医学美现象和医学审美规律的科学。它既是一门医学人文学科，又是一门医学技术学科。它研究的特定对象是医学在保障人类健康、长寿、愉快、幸福的过程中，始终存在着的医务人员、患者、亚健康人群、健康人群和医学审美环境五者之间的审美关系，以及由此产生的医学审美意识、审美选择、审美处理、审美评价和审美教育等，从而认识一系列医学美现象及其审美规律。他坚信，医学美学的灵魂，在于力求最大限度地实现医学领域中真、善、美的统一。医学美学起始于人文医学，势必回归于人文医学。

医学美学的基本任务

爱美之心，人皆有之，顺应社会发展和人民生活水平的提高，美容医学事业已经从雪中送炭步入锦上添花。医学美容涉及哲学、伦理、审美观、法制、操作规范等多个领域。"情人眼里出西施"和"东施效颦"等典故，表明美容医师们不仅要有严谨的科技资质，还应该具备高度的人文情怀。彭庆星教授认为，医学在本质上具有双重目标：最低目标是维护人的生存，救治人的生命；最高目标是延年益寿，增强健美素质，提高生命质量，力求使其生命存在得更加美好，使人在躯体上、心理上和社会状态上既"健康"又"美妙"。医学美学的基本任务为：第一，揭示医学美和医学审美的一般规律及其在医学领域中的地位和作用；第二，维护和增进社会个体和群体的健美素质；第三，正确解决医务工作者自身的内在美、外在美、审美修养和审美教育问题；第四，实施医学审美评价。柏拉图说：美是难的。这是因为美无定规，审美体验更是因人而异。美的感受难以捉摸，有时候会被瞬间击中，赞赏不已。创造美，自然就更难。了解美、诠释美、创造美，是医学美学工作者孜孜以求的目标。时至今日，加强对临终关怀的医学思考，让人的生命之花自然凋谢，也应该是医学美学工作者义不容辞的使命。

立足宜春而走向世界

彭庆星教授虽毕业于医学院校的医疗专业，但从事临床工作的时间极短，在近半个世纪的职业生涯中，主要从事卫生事业管理和人文医学的教学。从 20 世纪 80 年代起，他从江西宜春这座四季花香的山城开始涉足医学人文科学，他将医学美学融入医学人文教育中，极大地丰富了医学教育的内涵，并促进教育质量的提高。罗丹说过："美是到处都有的。对于我们的眼睛，不是缺少美，而是缺少发现。"彭庆星教授认为，医学美学与美容医学中蕴含着深刻的艺术哲理，在医疗实践中必须用对立统一等辩证方法看问题。尤其是在医患沟通中，掌握这些分寸，可有效防止或缓解医患矛盾。1988 年，彭庆星教授等共同撰写了中外首部《医学美学》专著，将医学与美学有机地结合起来，拉开了当代中国医学美学与美容医学的学科序幕，成为该领域敢为天下先者。在他的积极倡导下，经中华医学会批准，中华医学会医学美学与美容分会于 1990 年正式成立。2005～2007 年，他先后 2 次率团参加国际美容医学联盟的世界美容医学大会，促成了我国加入该国际组织。2011 年 5 月，第 18 届世界美容医学大会在北京成功举办，开启了中国美容医学走向世界、汲取国际精华的新里程。笔者在杂志社工作期间，曾与彭庆星教授多有接触。在他就任《中华医学美学美容杂志》

总编辑期间，虽受命于强军之林、奉命于承启之间，仍恪守总编辑职责，秉承"无丝竹之乱耳，无案牍之劳形"，使得该杂志获得长足的发展。通过潜心阅读，笔者发现彭庆星教授一路走来，时刻关注学界的新发现和新进展，并能适时进行总结。他的学科建设思想呈现的是不断修正、丰富的脉络，这是他勇于超越自我品格的完美体现。

掩卷遐思，彭庆星教授已从小城宜春走向世界，回味其探寻医学美学的艰辛之旅，敬佩之情挥之不去。笔者愿借用英国诗人蓝德的小诗作为本文的结尾：我和谁都不争，和谁争我都不屑；我爱大自然，其次就是艺术；我双手烤着，生命之火取暖。

人生之旅的必经之路　死亡教育的必修课程

——《温暖消逝：关于临终、死亡与丧亲关怀》

中国传统的教育一直向人们孜孜不倦地灌输如何吃得对、保养好、活得长的养生哲学。由于人们羞于或畏惧谈论死亡，因此几乎没有涉及临终和死亡的教育。有幸读到美国作者迈克尔·R. 雷明和乔治·E. 迪金森撰写的关于死亡的专著《温暖消逝：关于临终、死亡与丧亲关怀》（第八版），该书作者是当今世界对死亡教育造诣颇深的博学鸿儒，《温暖消逝：关于临终、死亡与丧亲关怀》就是他们潜心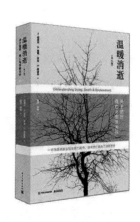研究和长期实践的智慧结晶。鉴于此，该书中文版的面世恰好是对中国传统教育的必要补充。该书第一版问世距今已逾 30 年。最新版的此书，详细讲述了常人不愿面对的话题——衰老与死亡，梳理了人们在社会中变老、临终与死亡的方方面面及其发展历程。书中不仅涉及死亡和医药的局限，也揭示了如何自主、快乐、拥有尊严地活到生命的终点。作者将"善终服务""临终关怀""正视死亡"等一系列自己推崇的理念穿插于引人入胜的故事中，并给出了详尽的说明。同时，作品充满人文主义关怀，内容跨越多种文化、多个学科，囊括了社会死亡学跨学科研究的主要焦点。窃以为，这是一本深度讲解临终关怀与死亡的书，作者认为思考死亡是为了活得更好，因此对于我国的科技工作者而言，该书不失为一本开卷有益且引人深思之读物。

正视死亡以珍惜今生

作者认为死亡本身并没有意义，是人们赋予了它含义。如今全球每年的死亡人数为 5500 万，美国癌症死亡率最高的前几位依次为肺癌、乳腺癌、前列腺癌和结直肠癌。即使有治疗心脏病和癌症的特效药物，身体的自然退化也会让人生停止在 85 岁的平均寿命。尽管我们都知道人必有一死，但在接受这一观点时是违心的。我们的社会存在代表了一种对死亡的逃避态度。如果要想真实地活着，一定要明白死亡并不是生命的尽头，而是生命的内在可能性。正因为人们越来越意识到死亡是生命的一部分，从而对谈论死亡的兴趣也与日俱增。不管我们多么努力地抑制对死亡的感觉，对死亡的恐惧仍然以抑郁、焦虑、压力和冲突等形式存在。因为死亡不是打乱社会生活秩序的平常经历，同时人们不常接触到死亡，一旦接触就会给人们带来创伤。对死亡最大的担心并非身体所受的折磨，而是临终之人会慢慢淡出人们的视野，被社会遗忘。他们害怕的是被隔绝在医院的高墙之内，被无数的医疗设备包围，在缺乏人情味的医院规定下孤独地逝去，他们恐惧的其实是孤独。尽管大多数老年人更希望在家中、在家人的照顾下辞世，但在美国，老年人通常还是在远离亲友的陌生环境中去世，80%的老人死于医院或养老院，这意味着死亡过程包含着对分离和孤独的恐惧。但正视死亡并非一无是处，正如《相约星期二》中施瓦茨教授所言："应该感谢有这样一段时光，让自己知道死亡是如何发生的。变老不仅是在衰退，更是在成熟。它不仅有走向死亡这样消极的一面，也不乏积极的一面，那就是当你确信自己会死，因而就会抓住机会好好地活着。"

向死而生解丧亲之痛

先哲曾言：我不害怕死亡，我只是不想目睹它发生。尽管如今慢性疾病的致死率不断攀升，典型的死亡轨迹被延长，但在个人短暂的一生中，人们依然会感觉到人生如白驹过隙，死亡似风暴来袭。比起死亡本身，人们往往更害怕死亡的过程：痛苦、孤独、体力和精神活动的丧失，不能再进行最喜欢的运动，可能要接受养老机构的护理，丧失独立的能力，退化到对别人极度依赖。然而，作者认为，最糟糕的生活方式是害怕生活，而最糟糕的死亡方式是害怕死亡，每个人都必须正视死亡的过程与失去亲人的痛苦。作者提倡我们应该直面恐惧，诚实待人，乐于助人，不自私，学会宽容，忘掉仇恨，勇敢去爱。作者认为悲伤是一种非常强大的情绪，时常会被死亡触发或激起，要想理性应对伤亲之痛，唯有避开爱，方可避免痛。重点是要从伤痛中有所收获，向爱敞开心扉。因为伤亲的角色被认为是暂时的，所有承担这一角色的人都应当竭尽所能，以求在合理的时间内摆脱它。作者对悲伤者给出的自助指南包括：定期与朋友聊天，每天出去散步，探访墓地，种点植物以资纪念，独居且喜欢动物的人不妨养只宠物，提前规划特殊的日子，允许自己大笑或哭泣，每天都计划至少完成一件事，写日记，考虑加入互助小组，发泄而非抑制自己的情感，每天感恩。

理解善终的条分缕析

死亡是每个人都必然会经历的人类活动，每个人都希望有尊严地逝去，临终过程面临的挑战是在临终时坚强地生活，而不是活在死亡的阴影下，临终关怀存在的意义是帮助家人在熟悉的环境中度过最后的时光。善终就是患者、家人及护理人员都没有经历不必要的痛苦和折磨，符合患者和家属的愿望，某种程度上符合临床、文化及伦理标准。善终在大家眼中的共同点包括：不遭受痛苦和折磨，对死亡有清醒意识，接受随时到来的死亡，有自主性，准备好与亲人分离，永远抱有希望，可以决定何时死去。对医者而言，患者的善终包括预期的、平和的、适时的死亡；理智的、正确的、舒适的照顾；与家人、患者、护理人员有效的交流。不仅如此，作者还总结出临终时的 8 个教训：第一，避免过度呵护，医疗技术或许可以用超出常理的方式延长生命，但却无法保证活着的质量；第二，做出必要的选择，应将注意力从医疗手段转向可以接受的、预期的、平静且有意的死亡；第三，要铭记患者害怕的是死亡时的痛苦，而不是死亡本身；第四，死亡是可以预见的；第五，在临终前做出规划；第六，表达关怀与爱的小举动很重要，不要犹豫与患者进行身体接触；第七，说出真心话永远不晚；第八，陪伴患者走完人生的最后一程是荣幸。